심장수술을 받았거나 받을 사람들, 그리고 이들을 위해
무언가를 자세히 알고 싶어 하는 사람들을 위한 책

환자와 보호자를 위해 쉽게 이해할 수 있도록 **그림과 함께**
심장수술을 받기 전, 받을 때, 받고 나서 세 부분으로 구성된

심장병 환자를 위한 길라잡이

MY HEART

김원곤 저
일러스트레이터 김효영
컨트리뷰터 정동섭

심장수술이란 과연 어떻게 이루어지는 것인가?
수술 후 생길 수 있는 상황이나 주의 사항은?

고려의학

머리말

불과 100여년 전만 해도 심장을 대상으로 수술을 시도한다는 것은 당시로는 달에 사람이 가는 것과 같은 정도의 불가능한 일로 생각하였습니다.

높은 압력의 붉은 피로 가득 차 있으면서 강한 힘으로 끊임없이 수축과 이완을 거듭하고 있는 심장을 특별한 대책 없이 칼로 절개한다는 것은 사람을 죽이기 위한 행위 이외로는 상상을 할 수 없었기 때문입니다.

그러나 세상의 모든 일이 그러하듯이 관련 학자들의 꾸준한 노력으로 오늘날과 같은 현대적 개념의 심장수술이 완성되고, 수많은 환자들이 이를 통해 새 생명을 누릴 수 있게 되었습니다.

우리나라에서도 이제 전국적으로 연간 수 천례의 심장수술이 각 병원에서 일상적으로 이루어지고 있습니다. 환자와 직간접적으로 연관된 보호자들은 이보다 훨씬 많겠죠. 아마 지금까지 심장수술을 받은 모든 환자들을 생각하면 그 수는 헤아리기 힘들 정도일 것입니다.

이들 환자들과 보호자들 중에서는 심장수술에 대하여 진지하게 궁금해 하는 사람들이 많습니다. 본인 또는 가족이 가지고 있는 병은 정확하게 어떤 것이고 또 이를 치료하기 위해 시행하는 심장수술이란 과연 구체적으로 어떻게 이루어지는 것인가에 대해서 말이죠. 수술 후에 생길 수 있는 상황이나 주의사항에 대한 궁금증 역시 당연한 것일 수밖에 없습니다. 그러나 현실적으로 이런 궁금증에 대한 답들을 속 시원히 얻기는 그렇게 쉽지가 않습니다. 심장수술에 관련된 지식은 의학지식 중에서도 매우 어려운 편에 속하기 때문입니다. 이 때문에 같은 의사들 중에서도 심장전문의사가 아니면 그 구체적인 내용을 정확하게 알기가 힘들 정도입니다. 따라서 심장수술에 즈음하여 담당 의료진들에게 열심히 설명을 들어도 돌아서면 무슨 이야기를 들었는지 까마득한 경우가 다반사입니다. 사정이 이렇듯 인터넷이나 기타 간행물로부터 얻을 수 있는 정보들은 더욱 한계가 있을 수밖에 없습니다.

이 책은 바로 이런 이유로 나온 책입니다. 다시 말하면 심장수술을 받았거나 받을 사람들, 그리고 이들에 대해 걱정하고 무언가를 자세히 알고 싶어 하는 사람들을 위한 책입니다. 어떻게 보면 의료현장에서 직접 이들의 걱정과 고민을 같이 겪고 있는 많은 의료인들에게도 좋은 지침

서가 될 수 있을 것으로 생각됩니다.

이 책은 크게 심장수술을 받기 전, 받을 때, 받고 나서의 세부분으로 나누어 구성되었습니다. 가능한 한 일반인들이 무리 없이 이해할 수 있게 하는데에 최대의 역점을 두었습니다. 이를 위해 편집의 마지막 단계에서는 일반인 감수를 통해 난이도 조절에 애를 썼습니다. 책의 절반을 대부분 자체 제작한 그림 또는 사진으로 채운 것도 모두 독자의 보다 나은 이해를 위한 시도입니다.

사실 환자와 그 보호자들을 위해 '어려운 내용을 최대한 알기 쉽게 설명해 보겠다.' 는 취지로 만든 이 책은 수술에 관련된 이런 종류로는 세계적으로 전례가 없었기 때문에 책의 완성에 이르기까지 어려움이 적지 않았습니다. 그런 가운데서 책의 완성도에 큰 도움을 준 삽화가 김효영씨, 각종 사진 및 자료제공에 애써준 정동섭, 조성규 선생님, 그리고 전문 감수진 여러분들에게 아낌없는 감사를 드리고 싶습니다. 특히 일반인 감수라는 새로운 시도에 적극 동참하여 귀한 의견을 주신 분들에게 대한 고마움을 빼 놓을 수 없습니다. 새로운 분야임에도 모든 노력을 기울여 출판에 힘써 준 고려의학의 최병진 사장님, 이창용 차장님, 서상석 과장님에게도 큰 감사를 드립니다. 그리고 무엇보다도 반세기를 함께 한 아내에게도 감사의 마음을 표합니다.

아무쪼록 이 책이 많은 심장수술 환자들과 보호자 그리고 관련 의료진 여러분들에게 조금의 도움이라도 되기를 간절히 희망합니다.

2008년 6월

contents

CHAPTER 1

심장수술을 받기 전

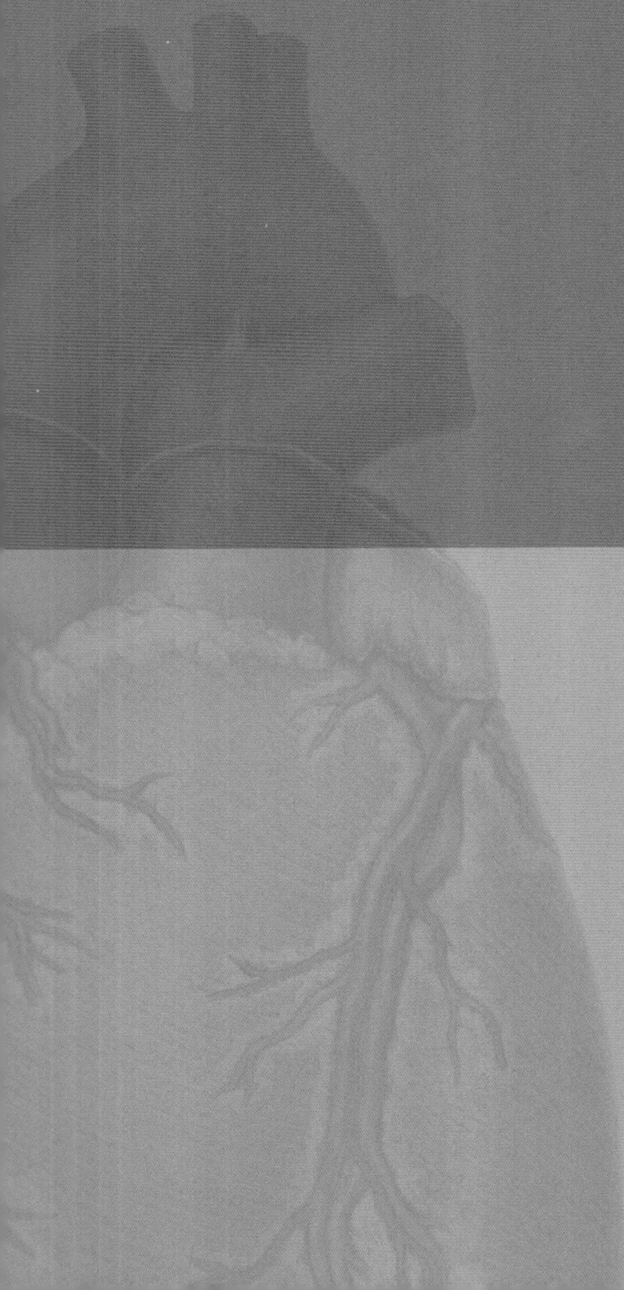

먼저 심장에 대하여 알아봅시다.

1. 심장이란 ?

최근 일부 정치인들은 말할 것도 없고 대중을 상대로 하는 사람들이 유행처럼 대중들을 향해 취하는 동작 중의 하나가 그림에서와 같이 두 팔을 머리 위에서 구부려서 하트 모양을 만드는 것입니다(그림 1-1). 이는 상대방을 마음 속 깊이 사랑한다는 상징적인 의미로 바로 심장의 모양을 나타내려고 하는 것이죠. 또 많은 사람들이 자기의 사랑을 연인 또는 가족, 친지들에게 표현하고 싶을 때 하트 모양의 케이크나 초콜릿을 선물하는 경우가 종종 있습니다(그림 1-2) 이 역시 심장의 모양을 이용하여 사랑이란 감정을 표현하는 것이지요. 이런 사례는 이루 열거할 수 없을 정도로 많습니다. 이 모든 것은 사람의 감정이 우리 몸의 심장으로부터 비롯된다는 고대의 믿음이 그대로 전해온 결과라고 하겠습니다. 아마도 먼 옛날 우리의 원시 조상들은 흥분하거나 또는 무섭다는 느낌을 받았을 때 심장이 빨리 뛰는 것을 알게 되면서, '아! 감정을 느끼게 하는 곳이 바로 여기 심장에 있구나' 하고 생각했을지 모릅니다. 물론 현대의 과학적 지식이 잘 알려져 있는 지금에 와서는 사람의 감정을 지배하는 곳이 심장이 아니라 뇌라는 것은 모두 다 알고 있는 사실입니다. 그러나 과학적 진실에 관계없이 사랑이라는 감정의 상징으로써 아무래도 뇌 보다는 심장 쪽이 훨씬 잘 어울리는 것은 어쩔 수 없는 사실입니다.

심장은 또 고대로부터 사람의 생명과 똑 같은 의미로 여겨져 왔습니다. 즉 심장이 멈추면 그 사람은 죽은 것이고, 반대로 심장이 뛰는 한은 그 사람은 틀림없이 살아 있다는 의미로 여겨져 왔습니다. 어떻게 보면 너무나 당연하게도 보이는 이 개념은 현대 의학의 발달로 사람간의 장기이식이 가능해 지면서 큰 변화를 거칠 수밖에 없게 되었습니다. 약간의 설명을 하자면, 심장이식이나 간이식 등 장기이식을 위해서는 건강한 상태의 장기가 필요하게 됩니다. 그런데 심장이 멈춘 다음에는 장기들에 혈액공급이 중단되면서 바로 조직 손상이 오기 시작합니다. 결과적으로 장기이식용으로 사용할 수 없는 상태가 되는 것입니다. 따라서 건강한 상태의 장기를 얻기 위해서는 심장은 비록 계속 뛰고 있으나 뇌기능은 완전히 정지되어 실제적으로 생존한 것으로 간주될 수 없는 이른바 뇌사 상태의 인정이 절실히 필요하게 되었습니다.

그런데 사실은 뇌기능이 완전 정지되면 호흡중지가 같이 동반되기 때문에 과거에는 뇌사의 개

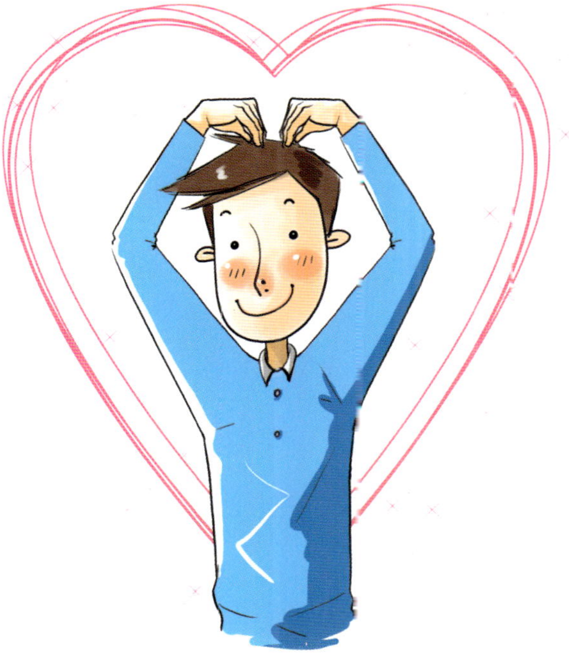

그림 1-1. 상대방에 대한 사랑의 표현으로 하트 모양을 머리위에 그리고 있는 모습

그림 1-2. 하트 모양의 케익

념 자체가 실용적으로 별다른 의미가 없었습니다. 그러나 현대의학의 발전으로 기계 호흡보조 장치가 등장함으로써 인위적으로 장기간 호흡을 유지시킬 수 있게 되면서 뇌기능이 정지되어도 장기간 생존이 가능하게 되었습니다. 이에 따라 오늘날 우리나라를 포함한 대부분의 국가에서 뇌사의 인정이 법제화가 되어 장기이식이 원활히 이루어지고 있습니다. 말하자면 심장이 바로 생명이라는 개념 자체도 시대의 흐름에 따라 약간 변화된 셈입니다(그림 1-3).

그러나 심장에 대한 과학적 해석에는 이와 같은 많은 변화들을 겪고 있지만, 영원한 생명의 상징으로, 때로는 사랑과 감정의 근원으로 오랫동안 인류에게 인식되어 온 그 근본적인 위상에는 큰 변화가 없다고 보는 것이 옳을 것입니다. 그리고 무엇보다도 부인할 수 없는 사실은 심장은 우리의 건강한 삶을 위해서 우리 모두에게 가장 중요한 장기 중의 하나라는 것입니다. 우리 몸의 건강 유지에 심장이 중요하면 중요할수록, 만일 심장에 병이 생기게 되는 경우에는 그만큼 신중하고 정확한 치료가 필요하게 됩니다.

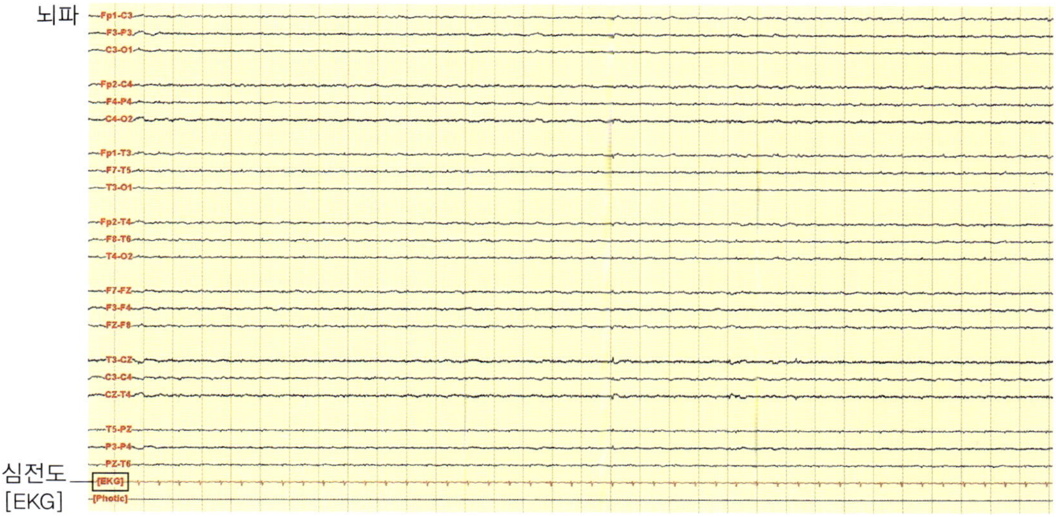

그림 1-3. 한 젊은 여자 뇌사환자에서의 실제 뇌파 사진.

사진에서 보는 바와 같이 여러 군데서 측정한 뇌파들은 모두 평편하게 활동이 중지되어 있는 모습을 보이고 있는데 비해, 심전도(밑에서 두 번째 EKG라고 표시된 부분) 상의 심장 박동은 정상적으로 뛰고 있는 것을 볼 수 있습니다.

2. 심장의 근육과 기능

심장병을 이해하기 위해서는 먼저 심장이란 장기에 대해 정확한 이해가 필요합니다. 심장의 크기는 보통 우리 주먹보다 조금 크며 순수한 근육으로 이루어진 장기입니다(그림 1-4). 심장의 근육은 매우 특수하여 우리가 일반적으로 근육이라고 하면 쉽게 떠 올리는 팔이나 다리의 근육과는 전혀 다른 두 가지 중요한 특징을 가지고 있습니다. 첫 번째 특징으로 심장의 근육은 주인의 의사와 관계없이 자동적으로 주어진 역할을 위해 스스로 움직인다는 것입니다. 이를 의학 용어로는 불수의근(不隨意筋)이라고 합니다. 글자 뜻 그대로 '우리의 의지와는 관계없이 독자적으로 움직이는 근육' 이라는 뜻입니다. 심장 근육의 두번째 특징은 우리의 일생 동안 한시도 쉬지 않고 끊임없이 박동하면서도 결코 피곤함을 모른다는 것입니다. 이는 우리 몸의 그 어떤 근육도 흉내 낼 수 없는 점입니다.

이러한 심장의 두 가지 중요한 특징은 심장이 그 주어진 역할을 수행하는데 있어 결정적인 밑받침이 되고 있습니다. 만일 우리가 팔다리를 움직이듯이 심장을 뛰게 할 때마다 하나하나 생각하면서 뛰게 한다면 사람은 아마 심장을 움직이게 하는 것 이외에 일생 동안 그 어떤 다른 일도 생각할 수 없을 것입니다. 또 심장이 우리가 산을 오를 때 느끼는 다리 근육의 피로처럼 몇 시간 등산을 하는 것만으로 금방 쉬고 싶은 생각이 든다면 오늘날 우리 주위에는 제대로 살아 있는 사람을 찾아보기 어려울 것입니다 .

이렇게 우리 몸의 일반 근육들과는 다른 특수한 능력을 지닌 심장은 휴식 상태를 기준으로 정상 성인에서는 1분에 보통 60~70번씩 수축하고 있습니다. 의학적 기준으로는 일반적으로 60회에서 100회 사이의 박동은 모두 정상적으로 생각하고 있습니다. 따라서 평균적으로 볼 때 심장은 하루에 약 10만 번을 뛰게 되고 80세를 기준으로 할 때 사람의 일생 동안 무려 30억 번을 주인을 위해 묵묵히 그리고 충실히 뛰고 있는 셈입니다(그림 1-5).

심장이 이렇게 쉴 틈 없이 박동하는 목적은 우리 몸의 각 부위로 혈액을 보내기 위해서입니다. 이 혈액을 통해서 우리 몸은 산소와 각종 영양분을 공급받게 됩니다. 만일 심장에 의한 피돌기가 멈추게 되면 불과 몇 분 후에 사람은 사망하게 됩니다. 그만큼 심장 운동의 중요성은 막대하

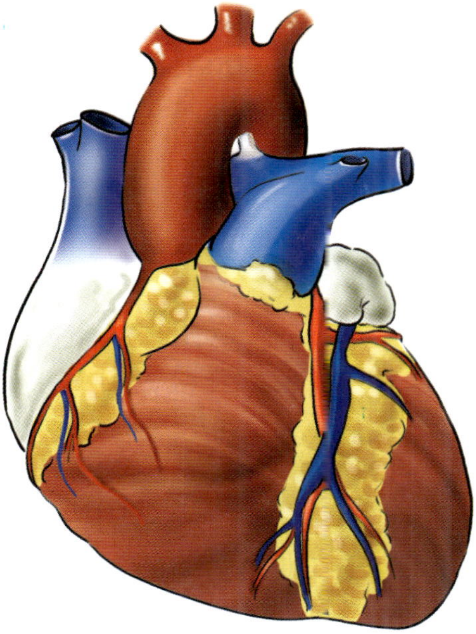

그림 1-4. 근육으로 이루어진 심장을 바로 앞에서 바라본 모습

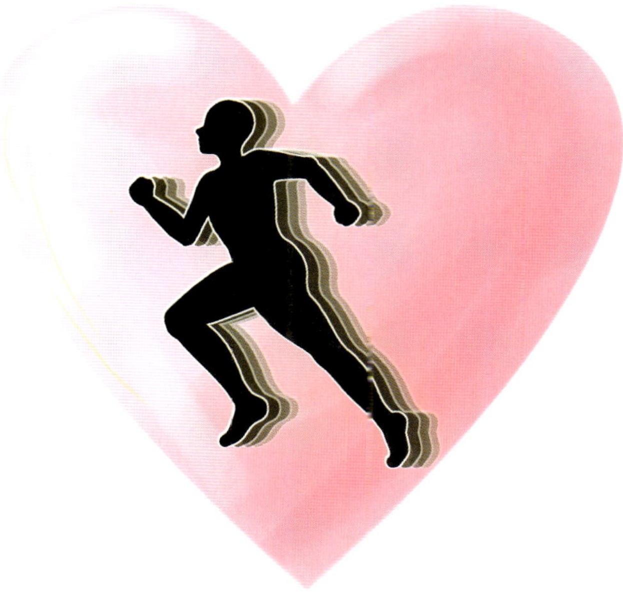

그림 1-5. 우리의 일생 동안 주인을 위해 묵묵히 그리고 충실하게 그 역할을 다하고 있는 심장

다고 하겠고 바로 이것이 심장이 존재하는 이유이기도 합니다.

앞서 말한 심장의 가장 중요한 기능인 피돌기를 이해하기 위해서는 심장을 그림에서와 같이 나란히 붙어 있는 두 채의 이층집으로 생각하면 이해가 쉽습니다(그림 1-6). 즉 우리 몸에서 피돌기를 마친 정맥피를 받아들이는 오른쪽 집과, 폐를 거쳐 동맥피로 변한 혈액을 몸 구석구석으로 내보내는 왼쪽 집이 이웃해 있는 구조입니다(여기서 오른쪽, 왼쪽의 기준은 다른 사람을 바로 보는 입장에서가 아니라 자기 몸을 기준으로 할 때입니다).

그러면 조금 더 구체적으로 알아보겠습니다. 먼저 두 집 중 오른쪽 집에서는 우리 몸 구석구석에 산소와 영양분의 공급을 마치고 다시 되돌아 온 정맥피를 일단 이층에 있는 방(우심방)으로 받아들인 뒤 이를 다시 일층에 있는 방(우심실)으로 보냅니다. 일층 방으로 간 정맥피는 폐동맥이라는 혈관 통로를 통해 폐(허파)로 보내어져 그 곳에서 신선한 산소를 공급받은 동맥피로 바뀝니다. 이 동맥피는 이번에는 폐정맥이라고 부르는 또 다른 혈관 통로를 따라 왼쪽 집으로 가게 됩니다. 왼쪽 집에서도 오른쪽 집에서와 비슷하게 동맥피를 이층에 있는 방(좌심방)으로 일단 먼저 받아들인 다음에 다시 아래쪽 일층 방(좌심실)으로 보냅니다. 최종적으로는 일층 방의 동맥피가 심장의 수축을 통해 우리 몸 전체로 내보내어짐으로써 한 바퀴 피돌기가 완성되는 방식입니다.

물론 심장의 기능에는 가장 중요한 피돌기 외에도 약간의 호르몬 기능이 있기는 하나 피돌기 기능에 비해서는 그 중요성이 아주 작습니다.

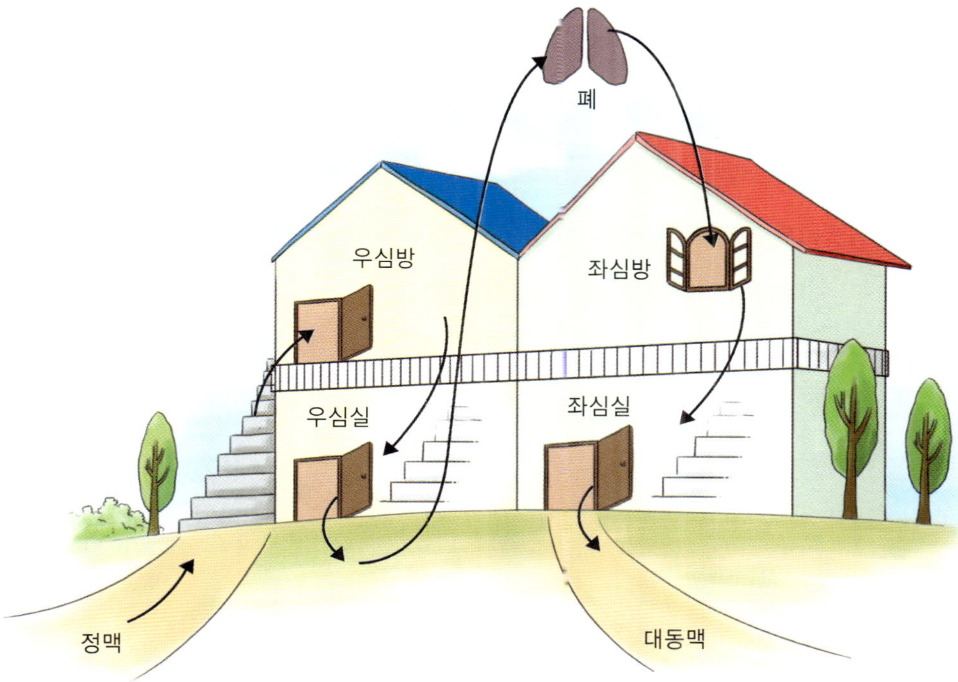

그림 1-6. 나란히 붙어 있는 두 채의 이층집으로 표현될 수 있는 심장

3. 심장의 바깥 모습과 가슴 속에서의 위치

우리 몸의 심장을 실제 바깥에서 바라 본 모습은 우리가 일상생활에서 심장을 표현할 때 흔히 형상화되고 있는 하트 모양과는 전혀 거리가 멉니다. 사실 심장은 나이에 따라 그 크기와 모양에서 차이를 보입니다. 어린이의 심장은 비록 작지만 가슴 전체에서 차지하는 비율은 어른에 비해 상대적으로 크며 그 모양도 대체적으로 구형에 가깝습니다. 반면 어른의 심장은 비스듬히 거꾸로 세워진 세모꼴 피라미드 또는 원뿔 모양으로 표현하는 것이 맞을 것입니다(그림 1-7). 물론 그렇다고 해서 진짜 원뿔이나 피라미드처럼 끝이 뾰쪽하거나 예리한 각이 있는 것은 아닙니다. 대신 그림에서와 같이 전체적으로 둥글고 끝이 뭉뚝한 느낌을 줍니다. 이런 관점에서 심장을 마치 모과 열매와 닮았다고 표현하는 사람들도 있습니다.

그러면 심장의 바깥 모습을 좀 더 자세히 살펴보도록 하겠습니다. 먼저 심장 모양을 나타내는 비스듬히 기울어진 원뿔 중 오른쪽 위쪽에 위치하고 있는 넓고 편평한 부분을 의학적으로는 심장바닥(심기저부)이라고 부릅니다. 심장바닥은 앞서 말한 두 개의 이층집 중 두 개의 위쪽 방 즉 좌심방과 우심방으로 이루어져 있습니다. 반면 심장의 왼쪽 아래쪽에 위치하고 있는 원뿔의 뭉뚝한 끝 부분은 의학적으로는 심장끝(심첨부)이라고 부릅니다. 이 심첨부는 좌심실로 이루어져 있는데 우리 몸의 외부에서 바라보면 왼쪽 젖꼭지 바로 아래에 다섯 번째와 여섯 번째 갈비뼈(늑골) 사이쯤에 위치하고 있습니다. 심첨부는 가슴 벽에 매우 가깝게 근접되어 있기 때문에 손을 갖다 대면 누구나 심장의 박동을 쉽게 느낄 수 있습니다. 의사들이 심장의 상태를 파악하기 위해 청진기를 갖다 대는 부위도 바로 이 곳입니다.

심장은 누구나 알고 있듯이 가슴 속에 있습니다. 그리고 왼쪽에 위치하고 있다는 것도 대부분의 사람들이 알고 있는 하나의 상식입니다. 그러나 보다 구체적으로 심장이 정확하게 어디에 위치하고 있는가 하는 것은 생각보다 까다롭습니다. 사실 심장은 완전히 왼쪽 가슴에 위치하고 있다기보다는 정중앙에서 약간 왼쪽으로 지우쳐 있다는 표현이 정확합니다(그림 1-8). 심장 전체의 약 1/3은 오른쪽에 그리고 2/3는 왼쪽에 위치하고 있기 때문입니다.

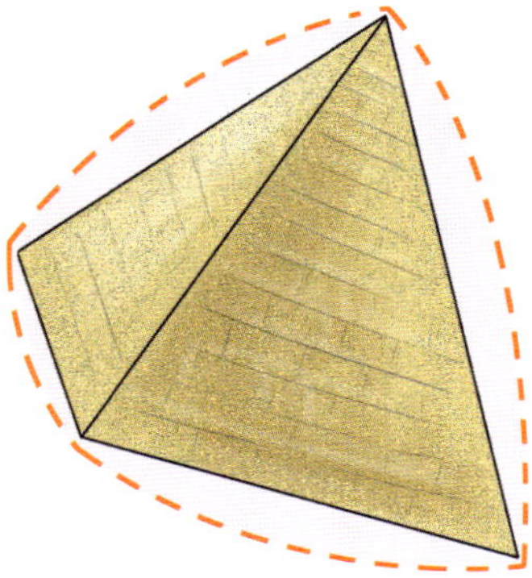

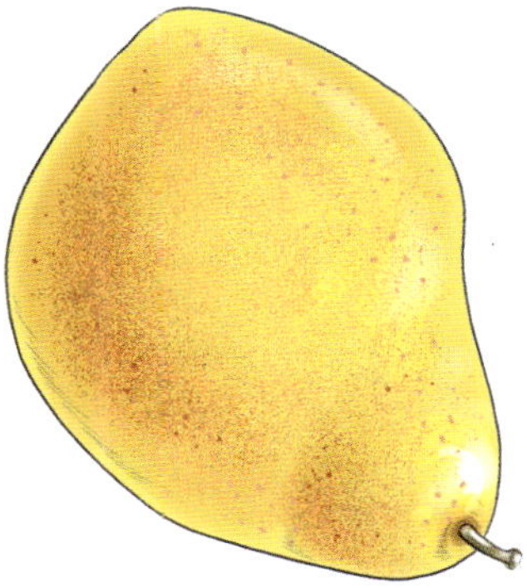

그림 1-7. 비스듬히 거꾸로 세워진 세모꼴 피라미드 또는 모과 열매와 닮은 심장의 모습

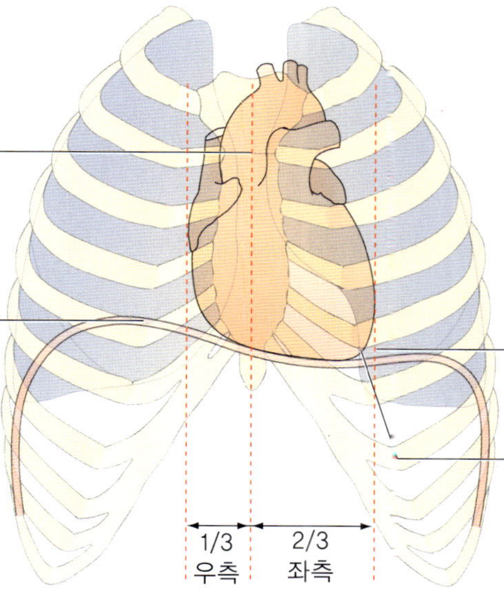

그림 1-8. 가슴 안에서 심장의 실제 위치

심장은 우리 몸에서 뇌와 더불어 생명 유지에 가장 직접적인 관련이 있는 중요한 장기 중의 하나입니다. 따라서 두개골이라는 단단한 뼈에 둘러싸여 보호되고 있는 뇌와 같이 심장 역시 가슴 깊숙이 우리 몸의 여러 보호 장치 하에 위치하고 있습니다(그림 1-8 참조).

먼저 심장은 전체적으로 갈비뼈로 둘러싸여 있는 가슴 속 깊숙이 위치하여 쉽게 손상을 받지 못하도록 되어 있습니다. 또 마치 스펀지와 같은 느낌을 주는 부드러운 양쪽 폐 사이에 묻혀 있는 것도 추가 보호 장치가 됩니다. 심장의 바로 앞·뒤쪽은 특히 중요하여 각각 매우 단단한 가슴뼈(흉골)와 등뼈(척추)에 의해 든든하게 보호받고 있습니다.

그리고 심장에서 가장 가까운 곳에는 심막이라는 질긴 보호막이 심장을 둘러싸고 있습니다(그림 1-9). 해부학적으로 볼 때 이 심막은 두 겹으로 이루어져 있습니다. 바깥쪽 심막은 마치 주머니 모양으로 심장을 감싸고 있으며 상당히 질기고 두꺼워 손쉽게 알아 볼 수 있습니다. 반면 안쪽 심막은 상대적으로 얇은데다 심장의 겉 표면과 밀착되어 심외막이라는 구조를 이루고 있기 때문에 실제 심장과 구별이 쉽지 않습니다. 어쨌든 이러한 심막의 두 겹 구조 때문에 심막 사이에는 심막강이라고 부르는 빈 공간이 존재하게 됩니다. 이 심막 사이 공간에는 장액이라는 일종의 윤활액이 들어 있어 심장이 움직일 때 마찰을 감소시켜 주는 역할을 합니다.

그러나 우리 몸의 심장이 이렇게 자연이 준 각종 보호 장치에 의해 겹겹이 둘러싸여 있어도 내부에서 생기는 병을 막는 것에는 아무런 힘을 발휘할 수가 없습니다. 이는 마치 과거 강성했던 많은 제국들이 외부로 부터 침입하는 적들에게는 강하였지만 막상 내부의 적에는 속절없이 무너졌던 역사적 교훈과도 일맥상통한다고 볼 수 있겠지요.

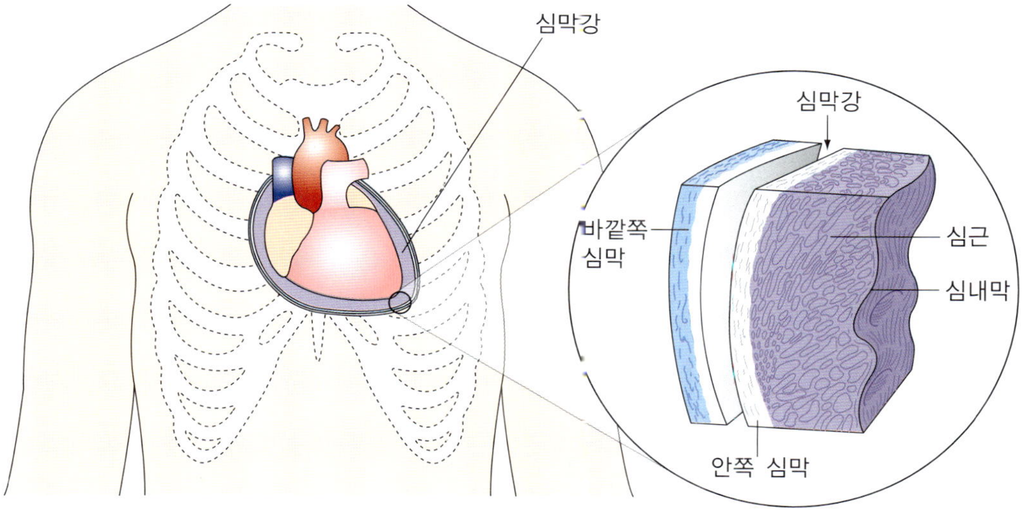

그림 1-9. 심장을 직접 둘러싸고 있는 심막의 모습

4. 심장의 안쪽 모습

심장은 앞서 말한 바와 같이 나란히 붙어 있는 두 채의 이웃 이층집과 같은 구조를 가지고 있습니다(그림 1-6 참조). 이 속을 들여다보면 우심(右心)이라고 불리는 오른쪽 이층집에 위·아래의 두 방이 있고, 좌심(左心)이라고 불리는 왼쪽 이층 집 역시 위·아래의 두 방이 있습니다. 그리고 양쪽 집의 위쪽에 있는 방들은 의학적으로 한자를 사용하여 방(房)이라고 부르고, 아래쪽에 있는 방들은 실(室)이라고 부르고 있습니다. 이를 실제 심장의 안쪽 모습을 묘사한 그림을 보면서 설명하자면 다음과 같습니다(그림 1-10). 여기에서 오른쪽 이층 집 즉 우심의 두 방은 각각 우심방, 우심실로 불리고, 왼쪽 이층 집의 두 방은 각각 좌심방, 좌심실로 불리게 됩니다. 이와 같이 우리 심장은 두 개의 이웃하는 심방과 그리고 두 개의 이웃하는 심실이 함께 어우러져 이른바 〈이심방 이심실〉이라는 기본 구조를 이루게 됩니다. 그런데 이들 4개의 방들 중에서는 좌심실과 우심실 즉 아래쪽 두 방들이 심장의 핵심 기능인 수축 기능에서 결정적인 역할을 하기 때문에 위쪽 방들에 비해 훨씬 중요하다고 할 수 있습니다.

심장을 이루는 4개의 방들에는 마치 사람이 사는 집과 똑같이 피가 드나드는 문들이 있습니다. 이 문들을 의학적으로는 심장판막(心臟瓣膜)이라고 부릅니다. 그런데 심장의 4개 방들 중에서 상대적으로 덜 중요한 위쪽 두 개의 심방에는 피가 나가는 곳에만 문이 있는 반면, 보다 중요한 기능을 하는 두 개의 심실에는 들어가는 문과 나가는 문 두 개가 다 존재하는 것이 차이점이며, 이들 문들에는 각각 이름이 붙어 있습니다. 피돌기의 순서대로 살펴보면 먼저 우심방에서 우심실 사이에 우심방에서 피가 나가는 문이자 동시에 우심실의 입장에서는 피가 들어오는 문이 되는 삼첨판막이 있습니다. 그리고 두 번째 문은 우심실에서 폐동맥으로 피가 나가는 통로의 문이 되는 폐동맥판막이 있습니다. 세 번째 문은 오른쪽 심장에서와 같이 좌심방에서 피가 나가는 문이자 동시에 좌심실의 입장에서는 피가 들어오는 문인 승모판막이 있습니다. 그리고 마지막으로 네 번째 문은 좌심실에서 대동맥으로 피가 나가는 통로에 있는 문을 대동맥판막이라고 부릅니다. 이들 판막들은 아주 얇고 부드럽지만 매우 강하여 병이 들지 않는 한 사람의 일생 동안 변함없이 여닫기 기능을 충실히 수행하게 됩니다(그림 1-11).

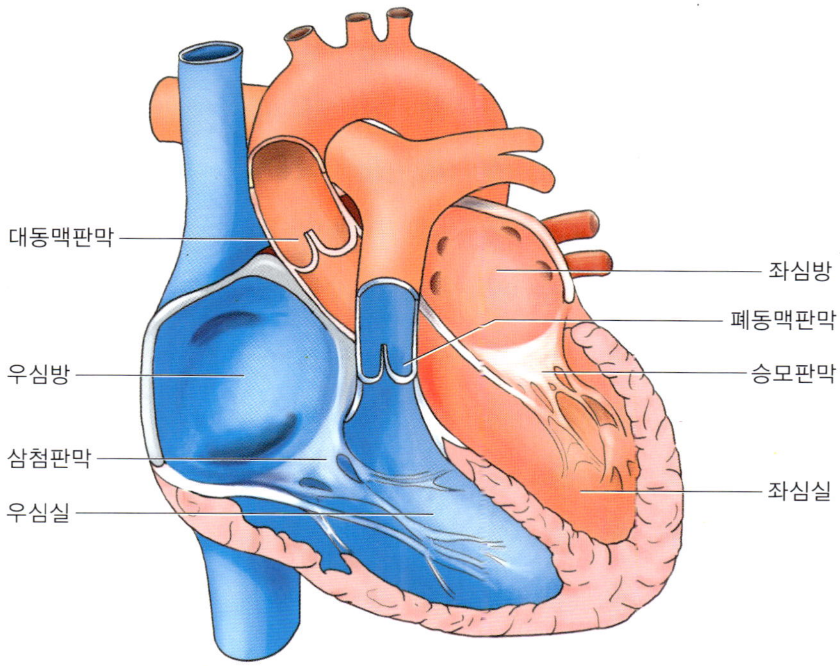

그림 1-10. 심장에 있는 4개의 방과 4개의 판막을 보여 주고 있는 모습

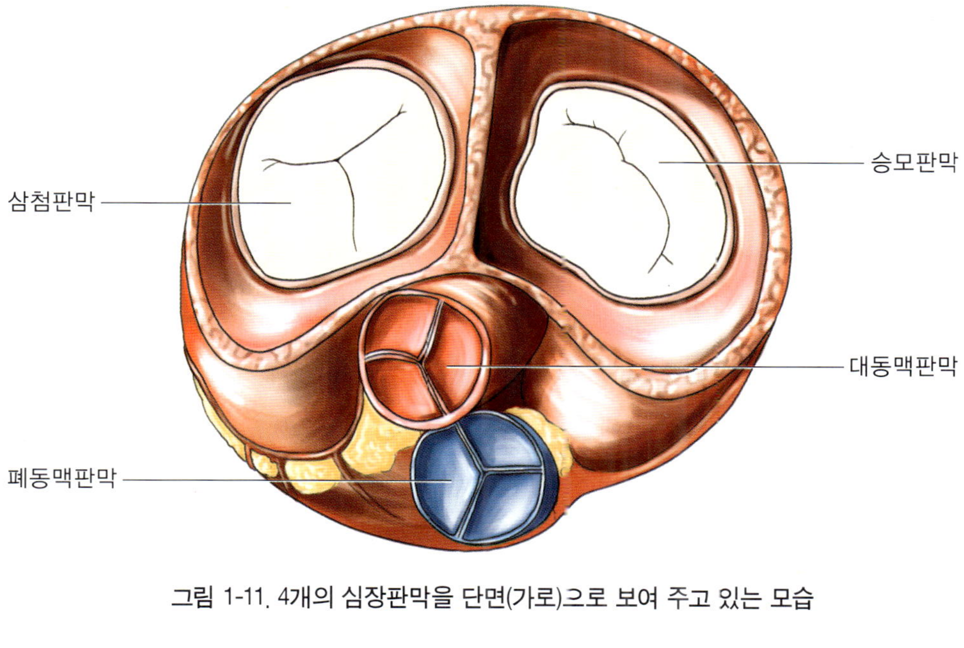

그림 1-11. 4개의 심장판막을 단면(가로)으로 보여 주고 있는 모습

심장의 문인 판막들은 심장의 기능상 매우 중요한 역할을 합니다. 심장은 규칙적인 박동으로 이완과 수축 과정을 반복하며 피를 받아들인 다음 이 피를 앞쪽으로 끊임없이 내보내고 있습니다. 이때 판막들은 심장의 수축할때 앞쪽으로 나간 피들이 심장이 이완할 때 다시 뒤로 돌아가지 못하도록 역류를 방지해 주는 역할을 하고 있습니다.

이러한 심장판막의 역할을 생각하면서 우리 몸의 피돌기(혈액순환) 과정을 한번 살펴보도록 하겠습니다(그림 1-12). 먼저 우리 몸의 정맥피를 받아들인 우심방은 이 피를 삼첨판막을 통해 우심실로 보냅니다. 다음은 폐동맥판막을 통해 폐로 가서 산소를 공급받게 됩니다. 이를 의학적으로는 폐순환이라고 부릅니다. 산소를 공급받은 뒤 다시 좌심방으로 돌아 온 피는 승모판막을 통해 좌심실로 가고 이 피는 최종적으로 대동맥을 통해 우리 몸 구석구석으로 분포되게 됩니다. 이를 체순환이라고 부릅니다. 체순환을 마친 피는 정맥혈관을 따라 최종적으로 다시 심장의 우심방으로 돌아오게 됩니다. 말하자면 우리 몸의 피돌기는 심장을 중심으로 끊임없이 일방통행로를 따라 움직이고 있는 셈입니다.

만일 이러한 심장판막들에 문제가 생겨 그 기능을 다하지 못하여 판막을 통해 빠져 나간 피가 모두 앞으로 가지 못하고 그 일부가 계속 새어서 뒤로 돌아온다면, 심장의 기능이 효과적으로 작용하지 못하게 되고 그만큼 심장에 병적인 부담을 주게 됩니다. 또 반대로 심장판막이 어떤 이유로 좁아져 피를 앞으로 제대로 내보내지 못할 때도 마치 교통체증처럼 피의 정체로 인해 큰 병적 부담이 생기게 됩니다.

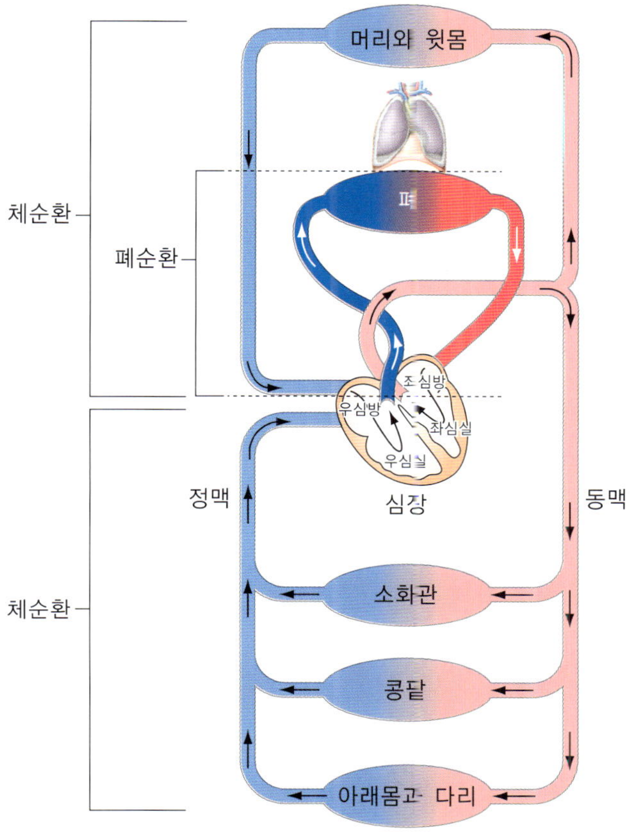

그림 1-12. 체순환과 폐순환으로 이루어진 우리 몸의 피돌기(혈액순환) 모습

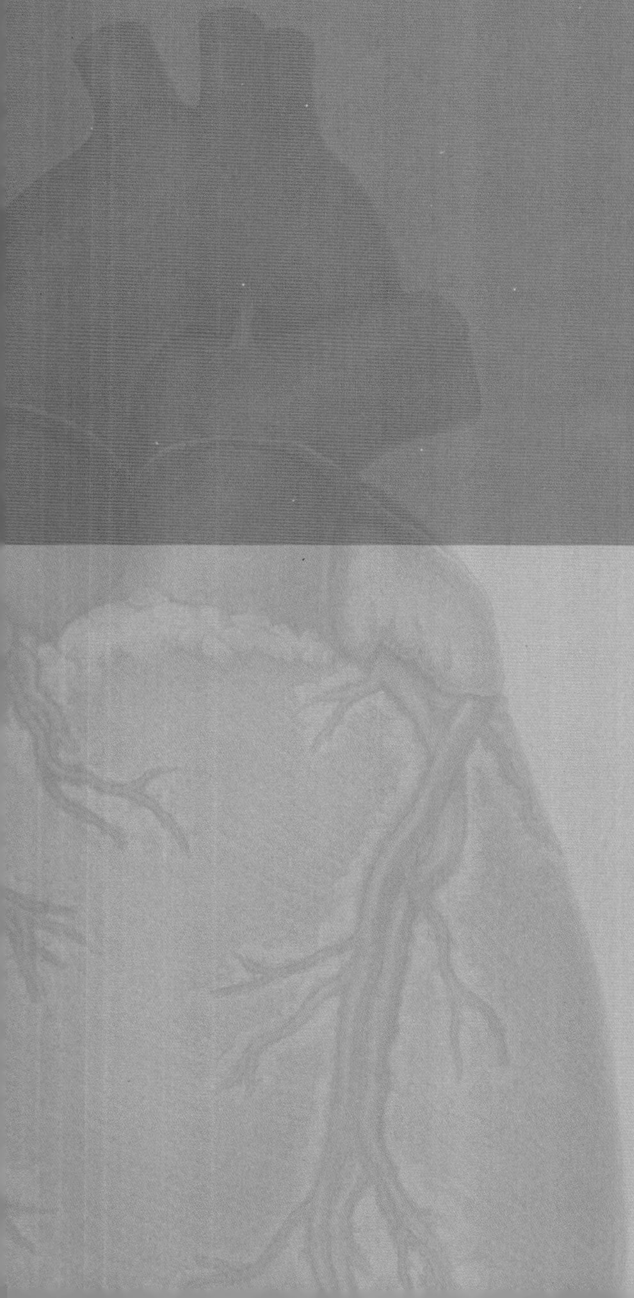

심장병이란 과연 무엇일까요?

1. 심장병이란 ?

심장병은 간단히 말하자면 글자 그대로 심장에 생긴 병을 이야기 합니다. 그런데 실제 심장병을 보다 구체적으로 살펴보면 굉장히 많은 종류의 병들이 포함되어 있는 것을 알 수 있습니다. 이들 심장병들은 그 종류도 다양할 뿐만 아니라 그 발병원인이나 심지어 병명 등에서도 이해하기 어려운 부분들이 많습니다. 따라서 오랜 교육을 받은 의사들도 심장병 관련 전문의들이 아니면 정확한 내용을 파악하기 힘들 정도로 복잡한 면이 있습니다(그림 1-13). 흔히 알아야 될 대상의 수가 많고 그 내용이 복잡할 때는 이들을 비슷한 특징을 지닌 몇 가지 계통으로 나누어 따져 보면 이해하기 쉽습니다. 심장병도 이런 관점에서 먼저 선천성 심장병과 후천성 심장병으로 크게 나누어 생각하면 이해하는데 큰 도움이 됩니다(그림 1-14).

선천성 심장병이란 어떤 이유에서든 출생 시 이미 심장에 병을 가지고 태어나는 경우를 말합니다. 선천성 심장병의 특성상 유전적인 요인이 가장 큰 작용을 하지만, 임신에 관련되어 산모와 태아에 영향을 미치는 약물 등 각종 외부 환경적 요인도 중요한 요인이 되기도 합니다. 물론 유전적 요인과 환경적 요인이 같이 병합되어 병을 일으키는 경우도 있습니다. 선천성 심장병은 날 때부터 병을 가지고 태어나기 때문에 대부분 어린 나이에 증상이 나타나 병이 있는 것을 알게 됩니다. 그러나 간혹 증상이 미미하거나 아예 특별한 증상이 없는 경우에는, 나이가 어느 정도 들어 신체검사에서 우연히 발견되는 경우도 있고 또는 합병증이 생겼을 때 비로소 선천성 심장병이 있다는 것을 알게 될 때도 있습니다. 반면 후천성 심장병은 선천성 심장병과는 달리 출생 시에는 심장에 아무런 병이 없이 태어났지만 출생 후 살아가는 동안에 여러 가지 원인에 의해 병이 발발하는 경우를 말합니다. 최근 지방 섭취의 과다로 인한 고지혈증의 영향 등으로 우리나라에서도 환자가 급증하고 있는 동맥경화로 인한 관상동맥질환이 한 예입니다. 또 어릴 때 앓았던 류마티스열(rheumatic fever)이라는 병의 합병증으로 발병하는 류마티스성 판막질환이나 근래에 와서 노인 인구의 급속한 증가와 함께 많이 보이는 노인성 판막질환 등이 또 다른 대표적인 예가 됩니다. 그밖에 대동맥질환도 있고, 암이나 염증 때문에 생기는 병들도 당연히 여기에 포함됩니다. 자 그러면 다음 장부터 이들 각각에 대해서 보다 구체적으로 살펴보기로 하겠습니다.

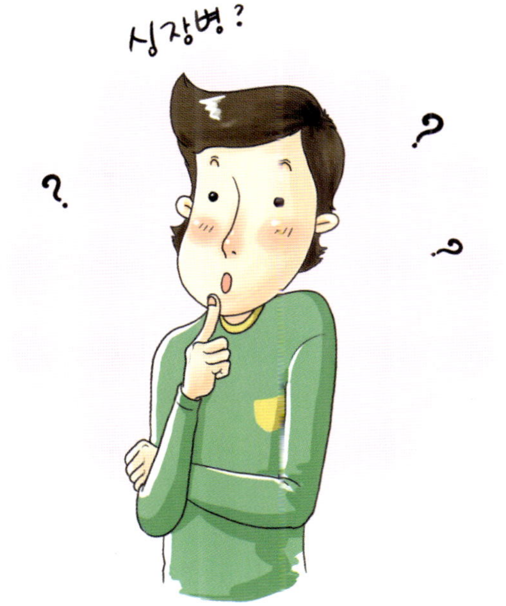

그림 1-13. 복잡하고 이해하기가 쉽지 않은 심장병

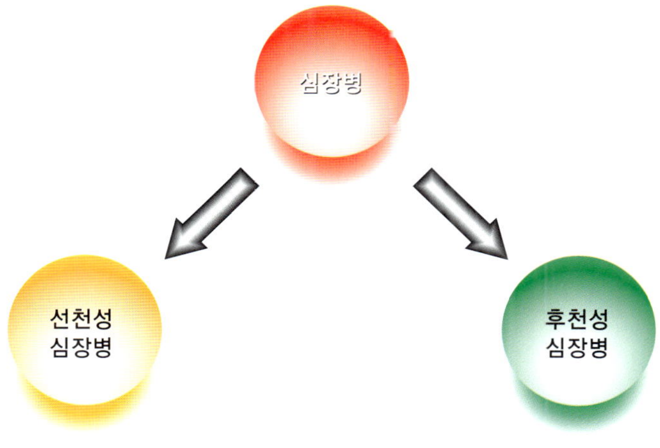

그림 1-14. 심장병의 종류

2. 선천성 심장병의 종류

선천성 심장병이란 어떤 원인에서든 간에 출생 시에 이미 심장에 병을 가지고 태어나는 경우를 말합니다. 선천성 심장병은 통계학적으로 신생아 1000명당 8~10명 정도로(약 1%) 발생하는데 이러한 발생 빈도에는 인종이나 지역적인 차이는 없는 것으로 알려져 있습니다.

우리 몸은 정자와 난자가 만나 수정란을 이룬 후 모체의 자궁 속에서 완전한 태아가 되기까지 점진적인 변화 과정을 밟게 됩니다. 심장은 이러한 변화 과정의 비교적 초기 단계인 임신 첫 3개월 이내에 제 모습을 갖추게 됩니다. 그런데 이 심장의 형성 과정에서 그 원인이 유전적인 요인이던 아니면 환경적인 요인이던 간에 정상적인 과정을 방해하는 원인이 작용하게 되면 결과적으로 심장병이 생기게 되는 것입니다(그림 1-15).

심장의 형성 과정이 복잡한 만큼 이 과정의 잘못으로 인하여 생기는 선천성 심장병의 종류도 꽤 복잡합니다만, 의학적으로는 크게 비청색증 심장병과 청색증 심장병의 두 종류로 크게 나누어 볼 수 있습니다(그림 1-16). 비청색증 심장병과 청색증 심장병의 차이는 간단히 말해서 외견상 청색증(青色症, cyanosis)이 있느냐, 없느냐 하는 것입니다.

여기에서 청색증이란 용어는 글자 그대로는 파랗게 된다는 뜻으로 심장의 형태학적 기형으로 인하여 정상적으로는 결코 혼합될 수 없는 정맥피가 동맥피 쪽으로 혼합되기 때문에 나타나는 증상을 말합니다. 산소가 낮은 정맥피가 섞이기 때문에 결과적으로 우리 몸의 동맥피에 산소가 부족하게 됩니다. 이 때문에 정도의 차이는 있지만 환자를 볼 때 외견상 입술, 손톱, 발톱, 뺨 등이 파랗게 보이게 됩니다.

그런데 선천성 심장병이 있다고 해서 반드시 청색증이 나타나는 것이 아니고 어떤 특정한 형태학적 조건들이 있을 때만 생기게 됩니다. 임상적으로 어떤 심장기형이 청색증을 보이느냐 그렇지 않으냐는 여러 가지 특징적인 차이를 보이게 되고 치료 방침이나 예후 등에서도 상당한 차이를 보입니다. 일반적으로 청색증을 보이는 심장병이 그렇지 않은 경우보다 발생과정이 복잡하면서 자연 경과도 나쁩니다. 따라서 수술도 상대적으로 어려운 경우가 많습니다.

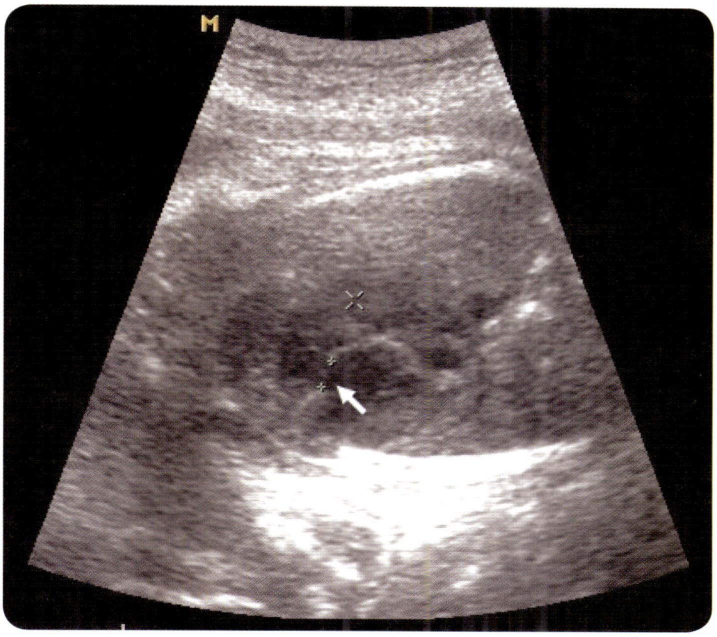

그림 1-15. 임신 중에 시행한 실제 태아 초음파 사진에서의 선천성 심장병

이 사진에서는 대표적인 선천성 심장병의 하나인 심실중격결손이 잘 보이고 있습니다(화살표). 이 병변은 정상적으로는 완전히 막혀 있어야 할 심장 내벽의 일부가 사진에서와 같이 뚫려 샛길이 나있는 것이 특징입니다 (30 페이지 참조).

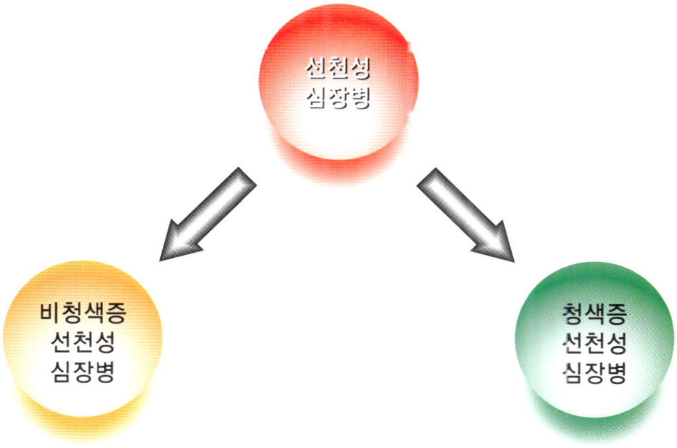

그림 1-16. 선천성 심장병의 종류

3. 후천성 심장병의 종류

후천성 심장병은 선천성 심장병과는 정반대로 태어 날 때는 심장에 아무런 병이 없었으나 어떤 원인에 의해서 후천적으로 심장에 병이 생긴 경우를 말합니다. 여기에는 외과적으로 관상동맥질환, 판막질환, 대동맥질환의 3대 중요 병변이 있고 그밖에 심부전, 심막염, 부정맥, 심장종양 등의 병이 있습니다. 물론 일부 병은 선천적인 원인과 연관될 수도 있습니다.

우리나라에서의 심장수술은 50~60년대의 초기 개척 과정을 거쳐 70~80년대에 이르러 본 궤도에 올라 활성화되었습니다. 심장수술의 초기에는 선천성 심장질환이 후천성 심장질환에 비해 약 2:1의 비율로 월등히 많았습니다. 당시에는 출산율도 높았을 뿐만 아니라 오랫동안 심장수술의 혜택을 받지 못했던 환아들이 동시에 수술을 받게 되었기 때문입니다. 그러던 것이 표에서와 같이 최근 10년간의 통계에서는 후천성 심장질환의 비율이 점점 높아지게 되었습니다(표 1-1).

여기에는 사회 여건의 변화로 인한 관상동맥질환의 증가가 가장 큰 이유가 되고 있습니다. 마침내 1999년을 기점으로 전국적으로 후천성 심장질환의 수술례가 선천성 심장질환의 수술례를 넘어서게 되고, 가장 최근 통계인 2005년에는 거의 2:1의 비율로 후천성 심장수술례가 많아지게 되었습니다.

그러면 후천성 심장병 수술의 대상이 되고 있는 병변에 대해 조금 더 자세히 알아보도록 하겠습니다. 초기의 후천성 심장수술은 거의 대부분 심장판막을 대상으로 하는 수술이었습니다. 당시에는 어릴 때 앓았던 류마티스열이라는 병의 후유증으로 몇 십년 후에 발생하는 류마티스성 심장판막 질환이 그만큼 많았기 때문입니다. 류마티스열이라는 병 자체가 열악한 위생 및 의료 환경에 연관되어 생기는 병이기 때문에, 불과 몇 십년 전 과거 우리나라의 상황을 고려할 때 그렇게 놀라운 일은 아닙니다. 그러던 것이 표에서와 같이 관상동맥질환에 대한 수술례가 점점 증가하게 되었습니다(표 1-2). 관상동맥질환은 이른바 서구화된 생활습관의 영향으로 많이 생기는 동맥경화증의 후유증으로 발생하게 됩니다. 이 때문에 1999년부터 판막질환 수술례를 넘어서기 시작한 관상동맥질환은 2005년에는 전체 후천성 심장질환 수술의 약 반(48%)을 차지할 정도로 증가하고 있습니다. 그리고 이들에 이어서는 대동맥질환 수술이 후천성 심장질환 수술 중 3위를 차지하고 있습니다.

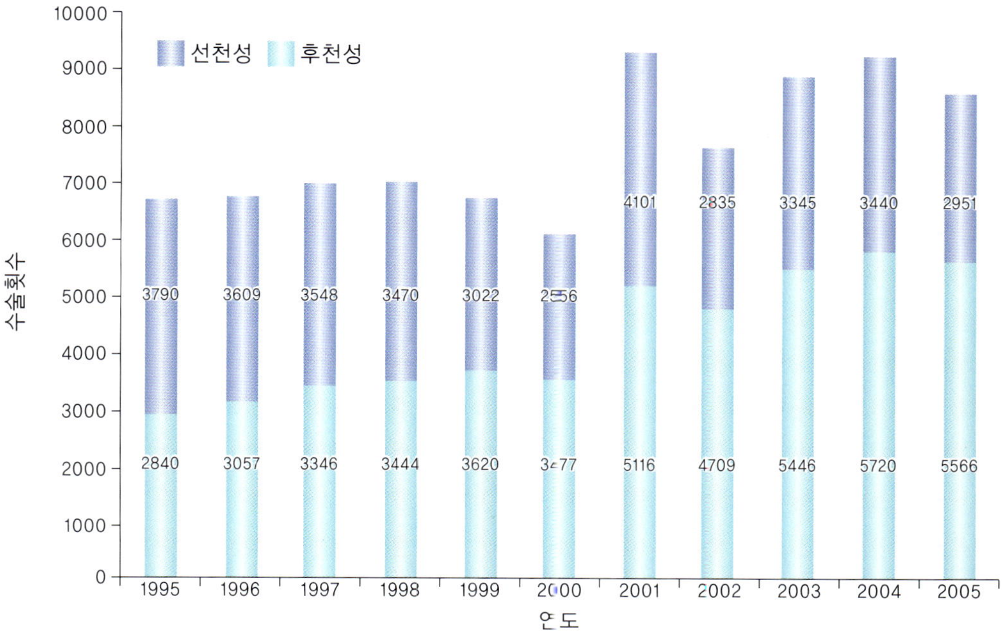

표 1-1. 한국의 심장수술 통계 (대한흉부외과학회 제공)

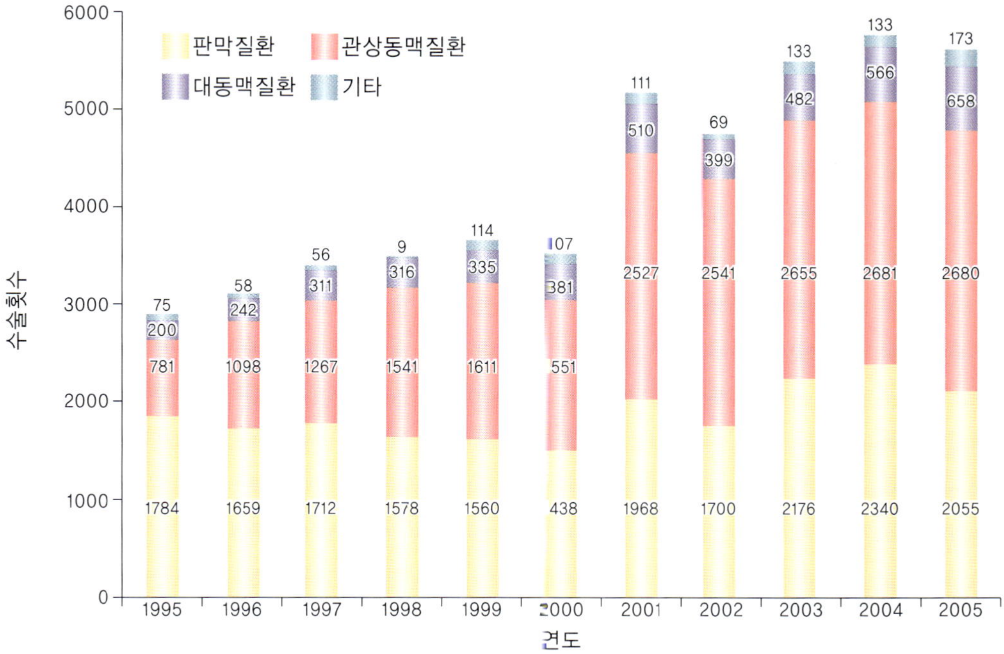

표 1-2. 한국에서의 후천성 심장병 수술 질환 별 통계 (대한흉부외과학회 제공)

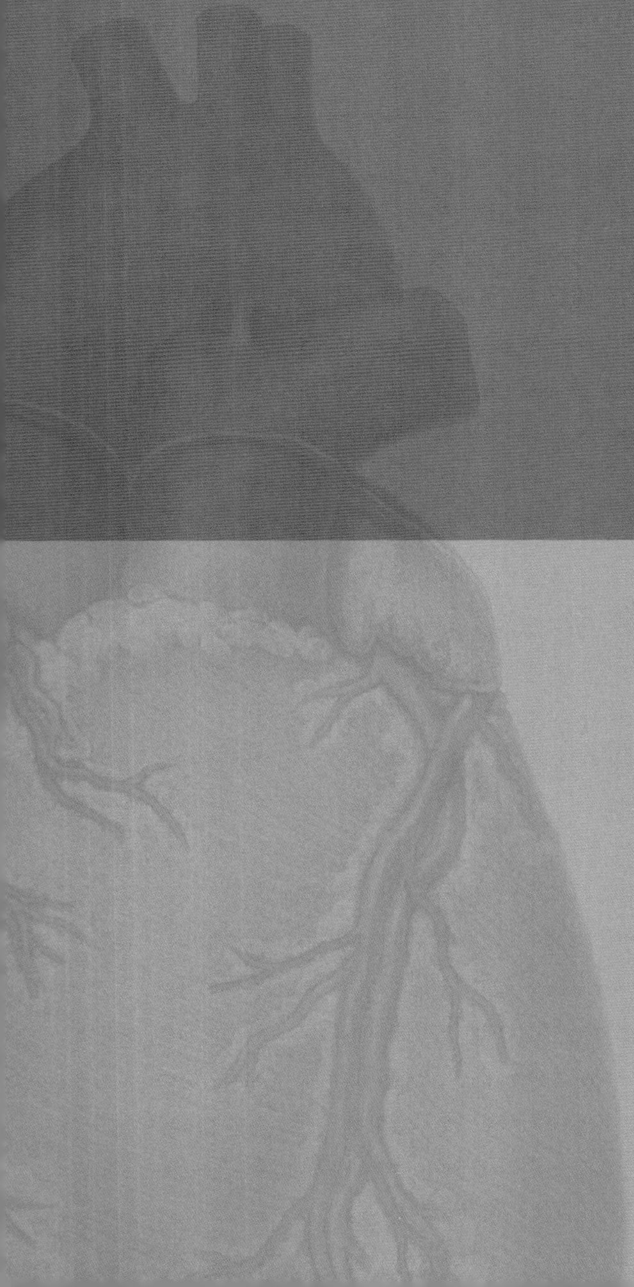

선천성 심장병에 대해 좀 더 자세히 알아봅시다.

1. 샛길이 난 경우

우리 몸의 심장은 앞서 말한 대로 마치 두 개의 이층집이 이웃하여 붙어 있는 것과 같은 구조를 가지고 있습니다(그림 1-6 참조). 따라서 심장 내에서 혈액이 피돌기를 할 때 두 이층집 사이에서는 일반적인 보통 이웃집들과 같이 절대 직접적으로는 통하지 않게 되어 있습니다. 즉 두 이층집 사이의 연결은 바깥에 있는 전용 도로에 의해서만 되는 것이지, 그 외의 어떤 연결 통로도 있어서는 안 됩니다. 이는 오른쪽 이층집(우심)에 살고 있는 정맥피와 왼쪽 이층집(좌심)에 살고 있는 동맥피라는 두 별개의 가족이 서로 마음대로 오고가는 것을 막기 위한 우리 몸의 안전장치입니다. 이에 따라 정맥피는 오른쪽 이층집을 떠나 폐에서 동맥피로 바뀐 다음에야 비로소 왼쪽 이층집으로 들어 갈 자격을 얻게 되는 것입니다. 이렇게 되어야만 양쪽 이웃이 모두 편안하게 말썽 없이 피돌기가 이루어지게 되는 것입니다.

그런데 선천성 심장병의 종류 중에서는 두 이층집 사이의 벽이나 양쪽 집에서 나오는 도로 사이에 정상적으로는 있어서는 안 되는 샛길 즉 구멍이 나 있는 병변들이 있습니다(그림 1-17).

이렇게 되면 생리적으로 왼쪽 이층집의 압력이 항상 오른쪽 이층집의 압력 보다 높기 때문에 자연히 왼쪽 집의 혈액이 일방적으로 오른 쪽 집으로 흘러 들어가게 됩니다. 이 결과 오른쪽 집에 과도하게 몰린 피는 결과적으로 폐로 모두 흘러가서 폐 압력을 증가시켜 각종 부작용을 일으키게 됩니다. 환자가 느끼는 증상으로는 잦은 감기, 폐렴 등의 형태로 나타나게 됩니다. 또 폐로 흘러들어간 과도한 혈액들은 최종적으로는 다시 왼쪽 집으로 되돌아와 심장 전체로도 무리를 주게 되어 심장을 붓게 만들기도 합니다.

샛길이 나 있는 선천성 심장병에는 구멍이 나 있는 벽의 위치에 따라 다음과 같은 세 가지 종류가 있습니다. 첫 번째는 양쪽 이층집의 아래 층 사이의 벽에 구멍이 나 있는 경우입니다(그림 1-17 참조). 심장의 아래쪽 층들을 심실이라고 부르기 때문에 〈심실 사이의 벽에 나 있는 결손〉이 되고 이를 전문 의학용어로는 한자를 사용하여 〈심실중격결손증(心室中隔缺損症)〉으로 부르고 있습니다(그림 1-18). 영어로는 같은 의미로 〈Ventricular Septal Defect〉로 부르는데, 편의상 병원에서는 각 단어의 앞 글자를 따 VSD로 줄여서 많이 부르고 있습니다.

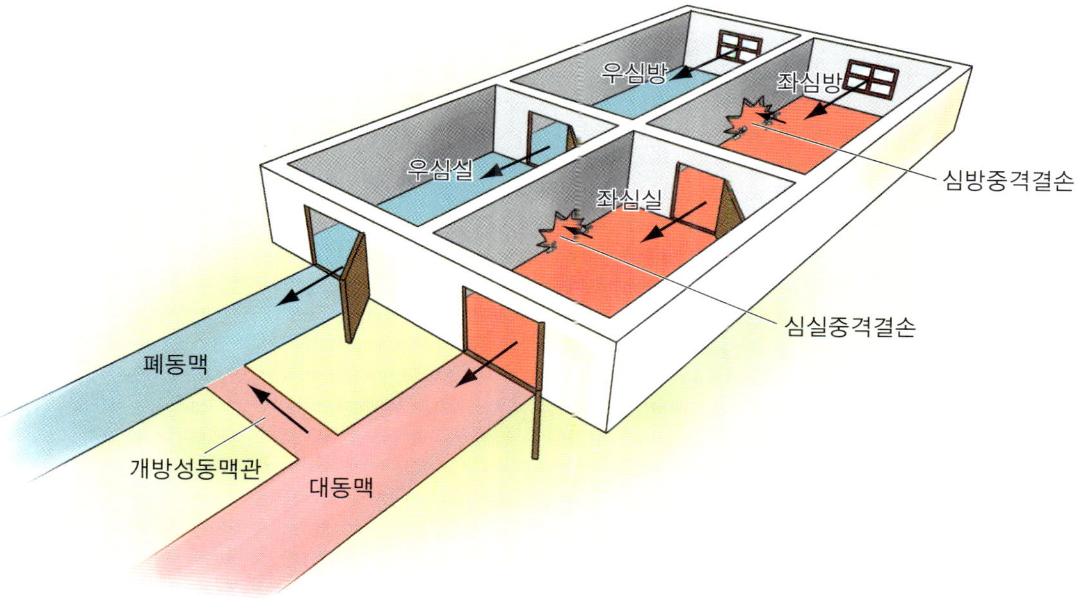

그림 1-17. 샛길이 나 있는 선천성 심장병의 종류

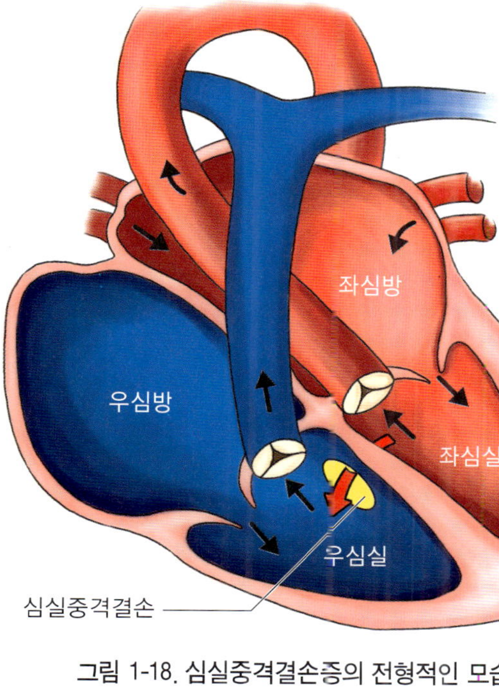

그림 1-18. 심실중격결손증의 전형적인 모습

샛길이 나 있는 심장기형의 두 번째 종류는 앞서 말한 심실중격결손과 기본 개념은 같습니다만 다만 위치가 다를 뿐입니다. 즉 양쪽 이층집의 위층 사이의 벽에 결손이 생긴 경우로, 이를 좌, 우 심방 사이에 생긴 구멍이라는 뜻에서 〈심방중격결손증(心房中隔缺損症)〉이라고 부릅니다(그림 1-19). 역시 병원에서는 ASD라는 이 심장기형의 영어 병명(Atrial Septal Defect)의 앞 글자를 딴 약자가 많이 사용되고 있습니다. 이 심장기형은 그 특성상 심실중격결손에 비해 대부분 증상이 가볍습니다. 또 어릴 때에는 아예 증상이 없는 경우가 많기 때문에 어느 정도 큰 다음에 신체검사에서 우연히 발견되는 경우도 많습니다.

세 번째 종류인 또 하나의 샛길 심장병은 사실 앞서 말한 두 병변과는 다른 면이 많습니다만, 기본적인 특성이 같기 때문에 비슷하게 취급되고 있습니다. 즉 개방성 동맥관이라고 불리는 이 병변은 심장 바로 옆에 붙어 있는 우리 몸에서 가장 큰 혈관들인 대동맥과 폐동맥 사이에 샛길이 있는 형태의 병변입니다(그림 1-20). 그런데 이 샛길은 앞서 말한 샛길들과는 달리 사실은 태아가 엄마 자궁 내에 있을 때는 생리적 필요상 정상적으로 존재하던 샛길입니다. 그런데 이 샛길은 출생 후에 저절로 막혀서 없어져야 하는 것이 정상인데, 오히려 계속 남아 있어 병이 되는 경우입니다. 태아기 때 원래 있던 샛길을 동맥관이라고 부르고 이것이 막히지 않고 계속 존재하여 개방되고 있다는 의미에서 동맥관개존증(動脈管開存症) 또는 개방성 동맥관으로 불립니다.

병원에서는 역시 영어 약자가 많이 사용되고 있는데 〈Patentent Dustus Arteriosus〉의 앞 글자를 딴 약자로 PDA로 흔히 불립니다. 증상은 앞서 말한 두 병변과 비슷합니다만 병변 자체가 심장 바깥쪽에 위치하고 있기 때문에 수술이 상대적으로 간단하다는 장점이 있습니다.

이렇게 샛길이 나 있는 선천성 심장병들은 비교적 그 발생 과정이 단순한 만큼 생기기도 쉬워 발생빈도가 매우 높습니다. 심실중격결손의 경우 선천성 심장병 중 발생빈도가 첫 번째이고 다른 두 병도 발생빈도가 매우 높은 편에 속합니다. 또 압력의 차이 때문에 항상 샛길을 통하여 동맥피가 정맥피 쪽으로 들어가기 때문에 청색증도 생기지 않습니다. 다만 치료를 받지 못하고 병이 오랜 시간 너무 심하게 진행된 경우에는 압력차이가 역전되어 정맥피가 오히려 동맥피에 섞임으로써 청색증이 나타나게 됩니다.

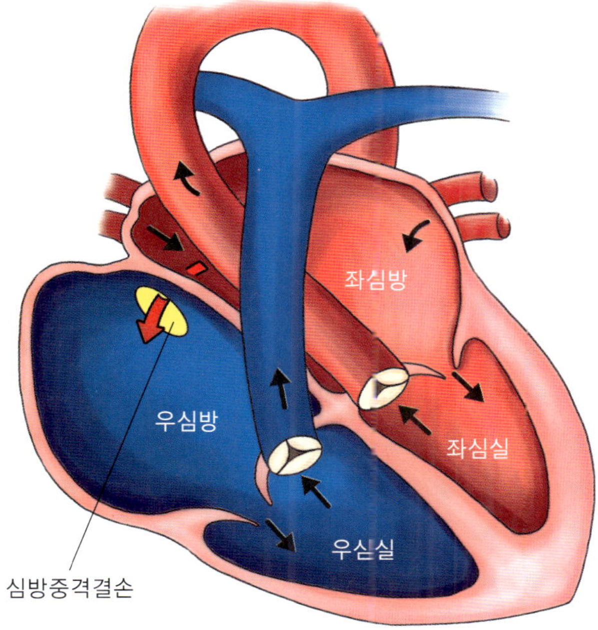

그림 1-19. 심방중격결손증의 전형적인 모습

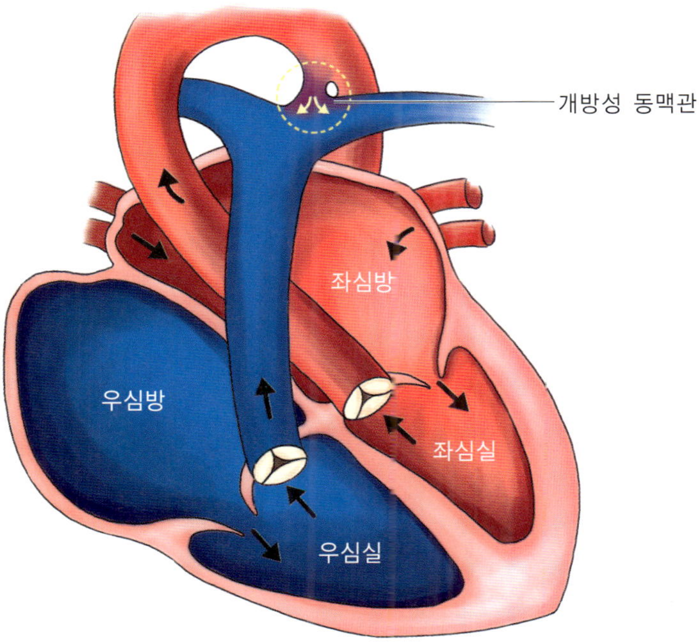

그림 1-20. 개방성 동맥관의 전형적인 모습

2. 문이나 길이 좁아진 경우

심장의 가장 큰 역할은 우리 몸 구석구석으로 혈액을 순환시키는 피돌기 작용입니다. 이를 위해서는 마치 자동차 도로와도 같이 심장 안팎에 피가 지나가는 통로가 필요하게 되고, 심장 밖에서는 이를 혈관이라고 부릅니다. 다만 우리 몸의 심장과 혈관이 일반 자동차 도로와 다른 점이 있다면, 양방향 통행이 일체 금지되어 있는 일방통행만 가능한 도로라는 점입니다. 그 밖의 점에 있어서는 기본적으로 자동차 도로와 유사합니다. 따라서 병목 현상 때문에 차량 통행에 정체가 일어나듯이, 만일 비슷한 상황이 발생할 경우에는 심장 안팎의 피돌기에서도 정체 현상이 생길 수 밖에 없습니다.

심장기형 때문에 피가 지나가는 통로에 병목 현상이 생기는 경우는 크게 (1) 판막이 좁아진 경우와 (2) 심장과 바로 인접해 있는 혈관이 좁아진 경우의 두 종류가 있습니다. 이를 자동차 도로에 비유하자면 판막이 좁아진 경우를 고속도로 톨게이트에서의 정체로 볼 수 있고 혈관에서의 정체는 도로 자체에서의 정체라고 할 수 있습니다(그림 1-21). 이렇게 심장판막이나 혈관이 좁아진 병변을 전문 의학용어로는 좁아졌다는 뜻으로 〈협착증(狹窄症), stenosis〉이라고 부릅니다. 이 병변들은 통로가 좁아진 것 이외에 다른 특별한 문제가 같이 합병되어 있지 않으면 보통 청색증이 없는 병변으로 나타납니다.

톨게이트에서의 정체 즉 판막이 좁아져서 생기는 선천성 심장기형은 이론적으로는 심장의 4개 판막 모두에서 생길 수 있습니다. 그러나 실제는 우심실에서 폐동맥으로 피가 나가는 길목에 있는 폐동맥판막에서의 경우를 제외하고는 선천적 기형으로는 그렇게 흔하게 볼 수 있는 병은 아닙니다.

협착증 심장기형 중 가장 대표적인 폐동맥판막이 좁아진 경우를 글자 그대로 〈폐동맥판막 협착증〉이라고 부릅니다. 병원에서는 영어 병명인 〈Pulmonary Stenosis〉의 약자인 PS로 흔히 불리고 있습니다. 대개 그림에서와 같이 원래는 깔끔하게 분리되어 있어야 할 폐동맥 판막의 세 개의 판막잎 사이가 태어날 때부터 붙어 있음으로써, 우심방 수축 시 제대로 열리지 않아 협착증 증상이 생기게 됩니다(그림 1-22).

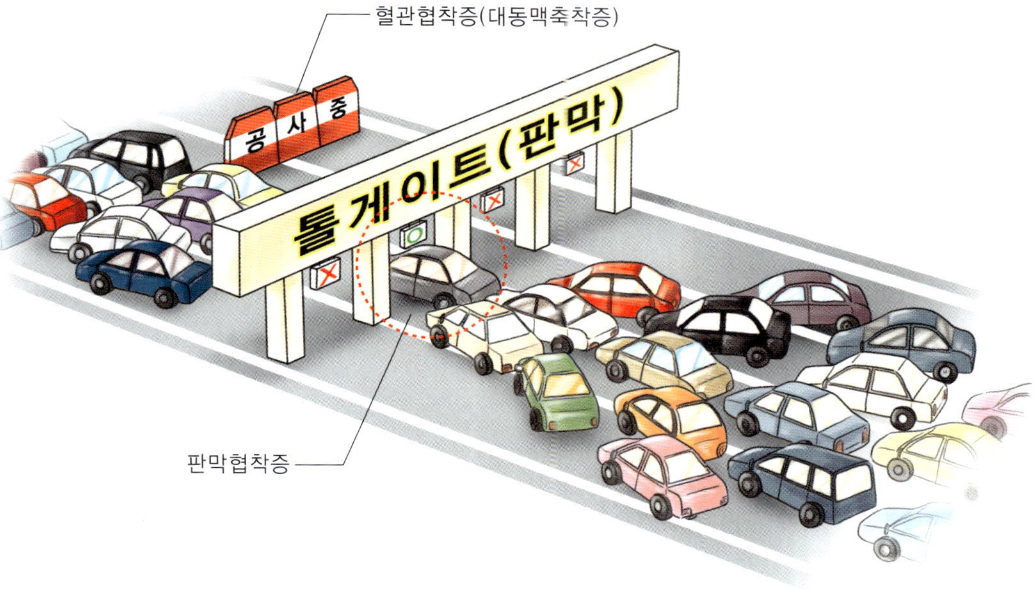

그림 1-21. 선천성 협착증을 나타낸 톨게이트와 도로에서의 정체 모습

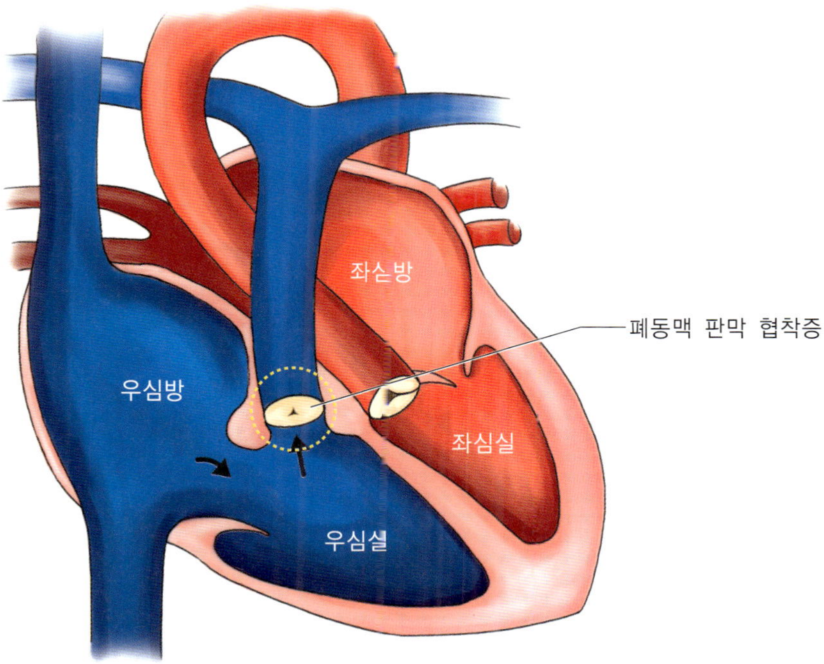

그림 1-22. 폐동맥 판막 협착증의 전형적인 모습

폐동맥판막 협착증 다음으로는 대동맥판막 협착증이 비교적 흔한 편입니다. 이 병변에서는 정상적으로는 세 개가 있어야 할 대동맥 판막의 판막잎이 2개만 존재하는 경우가 많습니다(그림 1-23). 물론 이 때도 정상적으로는 떨어져 있어야 할 판막잎 사이가 태어날 때부터 서로 붙어 있어 협착증이 발생하게 됩니다. 그밖에 승모판막과 삼첨판막에서의 협착증은 선천적인 원인으로는 매우 드물게 발생합니다.

이상에서 고속도로의 톨게이트에 해당될 수 있는 심장판막이 좁아진 협착성 병변에 관해 설명하였습니다. 그러면 지금부터는 고속도로 자체에 해당되는 큰 혈관에서 생긴 협착증에 대해 설명하도록 하겠습니다. 즉 심장에서 직접 나오고 있는 우리 몸의 혈관 중에서 가장 큰 혈관인 대동맥에서 생기는 협착성 병변으로, 〈대동맥축착증(大動脈縮窄症)〉으로 불리는 병입니다. 이 병은 병명이 다소 어려운 느낌을 주지만 결국 그 뜻은 대동맥이 좁아졌다는 것입니다. 병원에서는 역시 간편하게 영어 병명 〈Coarctation of Aorta〉의 앞 글자를 따서 COA라는 약자로 흔히 부르고 있습니다.

이 병변은 그림에서와 같이 대동맥의 특정 부위가 선천적으로 좁아져 있는 병변입니다(그림 1-24). 여기에는 대동맥만 단순히 좁아진 경우와 이렇게 좁아진 상태를 생리적으로 보완해 주기 위해 앞서 말한 개방성 동맥관이 같이 합병되어 있는 경우가 있습니다(32페이지 참조). 그리고 대동맥이 좁아져 있는 형태도 다양하여 긴 관 모양으로 좁아져 있기도 하고 또는 그냥 부분적으로 잘록해져 있는 형태도 있습니다.

대동맥축착증은 병변 자체가 심장과는 약간 떨어져 위치하고 있기 때문에 수술에 있어 앞서 설명한 개방성 동맥관에서와 같이 심장 내부에 생긴 병변들과는 다른 수술 방법을 사용하게 됩니다(112페이지 참조).

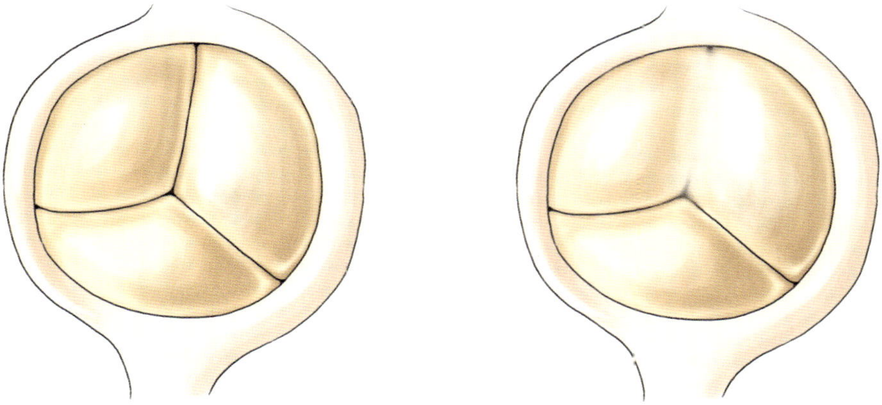

그림 1-23. 정상적인 3개의 판막잎 대신 2개의 판막잎만 존재하는 이첨 대동맥판막의 모습

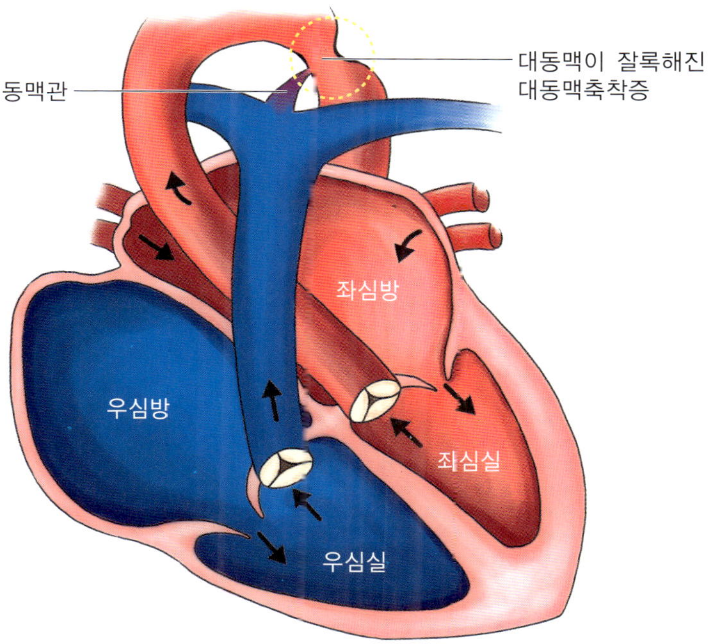

그림 1-24. 대동맥축착증의 전형적인 모습

그림의 예에서는 개방성 동맥관도 같이 등반되어 있는 것이 보이고 있습니다.

3. 문이나 길이 막힌 경우

바로 앞에서 판막이나 혈관이 선천적으로 좁아져 있는 협착증 병변들에 대해 설명하였습니다. 그런데 어떤 심혈관 기형들에서는 이들이 좁아지다 못해 아예 막혀 버리는 경우가 있습니다. 이들 병변들을 전문 의학용어로는 길이 완전히 막혔다는 뜻에서 폐쇄성 병변 즉 〈폐쇄증(閉鎖症)〉이라고 부릅니다.

심장 안팎에서 어떤 형태라도 피돌기 통로가 완전히 막힌 경우에는 그 자체로 생명이 유지될 수가 없습니다. 따라서 이런 폐쇄증 병변을 가진 환자들은 이를 보완하기 위해 어쩔 수 없이 다른 형태의 심장기형들도 같이 가지고 태어납니다. 이런 측면에서 보통 이들 병변들을 복합 심장기형이라는 용어로 부르고 있습니다. 복합 심장기형이라는 말의 느낌이 나타내듯이 아무래도 단순 심장기형에 비해서는 상태가 중한 경우도 많고 치료도 비교적 까다롭습니다. 또 밖으로 들어나는 증상으로는 앞서 말한 청색증이 나타나는 경우가 대부분입니다.

폐쇄성 선천성 병변에도 협착증 병변에서와 같이 판막 및 혈관에서 여러 종류의 형태가 발생할 수 있습니다만 이 중 삼첨판막 폐쇄증이란 병변이 가장 흔하고 대표적입니다.

삼첨판막 폐쇄증 (tricuspid atresia)은 심장의 오른쪽 이층집의 위·아래층인 우심방과 우심실 사이에 있는 출입문인 삼첨판막이 완전히 폐쇄되어 있는 병변을 말합니다(그림 1-25). 우심실도 아예 없거나 간신히 형태만 유지하고 있는 경우가 대부분입니다. 따라서 이 병변에서는 우심방으로 들어온 정맥피들이 정상적으로는 아래층의 우심실을 지나 폐동맥으로 갈 수 있는 방법이 없습니다. 이는 심장에서의 피돌기가 되지 않는다는 뜻이고 이런 상태만 가지고는 당연히 사람은 한시도 생존할 수가 없습니다. 따라서 이 병변을 갖고 태어난 환자는 그나마 생존을 위해 이층집 오른쪽 위층(우심방)에서 바로 벽을 통해 이층집 왼쪽 위층(좌심방)으로 가는 통로를 어쩔 수 없이 가지고 태어납니다. 물론 이 통로는 정상적인 것이 아니기 때문에 여러 가지 부작용이 생기게 마련입니다. 그중에서도 오른쪽 심장의 정맥피가 바로 왼쪽 집으로 건너가기 때문에 혈액 내에 산소가 부족해서 심한 청색증이 생기게 되고 또 그에 따라 생기는 각종 합병증들이 가장 큰 문제가 됩니다. 삼첨판막 폐쇄증은 이런 기본적인 병변 이외에도 다른 병변들이 복잡하

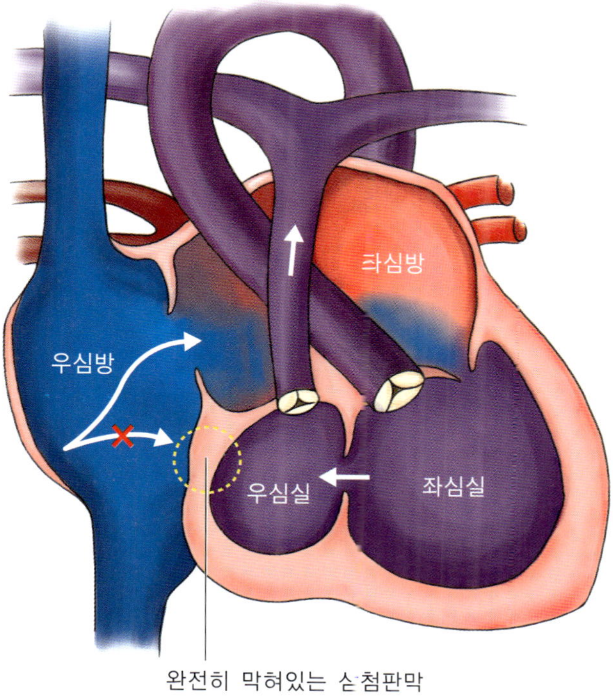

그림 1-25. 삼첨판막이 완전히 막혀있는 삼첨판막 폐쇄증의 전형적인 모습

여기서 보라색은 정맥피(파란색)가 동맥피(빨간색)에 혼합되어 있는 상태를 의미합니다.

게 합병되어 있는 경우가 많고 실제 그 형태들도 매우 다양합니다. 병변 자체가 복잡한 만큼 수술도 그만큼 까다로울 수밖에 없습니다.

폐쇄성 병변에는 앞서 말한 삼첨판막 폐쇄증 이외에도 폐동맥판막 폐쇄증, 대동맥판막 폐쇄증, 승모판막폐쇄증 등 다른 판막에서도 비슷한 병변이 생길 수 있으나 발생빈도 상 모두 드물게 나타납니다. 그림에서와 같은 폐동맥판막 폐쇄증의 경우도 삼첨판막 폐쇄증에서와 같이 폐로 가는 길목이 완전히 막혀 있기 때문에 이 경우에는 심실중격결손이라는 샛길을 같이 갖고 태어나 피돌기를 유지하고 있는 것을 볼 수 있습니다(그림 1-26).

그리고 심장에서 직접 나가고 있는 우리 몸의 가장 큰 혈관인 대동맥의 일부가 분리되어 태어나는 선천성 병변이 있습니다. 이 병변은 대동맥의 휘어지는 부분인 대동맥궁에서(그림 1-37 참조) 분리가 일어나기 때문에 글자 그대로 대동맥궁 단절이라고 불리는데 역시 매우 드물게 발생합니다. 이 병변은 대동맥이 분리되어 있기 때문에 결과적으로는 대동맥의 일부가 완전히 폐쇄된 것과 똑 같은 문제를 낳게 됩니다.

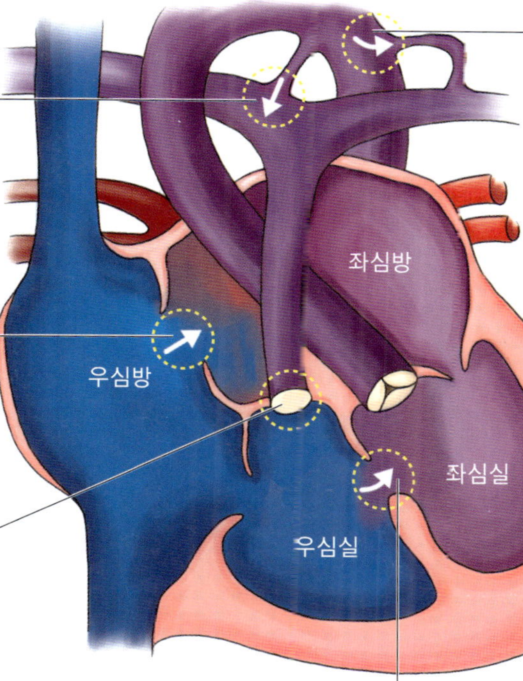

그림 1-26. 폐동맥판막이 완전히 막혀 있는 폐동맥판막 폐쇄증의 전형적인 모습

이 환자에서는 심실중격결손 이외에 심방중격결손, 개방성 동맥관, 부행혈로 등 피돌기를 유지시킬 수 있는 우회통로들이 존재하고 있는 것을 볼 수 있습니다. 여기서는 보라색은 정맥피(파란색)가 동맥피(빨간색)에 혼합되어 있는 상태를 의미합니다.

4. 기타 복합 심장기형

심장 내 샛길만 있는 심실중격결손증이나 판막만 좁아져 있는 폐동맥판막 협착증과 같이 한 두 가지 간단한 병변만 있는 경우를 단순 심장기형이라고 부릅니다. 그런데 심장기형 중에서는 이 보다 조금 더 복잡한 과정에 의하여 여러 병변들이 같이 존재하는 경우들이 있습니다. 이들을 일반적으로 복합 심장기형이라고 부릅니다. 앞서 설명한 삼첨판막폐쇄증 같은 폐쇄증 병변들도 여기에 해당합니다. 이들은 대부분 청색증을 보이고 증상도 심한 경우도 많습니다. 따라서 예후나 수술 경과도 단순 심장기형에 비해서는 까다로운 것이 보통입니다.

선천성 복합 심장기형에는 많은 종류가 있지만 그 중에서 발생 빈도 때문에 가장 중요하게 생각하는 병변으로는 '활로4징증' 과 '완전대혈관전위증' 이란 병들이 있습니다.

우선 활로4징증(Tetralogy Of Fallot)은 그 병명이 다소 독특한 느낌이 있습니다만 알고 보면 간단한 뜻입니다. 즉 이 병은 활로란 이름을 가진 한 서양의사가 처음 구체적으로 기술한 병변으로, 사징(四徵) 즉 4가지 해부학적 소견을 특징으로 하는 병이라는 의미입니다. 병원에서는 TOF라는 영어 병명의 머리말을 딴 약자를 흔히 사용합니다.

이 병은 기본적으로는 태아의 심장이 형성될 때 심장의 네 방 중에서 오른쪽 이층집의 아래쪽 방에 해당되는 우심실을 이루고 있는 근육의 일부가 제자리를 잡지 못해 생기는 병변입니다. 좀 더 자세히 살펴보면(그림 1-27), 먼저 심장의 오른쪽 아랫방(우심실)과 왼쪽 아랫방(좌심실) 사이의 벽을 이루는 심장근육의 일부가 비정상적으로 밀려 나가면서 근육 벽에 큰 구멍(심실중격결손)이 생기게 됩니다. 또 이렇게 밀려 나간 근육에 의해 우심실에서 피가 나가는 통로인 폐동맥판막 근처가 좁아지고(폐동맥협착), 이로 인해 우심실의 압력이 높아져 근육비대(우심실 비대)가 일어나게 됩니다. 그리고 근육이 밀린 여파로 원래는 왼쪽 아랫방(좌심실)에서만 전적으로 나가야 하는 혈관인 대동맥이 엉거주춤하게 우심실에도 걸치게 됩니다(대동맥기승).(그림 1-28)

종합해서 말하자면 심실중격결손, 폐동맥협착, 우심실비대, 대동맥기승이라는 4가지 병변이 생기게 되는 것입니다. 활로4징증은 그 해부학적 형태상 임상적으로는 청색증을 보이게 되고, 청색증 선천성심장병 중에서는 가장 발생빈도가 높은 병이기도 합니다.

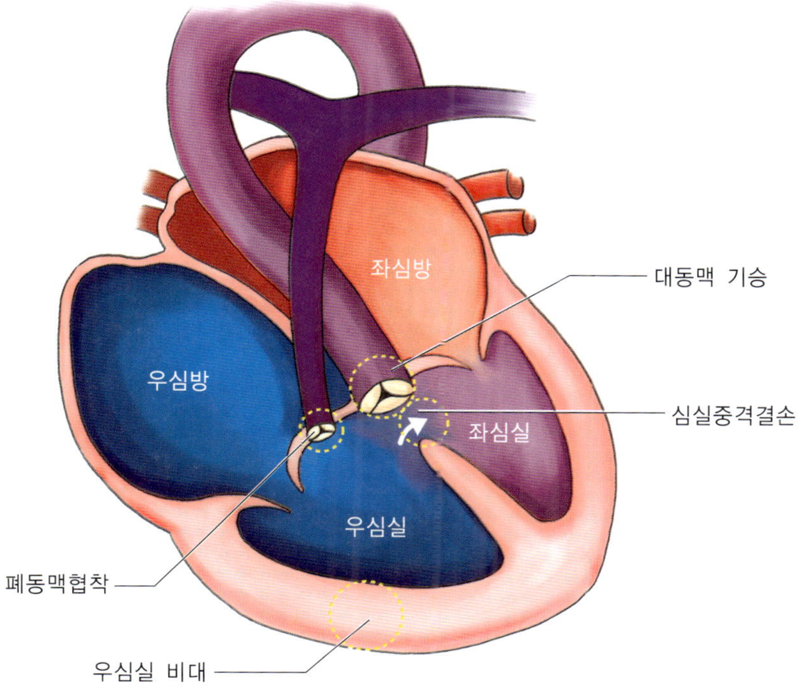

그림 1-27. 활로4징증의 4가지 특징을 잘 보여 주는 그림

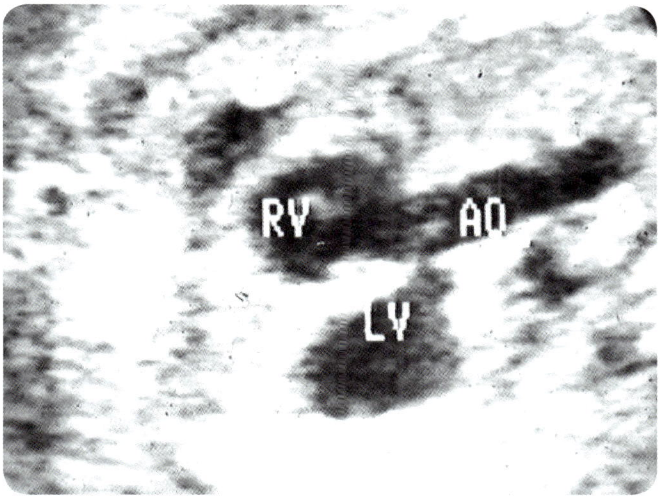

그림 1-28. 활로4징증의 4가지 특징 중 하나인 대동맥 기승 현상을 잘 보여 주는 초음파 사진

이 사진에서 원래는 왼쪽 아랫방(좌심실)에서만 전적으로 나가야 하는 혈관인 대동맥(AO)이 좌심실(LV)과 우심실(RV) 모두에 걸쳐서(기승) 나오고 있는 것을 잘 볼 수 있습니다.

한편 완전대혈관전위증은 또 하나의 대표적인 청색증 심장기형의 하나로써, 발생빈도 상으로도 활로4징증에 이어 두 번째로 많이 생기는 병입니다. 이 병변은 특히 그 개념 상 꽤 어려운 부분이 있어 웬만한 의과대학생들도 정확히 모르는 경우가 많습니다.

그러면 지금부터 설명하도록 하겠습니다. 앞서 거듭 말한 대로 우리 심장은 오른쪽 이층집과 왼쪽 이층집이 붙어 있는 구조로 되어 있습니다. 그리고 이 두 집 사이는 서로 자유롭게 드나들 수는 없습니다. 반드시 오른쪽 집에서 왼쪽 집으로만 갈 수 있고 또 각 집에서는 위층에서 아래층으로만 갈 수 있는 일방통행로 구조를 가지고 있습니다. 이런 지식 배경 아래에서 완전대혈관전위증이라는 어려운 병변을 이해하려면 심장의 오른쪽 집 아래층(우심실)을 작업 후 '휴게실' 로 그리고 왼쪽 집 아래층(좌심실)은 다음 작업을 위한 '출발 대기실' 로 비유해서 이해하면 편리합니다(그림 1-29). 즉 우리의 생존을 위해 온 몸 구석구석에서 열심히 일을 마친 피는 일단 우심실(휴게실)로 돌아오게 됩니다. 그런 다음 이 피는 폐동맥이라는 정해진 통로를 따라 폐라는 공장으로 가서 다음 작업을 위한 도구(산소)를 챙기게 됩니다. 작업도구를 완전히 갖춘 피는 이제는 작업 출발을 위해 왼쪽 집 아래층의 좌심실(출발 대기실)로 가게 되겠지요. 그리고는 마침내 대동맥이라는 큰 고속도로를 통해 우리 몸의 구석구석까지 옮겨지게 되는 것입니다.

완전대혈관전위증이란 바로 이런 정상적인 구조에 잘못이 생겨 대혈관 즉 대동맥과 폐동맥이 완전히 바뀌어(완전전위) 심장에서 나가게 되는 심장기형을 말합니다. 즉 대기실(우심실)에서는 폐동맥이 아니라 작업 통로인 대동맥과 연결되고, 반면 작업 출발실(좌심실)에서는 오히려 폐동맥과 연결되고 있습니다(그림 1-30). 이렇게 되면 결과적으로 일을 마치고 오른쪽 집으로 돌아온 피들은 폐에서 작업도구들을 챙기지도 못한 채 작업을 하기 위해 대동맥으로 바로 가게 되고, 반대로 왼쪽 집의 피들은 폐동맥으로 가서 작업도구들을 챙겼으나 일을 하러 가지는 못하고 계속 작업대기실만 맴도는 엉뚱한 상황이 발생하게 됩니다.

결과적으로 이렇게 양쪽 집이 따로 노는 비효율적인 심장을 가지고서는 생존이 불가능합니다. 따라서 이 심장기형에서는 오른쪽 집과 왼쪽 집을 비정상적으로나마 통하게 하기 위해 심방중격결손, 심실중격결손, 개방성 동맥관 등 양쪽 집을 연결시키는 통로가 어쩔 수 없이 같이 존재할 수밖에 없습니다.

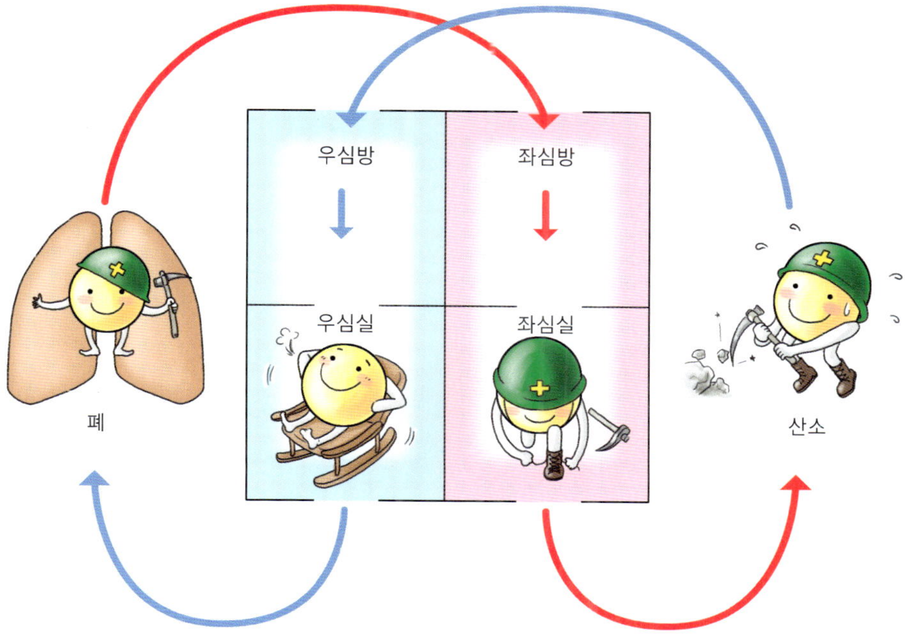

그림 1-29. 정상 심장의 우심실과 좌심실의 기능을 이해하기 위해 각각 휴게실과 작업출발 대기실의 개념으로 비유한 그림

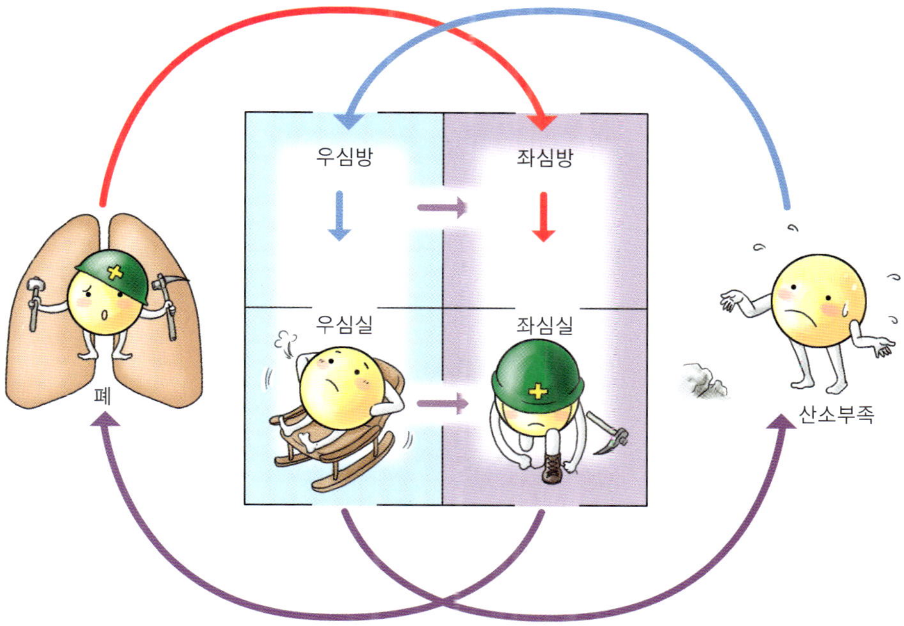

그림 1-30. 완전대혈관전위증이라는 선천성 심장기형에서 우심실과 좌심실이 각각 엉뚱한 혈관들과 연결되므로써 나타나는 문제를 보여 주는 그림

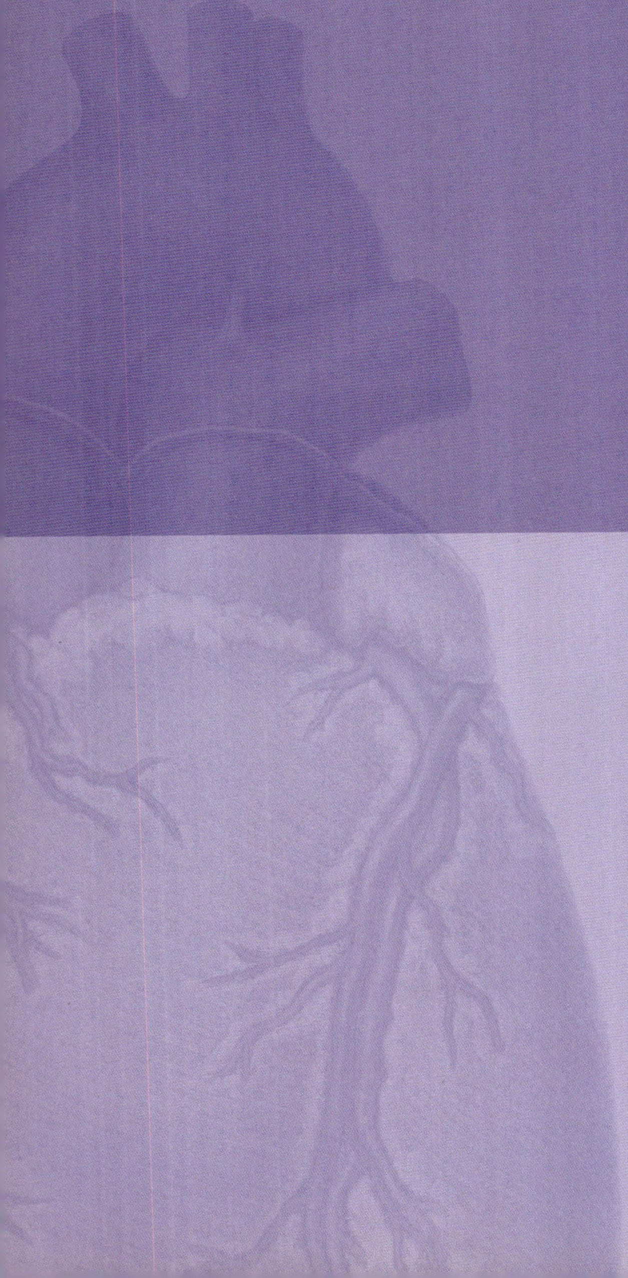

후천성 심장병에 대해 좀 더 자세히 알아봅시다.

1. 심장판막질환

심장판막이란 결국 피가 통과하는 길목에 있는 문과 같습니다. 고속도로로 비유하자면 톨게이트인 셈입니다. 둘 사이에 차이점이 있다면 심장판막에서는 차량을 위한 톨게이트와는 달리 일방통행만 가능하다는 것입니다. 그리고 또 하나 중요한 차이점은 차량 정체의 성격에 관한 것입니다. 즉 우리가 일상에서 흔히 볼 수 있는 톨게이트에서의 차량 정체는 거의 대부분 명절에서처럼 차량이 갑자기 많아졌을 때 발생합니다. 그런데 심장판막에서의 혈액 정체는 이와는 달리 톨게이트의 문 자체가 망가져서 좁아졌기 때문에 생기게 됩니다(그림 1-21 참조). 물론 정체로 인한 결과 즉 후유증은 비슷합니다.

이렇게 문이 좁아져서 혈액 정체가 일어나는 현상을 의학적으로는 선천성 심장기형에서와 똑같이 판막이 좁아졌다는 뜻에서 〈판막 협착증(狹窄症)〉이라고 부릅니다(그림 1-31). 영어 의학용어로는 'Valve Stenosis' 라고 부릅니다.

한편 우리 몸의 심장판막은 피가 일단 통과하고 나면 일체의 역류도 허용하지 않습니다. 그래서 고속도로에서의 톨게이트와는 달리 일단 차가 통과하고 나면 다음 차가 통과할 때까지는 바로 문을 닫아 버립니다. 그런데 판막에 병이 생긴 경우에는 그 망가지는 형태에 따라 앞서 말한 협착증만 일어나는 것이 아니고 차량의 역주행 즉 피의 역류가 일어날 때가 있습니다. 앞서 말한 대로 우리 몸의 피돌기는 일방통행에 맞게끔 설계가 되어 있기 때문에 이러한 피의 역류는 당연히 각종 부작용을 일으키게 됩니다.

이렇게 판막에서 피의 역류가 일어나는 경우를 의학적으로는 문이 제대로 닫히지 못한다는 뜻에서 〈판막 폐쇄부전증(閉鎖不全症)〉이라고 부릅니다(그림 1-32). 영어로는 'Valve Regurgitation' 또는 'Valve Insufficiency' 라는 용어가 같이 사용되고 있습니다.

물론 판막이 고장 나는 양상에 따라서는 협착증과 폐쇄부전증의 두 가지 병변이 같이 오는 경우도 많습니다.

심장판막질환이 생기면 운동 시 호흡곤란, 야간 호흡곤란 등의 증상이 생깁니다. 그밖에 합병증으로 부정맥, 혈전 및 색전증, 감염성 심내막염 등의 여러 증상이 생길 수 있습니다.

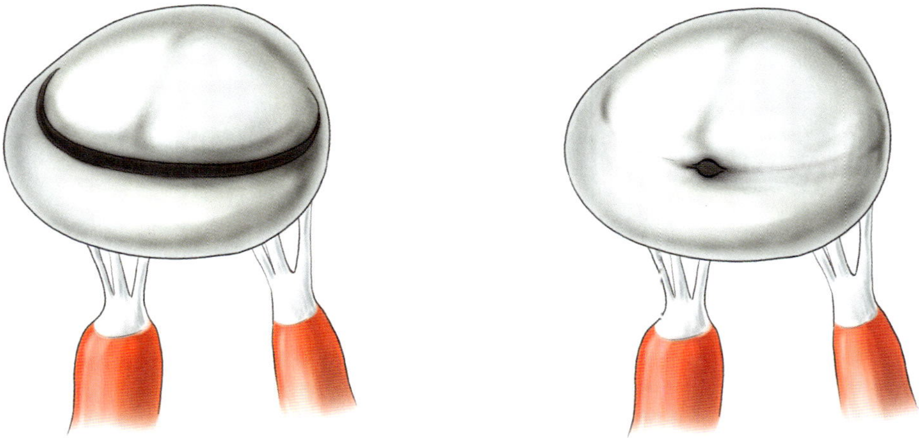

그림 1-31. 후천성 판막협착증 중에서 승모판막 협착증의 전형적인 모습

왼쪽의 정상 승모판막과 비교할 때 오른쪽의 병든 판막에서는 어릴 때 앓았던 류마티스열이라는 병의 후유증으로 판막 사이가 붙어서 좁아져 있는 것을 잘 알 수 있습니다.

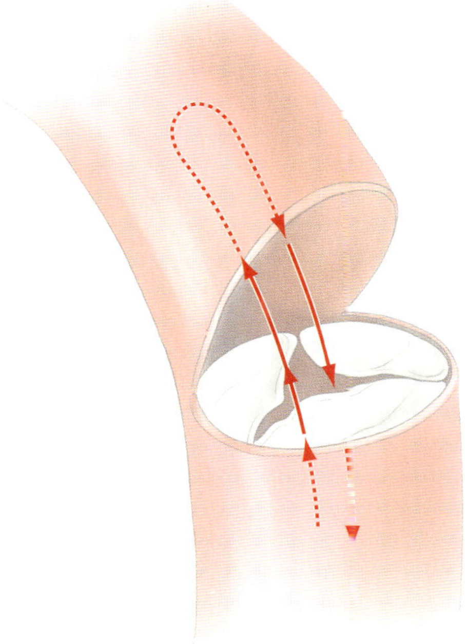

그림 1-32. 후천성 판막폐쇄부전증 중에서 대동맥판막 폐쇄부전증의 전형적인 모습

그림에서 대동맥판막을 통과한 혈류가 제대로 닫히지 못하고 있는 판막 때문에 일부가 다시 뒤로 되돌아가고 있는 것을 볼 수 있습니다.

후천성 심장판막질환을 일으키는 원인은 다양합니다만, 그중 가장 많은 이유는 류마티스열이라는 병에 의한 것입니다. 류마티스열(rheumatic fever)은 '용혈성 연쇄상구균(hemolytic streptococcus)' 이라는 다소 어려운 이름을 가진 세균에 의해 어린이에서 주로 발생하는 병입니다(그림 1-33). 이 병은 중요한 합병증으로 심장판막을 종종 침범합니다. 그런데 류마티스열로 인한 심장판막염은 장기간에 걸쳐 서서히 진행되기 때문에 본격적인 증상이 생길 때까지는 보통 10~20년이라는 긴 시간이 걸립니다. 이 때문에 류마티스 심장판막 질환은 거의 대부분 성인이 되어서 발견됩니다. 우리나라에서는 근래에 와서 개인 위생 및 주변 환경의 개선으로 류마티스열의 발생빈도가 현저히 줄고 있어 이에 따른 류마티스성 심장판막질환의 발생도 현저한 감소 추세에 있습니다.

류마티스성 판막질환 이외에 최근 노인성 퇴행성 병변의 일종으로 나타나는 판막병변이 특히 대동맥판막질환에서 많이 보이고 있습니다. 우리나라도 향후 노인 인구의 점진적인 증가와 함께 이 형태의 심장판막질환이 더욱 많아 질 것으로 예상하고 있습니다. 이밖에도 최근에 들어서는 우리나라에서도 관상동맥질환이 증가하면서 심근경색증을 앓은 후 이차적으로 승모판막 폐쇄부전증이 발생하는 경우도 많아졌습니다(54페이지 참조).

심장판막은 모두 4개가 있습니다. 좌측 심장에서는 승모판막과 대동맥판막 그리고 우측 심장에서는 삼첨판막과 폐동맥판막 등으로 각각 불립니다. 선천성 심장판막질환은 이 중에서 폐동맥판막에서 가장 잘 생깁니다. 이에 비해 후천성 심장판막질환은 승모판막과 대동맥 판막에서 주로 발생합니다. 그밖에 후천성 삼첨판막 질환을 종종 볼 수 있는데 이는 보통 삼첨판막 자체의 병에 의한 일차적인 것이 아니고 거의 대부분 승모판막 질환에 영향을 받아 이차적으로 생기는 병변입니다.

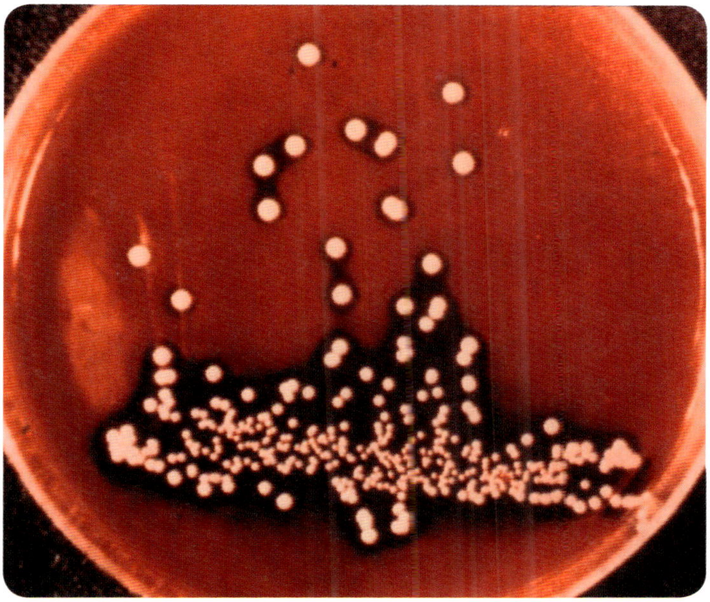

그림 1-33. 용혈성 연쇄상 구균의 모습

2. 관상동맥질환

우리 몸의 모든 장기 하나하나는 혈액순환에 의존하여 그 기능을 유지하고 있습니다. 혈액을 통한 산소와 영양분의 공급이 없이는 어떤 장기도 그 생존 자체가 불가능하기 때문입니다. 그리고 이렇게 혈액 공급을 필요로 하는 것은 우리 몸의 혈액순환을 책임지고 있는 장기인 심장도 예외가 될 수 없습니다. 관상동맥(冠狀動脈)은 바로 이러한 역할을 하는 혈관입니다. 관상동맥이란 명칭은 이 동맥의 전체 모양이 마치 왕관과 같은 모양을 하고 있기 때문에 그렇게 불리고 있습니다(그림 1-34).

관상동맥은 결국 심장을 먹여 살리는 것이 그 임무입니다. 우리 몸의 생명 유지에 있어서 심장의 절대적인 위치를 감안할 때, 건강한 관상동맥의 중요성도 그만큼 강조될 수밖에 없습니다.

한편 우리 몸의 혈관을 침범하는 병 중에 동맥경화증(動脈硬化症)이란 병변이 있습니다. 동맥에 지방 성분 주로 콜레스테롤이 쌓임에 따라 동맥이 굳어 딱딱해지면서 결과적으로 동맥의 내경이 좁아지는 병적 상태를 말합니다. 동맥경화증은 모든 동맥에서 다 생길 수가 있습니다. 관상동맥이 중요한 동맥이라고 해서 특별히 사정을 봐주지 않습니다. 그런데 문제는 후유증의 측면입니다. 관상동맥에 생기는 동맥경화증은 다른 일반 동맥들과는 비교가 되지 않을 정도로 심각한 결과를 초래합니다. 이유는 간단합니다. 관상동맥이 담당하고 있는 심장의 중요성이 워낙 크기 때문입니다.

우리가 흔히 관상동맥질환이라고 부르는 것이 구체적으로는 바로 앞서 말한 관상동맥 경화증을 의미합니다. 이 병의 문제는 간단히 말하자면 혈관이 좁아지는 것입니다(그림 1-35). 혈관이 좁아졌기 때문에 심장 근육에 필요한 피를 충분히 공급할 수가 없게 됩니다. 이 때문에 이 병을 심장에 대한 혈액 공급이 부족하다는 뜻에서 허혈성(虛血性) 심장질환이라고도 부르고 있습니다.

관상동맥 경화증으로 관상동맥이 좁아지게 되면 보통 가만히 있을 때는 심장이 많은 피를 요구하지 않기 때문에 잘 모르고 있다가, 운동을 하게 되면 그만큼 필요한 피를 제때에 공급받지 못하게 됩니다. 이 결과 환자는 극심한 가슴 통증을 느끼게 됩니다. 또 갑자기 흥분하든지 해서

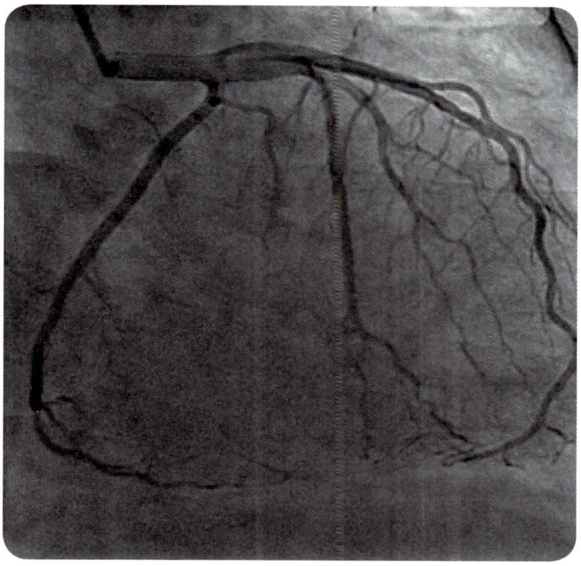

그림 1-34. 관상동맥의 전체 모습을 잘 보여 주는 혈관조영술 사진

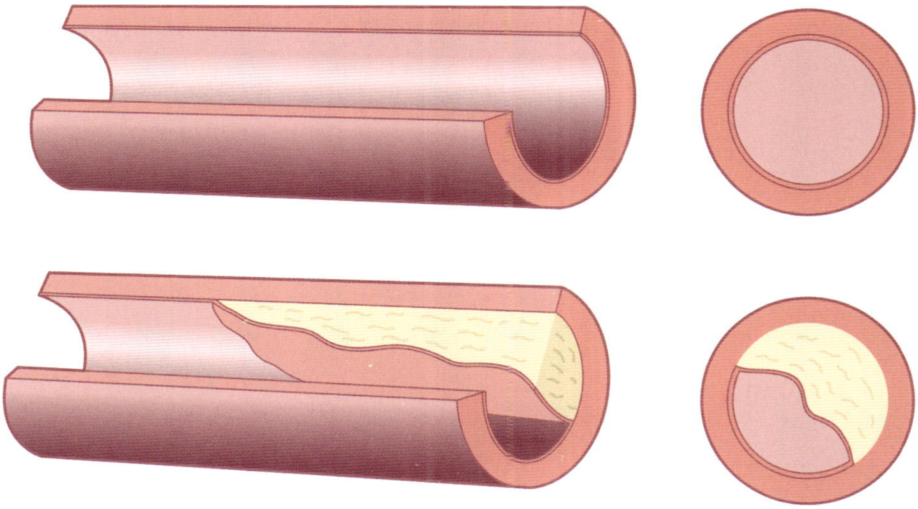

그림 1-35. 관상동맥이 동맥경화증으로 좁아져 있는 전형적인 모습

감정이 격해졌을 때도 비슷한 증상이 생깁니다. 관상동맥 경화증에서 나타나는 이런 전형적인 통증 증상을 마치 가슴이 조이는 것과 같은 상태란 뜻에서〈협심증(狹心症, angina pectoris)〉이라고 부릅니다.

관상동맥 질환의 보다 심한 증상은 심근경색증(心筋梗塞症, myocardial infarction)이란 형태로 나타납니다. 심근경색증이란 심장에 피를 공급하는 관상동맥이 완전히 막혀서 그 동맥에 의해 영양분을 공급받는 심장 근육이 죽어버리는 상태를 말합니다(그림 1-36). 이런 상태를 전문의학용어로는 경색이라고 부릅니다. 심근경색증은 주로 동맥경화증으로 혈관이 이미 좁아져 있는 상태에서, 갑자기 그 근처에 혈전이 발행하면서 관상동맥을 완전히 막아서 생기게 됩니다. 동맥경화증이 있는 상태에서는 혈전 형성도 쉽게 되기 때문입니다. 물론 지나친 동맥경화증으로 내경이 서서히 좁아져서 완전히 막힐 수도 있습니다.

심근경색증이 생기게 되면 심장 근육의 일부가 완전히 죽어 버리기 때문에 협심증보다 훨씬 심각한 후유증을 낳게 됩니다. 승모판막 폐쇄부전증이나 심실중격결손이 발생하기도 하고 경색이 생긴 심실 벽이 약해져 마치 혹처럼 되는 심실류(心室瘤)가 생길 수도 있습니다. 물론 그 정도가 심하면 바로 사망할 수도 있습니다. 실제 심근경색증은 우리나라에서 뇌출혈과 더불어 흔히 말하는 돌연사의 가장 흔한 원인이기도 합니다.

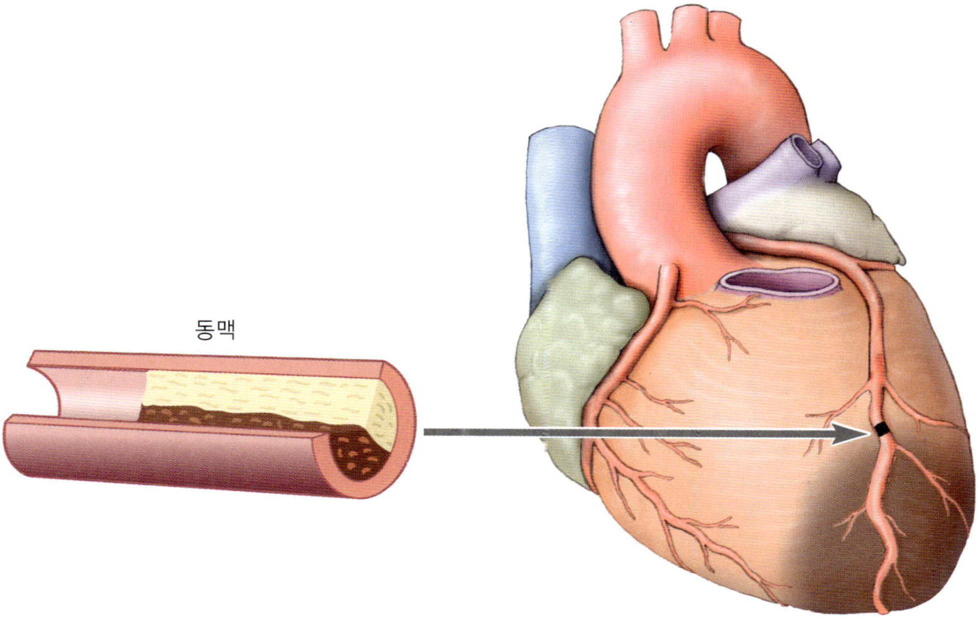

그림 1-36. 심근경색증을 보여 주고 있는 그림

이 예에서는 동맥경화증으로 이미 상당히 좁아져 있던 관상동맥에 추가로 혈전이 생기면서 관상동맥이 완전히 막히고 있는 것을 알 수 있다. 결과적으르 이 관상동맥이 피를 공급하는 심근이 죽어버리게 된다.

3. 대동맥질환

심장을 떠난 피가 우리 몸의 구석구석에 전달되기 위해서는 마치 우리 국토에서와 같이 치밀한 도로망이 존재하여야만 합니다. 그리고 이 도로망의 중심에는 가장 큰 도로인 중심 고속도로가 있고 여기서부터 점점 작은 도로로 갈라지다가 마침내는 집 앞 골목길로 이어지는 것도 비슷합니다. 이 중심 고속도로를 우리 몸에서는 대동맥(大動脈)이라고 부릅니다. 글자 그대로 큰 동맥이란 뜻입니다.

대동맥은 심장의 왼쪽 집 아랫방인 좌심실과 바로 이어져 있습니다. 이후 대동맥은 그림과 같이 지팡이와 비슷한 모양으로 아래 배까지 가게 됩니다(그림 1-37). 그곳에서 대동맥은 최종적으로 두 개의 장골동맥(腸骨動脈)이라고 불리는 동맥으로 갈라지게 됩니다. 그런데 대동맥질환은 대동맥의 어떤 부위에 병이 생기느냐에 따라서 병의 경과나 치료 방법에 상당한 차이가 있습니다. 따라서 대동맥을 부위에 따라 적절히 분류하는 것이 의학적 목적 상 매우 중요합니다.

이런 관점에서 대동맥은 일단 먼저 흉부대동맥과 복부대동맥으로 나눕니다(그림 1-37 참조). 그 기준점은 횡격막이라고 하는 가슴과 배를 경계 짓는 막이 됩니다. 즉 횡격막 위의 대동맥을 가슴에 있는 대동맥이라는 뜻에서 흉부대동맥이라고 부르고 횡격막 아래의 대동맥은 배에 있는 대동맥이라는 뜻에서 복부대동맥이라고 부르는 것입니다. 그리고 흉부대동맥은 다시 상행 흉부대동맥, 대동맥궁, 하행 흉부대동맥의 세 부위로 나누어집니다. 지팡이 모양에서 짧은 부분이 상행 흉부대동맥이 되고 둥근 머리 부분은 마치 활과 같이 생겼다고 하여 대동맥궁이라고 부릅니다. 그 다음 이어지는 긴 부위가 하행 흉부대동맥이 되겠지요.

한편 대동맥에서 생기는 병에는 여러 종류가 있을 수 있지만 그중 가장 중요한 것은 대동맥류(大動脈瘤)라고 부르는 병변입니다. 이 병은 간단히 말하자면 대동맥이 국소적으로 부풀어 병적으로 확장되어 있는 상태를 말합니다. 혈관에 생긴 일종의 혹과 같은 것으로 표현되기도 합니다. 부풀어 오른 형태는 다양해서 그림에서와 같이 주머니 같은 모양을 보이기도 하고 또는 방추형으로 확장되기도 합니다(그림 1-38).

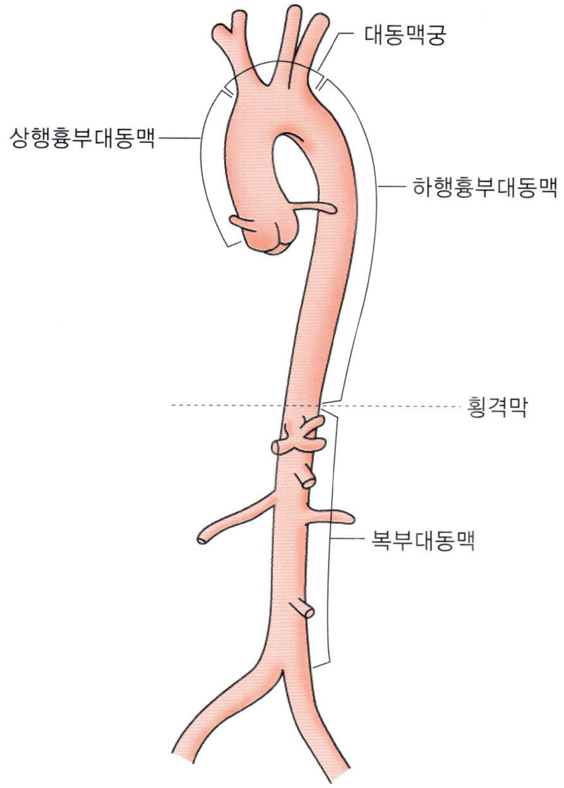

그림 1-37. 지팡이 모양으로 생긴 전체 대동맥의 모습

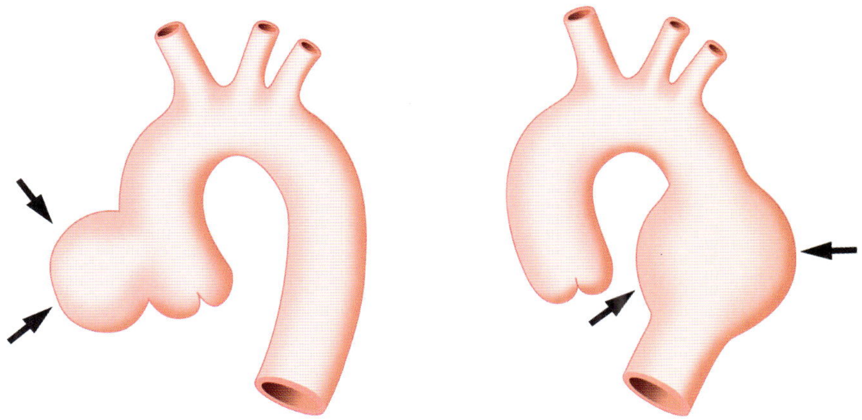

그림 1-38. 대동맥류의 다양한 형태를 보여 주고 있는 그림

대동맥류가 생기는 원인에는 여러 가지가 있지만 동맥경화로 인한 것이 가장 많습니다. 그리고 두 번째 많은 원인으로는 대동맥박리(大動脈剝離)라는 다소 어려운 병명이 있습니다. 글자 그대로는 대동맥이 찢어진다는 뜻입니다. 즉 대동맥 내벽의 작은 상처를 통해 동맥피가 센 압력하에서 스며들어가면서 대동맥벽 사이를 길이(세로)로 찢으면서 생기는 병입니다(그림 1-39).

주로 고혈압 때문에 잘 생기는데 그 외에도 여러 가지 원인들이 있을 수 있습니다. 보통 발생한지 2주일이 지나면 만성적인 대동맥류 상태가 됩니다.

그리고 '낭성 중층 퇴행성 병변' 이라는 또 다른 어려운 병명도 대동맥류를 만드는 중요 원인이 됩니다. 주로 상행 흉부대동맥의 대동맥류를 만드는 이 병은 '마르팡(말판) 증후군' 이라는 병과 잘 연관되는 것으로도 유명합니다. 마르팡 증후군은 사지가 비정상적으로 긴 모습을 보이는 것이 특징인데 거인증 환자에서 흔히 보이고 우리나라에서도 이런 예들이 드물지 않게 보고되고 있습니다. 앞서 말한 발생 원인들 이외에도 드물지만 외상, 감염, 선천성 병변 등으로도 대동맥류가 발생할 수 있습니다.

대동맥류는 발생 위치가 어디이든 간에 시간 경과에 따라 점차 커지면서 결국은 파열을 일으킬 수 있습니다. 이 때문에 대동맥류는 흔히 잠재된 시한폭탄으로도 불립니다. 보통 환자들은 특별한 증상이 없을 때는 수술을 주저하는 경향이 있지만 파열이 생기기 전에 적절한 치료를 받는 것이 중요합니다.

대동맥류는 그 크기가 클수록 파열의 위험성도 큽니다. 이 때문에 아주 작은 크기가 아니면 보통 수술의 대상이 됩니다. 의학적으로는 일반적으로 흉부대동맥류의 경우 5 cm 이상 그리고 복부대동맥류인 경우에는 4 cm 이상을 기준으로 합니다. 이 이하는 대동맥류 수술 자체가 큰 수술이기 때문에 수술의 위험성을 감안하여 일단 정기 검사를 하면서 지켜보는 것이 일반적인 방침입니다. 최근에는 수술이 어려운 경우나 또는 특별한 상황에서 수술을 하지 않고 카테터를 이용하여 사타구니의 동맥을 통해 인조혈관을 넣은 뒤 이를 우산살처럼 펴주어 혈관 내에 지탱시키는 특수한 방법을 사용하기도 합니다(74, 134페이지 참조).

대동맥류로 인한 뚜렷한 증상이 있을 때는 당연히 일차 수술 대상이 됩니다. 관련 증상은 흉통, 복통 또는 목이 쉬거나 호흡 곤란이 보이는 등 여러 가지로 나타날 수 있습니다.

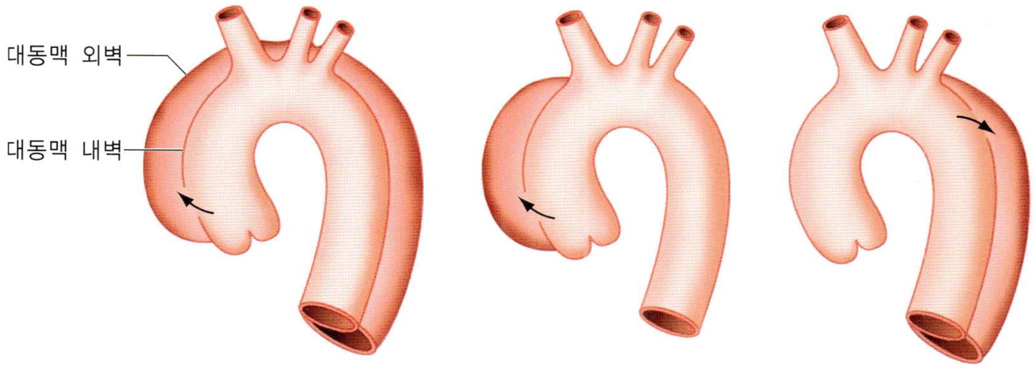

그림 1-39. 대동맥박리의 몇 가지 형태를 보여 주고 있는 그림

화살표가 가르키는 부분이 대동맥 안쪽 벽이 찢어지면서 높은 압력의 동맥피가 대동맥 벽 사이를 마치 가르듯이 새어나가고 있는 부위입니다. 왼쪽과 중앙 그림에서는 대동맥 내벽이 찢어진 부분은 상행 흉부대동맥으로 동일하나 이로 인해 박리가 진행된 정도에서 차이를 보이고 있습니다. 오른쪽은 하행 흉부대동맥의 내벽이 찢어지면서 대동맥 박리가 생긴 경우입니다.

4. 기타 후천성 심장질환

후천성 심장병에는 앞서 말한 판막질환, 관상동맥질환, 대동맥질환의 3대 중요 병변 이외에도 여러 종류의 병들이 있습니다. 다른 장기들에서와 같이 당연히 염증이나 종양이 생길 수가 있습니다. 또는 부정맥과 같이 심장에만 생기는 특별한 병변들도 있습니다.

먼저 염증성 병변에 대해 이야기 하겠습니다. 심장에서 생기는 염증성 병변에는 감염성 심내막염과 만성 교착성 심막염이라는 병변들이 비교적 중요합니다. '감염성 심내막염(感染性 心內膜炎)' 은 글자 그대로 각종 미생물에 의해 심장의 안쪽 벽이 감염되는 것을 말합니다. 심장판막에서 잘 생기는데 특히 인공심장판막을 치환 받은 환자에서 생긴 경우에는 종종 재수술의 원인이 되기도 합니다(216페이지 참조). 그 다음 '만성 교착성 심막염(慢性 絞窄性 心膜炎)' 이란 병은 글자 그대로 해석하면 심장막에서 생긴 만성적인 염증 때문에 심장에 압박을 주고 있는(교착성) 병변이란 뜻입니다. 이 병은 비록 심장 자체에서 생긴 병은 아니지만 심장을 바로 둘러싸고 있는 심장막에서 발생하기 때문에 심장병과 비슷하게 취급하고 있습니다. 심막은 바깥층과 안층의 두 층 사이에 윤활유가 들어 있는 공간을 가지고 있습니다. 그런데 만일 심막에서 염증이 발생하여 오랫동안 진행되면 심막층 사이에 심한 유착이 생기면서 딱딱해 지고 결국은 심막 안에 들어있는 심장의 운동성을 제한하는 상태가 됩니다(그림 1-40). 심한 경우에는 마치 돌처럼 딱딱해지는 경우도 있습니다. 이런 상태가 계속되면 결국에는 수술로 이를 풀어주어야 합니다. 이 병의 가장 흔한 발생 원인은 결핵으로 인한 것입니다. 최근에는 심장수술을 받고난 후 그 후유증으로 발생한 교착성 심막염도 중요한 원인이 되고 있습니다.

한편 심장은 우리 몸의 다른 장기들에 비해 종양이 잘 발생하지 않는 특징이 있습니다. 그러나 그렇다고 해서 전혀 없는 것은 아니어서 양성, 악성의 각종 종양들이 다양하게 생길 수가 있습니다. 그중에서 특히 점액종이라는 종양이 가장 흔하여 전체 일차성 심장종양의 약 반을 차지하고 있습니다. 점액종(粘液腫)은 양성종양으로 심장 중 좌심방에서 잘 발견됩니다. 이 종양은 혈액 흐름을 방해하는 등의 증상을 일으키기 때문에 발견 즉시 수술로 제거해 주는 것이 원칙입니다(그림 1-41).

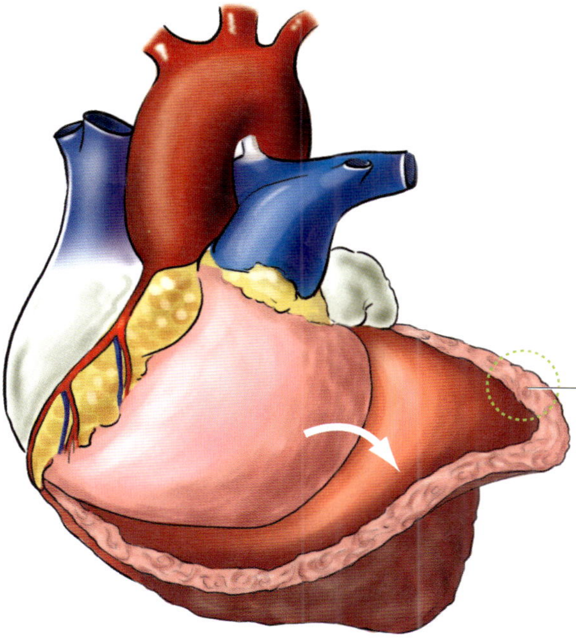

그림 1-40. 교착성 심막염을 보여 주는 그림

딱딱한 염증성 껍질이 심장을 둘러싸면서 심장의 운동성을 심각하게 제한하게 됩니다. 그림에서는 이해의 편의상 껍질이 화살표 방향으로 벗겨져 있는 상태로 표시되고 있습니다.

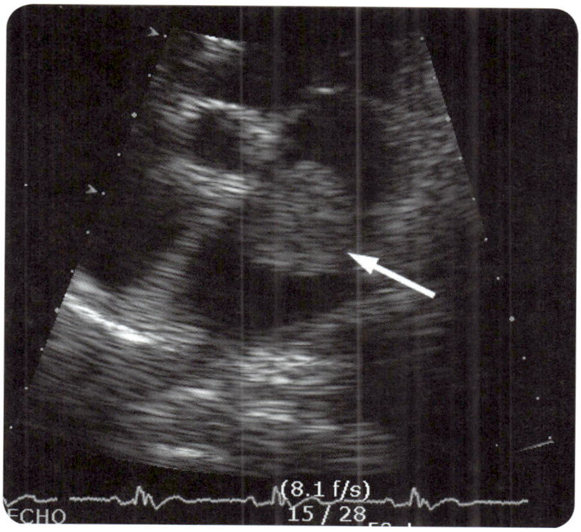

그림 1-41. 좌심방 안에 생긴 점액종을 잘 보여 주는 초음파 사진

정상적인 심장은 매우 규칙적으로 박동합니다. 그런데 이러한 정상 리듬에 어떤 식이라도 이상이 생기면 이를 부정맥(不整脈)이라고 부릅니다. 맥박이 고르지 못하다는 뜻이 됩니다. 부정맥은 사실 후천성 원인뿐만 아니라 선천성 원인으로도 올 수 있고 또 많은 경우 그 원인을 모르는 경우도 있습니다.

부정맥에는 실로 다양한 종류가 있습니다. 일종의 생리적 현상으로 완전히 정상인 경우에서부터 이상 상태이기는 하나 특별한 치료가 필요 없는 경우도 있습니다. 그런가 하면 심한 증상을 일으키거나 심지어 '심실세동(心室細動)' 과 같이 심장 정지와 거의 같은 의미로 사용되는 부정맥도 있습니다(그림 1-42).

이 중 외과적으로 관심의 대상이 될 수 있는 대표적인 부정맥은 승모판막질환에 연관된 합병증으로 흔히 생기는 심방세동(心房細動)이라는 부정맥입니다(그림 1-43).

이 부정맥은 심장을 구성하는 두 채의 이층집 중 위층 방(좌심방)이 제대로 수축하지 못하고 마치 가늘게 떨고 있는 것처럼 전혀 의미 있는 수축을 하지 못하고 있는 상태를 말합니다. 그런데 좌심방은 그 아래에 있는 좌심실과는 달리 우리 몸으로 직접 피를 보내는 역할을 하지는 않기 때문에 당장에는 생명에 지장을 주지는 않습니다. 그러나 정상적인 박동을 해야 할 심장이 제대로 움직이지 못함으로써 마치 정체된 물에 찌꺼기가 생기듯 피떡이 잘 생기게 됩니다. 이 때문에 이 피떡이 떨어져 나가 뇌혈관을 막는 등 이른바 색전증 현상을 일으킬 수 있습니다. 이런 이유로 승모판막수술 시 심방세동이 같이 있는 경우에는 보통 이를 제거해 주는 특수한 수술을 같이 시행하게 됩니다.

또 하나 언급할 만한 가치가 있는 부정맥에 심장블록이란 상태가 있습니다. 심장이 정상적인 리듬으로 박동하기 위해서는 심장의 위층 집들에서 아래층 집들로 전기 자극이 규칙적으로 전달되어야 합니다. 그런데 어떤 원인에서든 이 자극이 제대로 전해지지 않으면 아래층 집들은 할 수 없이 자체적으로 전기를 발생하여 박동할 수밖에 없습니다. 그런데 이 방법은 정상적인 경로가 아니기 때문에 그 속도가 매우 느립니다. 결과적으로 종종 심장이 제때에 피를 공급해 주지 못하는 상태가 발생하여 실신, 졸도 등의 증상이 생기게 됩니다. 이를 해결해 주기 위해서는 인위적으로 규칙적인 심장 자극을 주는 인공심박조율기라는 기계 장치를 몸 안에 삽입해 주어야 합니다.

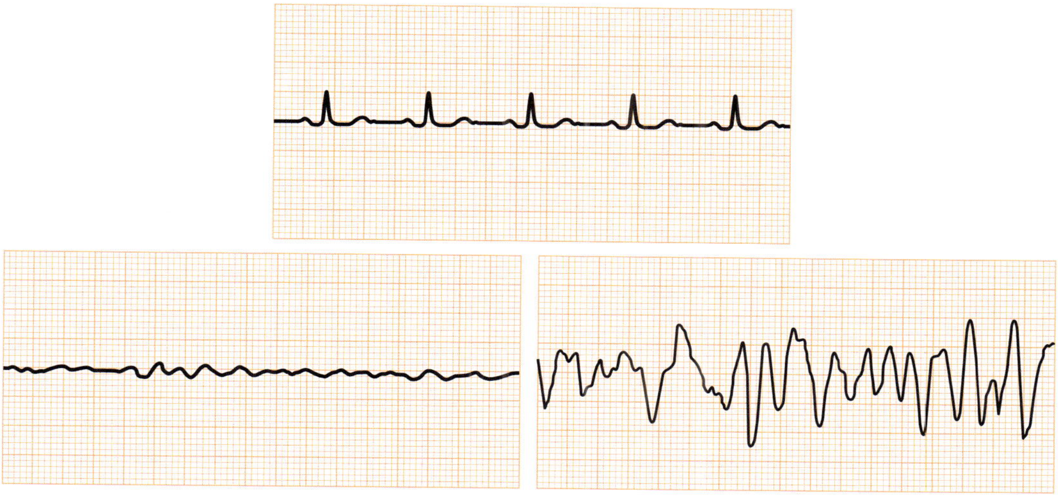

그림 1-42. 심실세동에서의 심전도 모습

심실세동은 심장의 효과적인 수축은 없어지고 대신 심장이 마치 벌레가 꿈틀거리듯이 의미 없는 떨림을 보이는 심장 정지의 한 형태를 말합니다. 그림의 심전도는 위쪽의 정상 심전도와 비교하여, 각각 미세한 떨림을 보이는 형태(아래 왼쪽 심전도)와 다소 거친 떨림을 보이는 형태(아래 오른쪽 심전도)의 두 종류의 심실세동을 보여 주고 있습니다.

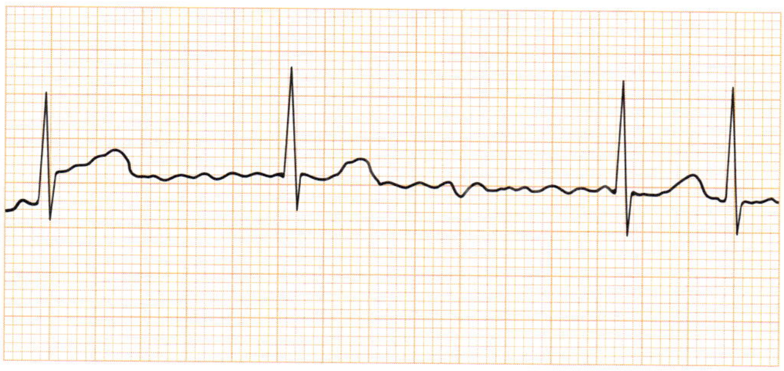

그림 1-43. 심방세동 환자의 심전도 소견

이 심전도에서는 마치 떨고 있는 것과 같은 심방의 움직임이 잘 나타나고 있습니다. 이 때문에 심실(뾰족한 파형) 역시 제대로 수축은 하고 있으나 불규칙하게 뛰고 있는 것이 보입니다.

심장병 진단 및 수술 전 검사는 어떻게 할까요?

1. 기본 검사

하나의 수술이 성공적으로 이루어지기 위해서는 그에 따른 철저한 준비가 있어야 함은 너무나 당연합니다. 수술 전 진단은 이 준비에 있어 두말할 나위가 없는 핵심 요소입니다. 병 자체의 진단은 말할 것도 없고 수술 전의 안전한 관리와 수술 후의 원만한 회복을 위해서도 필수적인 과정입니다. 심장수술을 위한 진단 검사 과정은 크게 두 부분으로 나누어 생각할 수 있습니다. 첫째는 모든 수술에 공통적인 검사이고 두 번째는 심장병에 국한된 특별한 검사 과정입니다.

모든 수술에 공통적인 검사는 무엇보다도 수술에 필수적으로 동반되는 마취 과정을 환자가 잘 견뎌낼 수 있느냐를 보는 것이 중요한 목적이 됩니다. 또 전반적인 환자의 상태를 파악함으로써 수술 후의 회복 과정에 미칠 수 있는 예기치 않은 악영향을 최소화하는 목적도 있습니다. 물론 환자가 평소에 모르고 있던 질병을 찾아내는 일반적인 건강 진단과 같은 기능도 어느 정도는 하고 있습니다. 따라서 수술 전 기본 검사에는 우리가 건강 진단에서 일반적으로 볼 수 있는 항목들이 대부분 포함되어 있습니다. 단지 차이점이 있다면 건강 진단에서는 예를 들어 암의 조기 발견이 매우 중요한 점일 수 있으나 심장수술을 위한 검사에서는 이를 위한 검사만을 일부러 따로 시행하지는 않습니다. 예를 들면 흉부 X-선 사진 촬영은 폐의 상태와 기능을 보는 가장 기본적인 검사이기 때문에 어떤 수술에서나 반드시 미리 검사하게 됩니다. 이 과정에서 흔히 모르고 있던 폐암이 발견될 수도 있습니다. 그러나 위암이 우리나라에 많다고 해서 수술 전에 이의 진단을 위해 일부러 위내시경 검사를 시행하지는 않습니다. 심장수술과는 직접 관련이 없을뿐 아니라, 어떤 심장병 환자가 우연히 위암도 같이 있을 확률이 높지 않기 때문에 모든 환자들을 대상으로 그런 특수 검사들을 일일이 다 시행할 수는 없기 때문입니다. 다만 수술 전에 환자가 위통을 호소하거나 또는 위장 출혈이 의심되는 소견이 있는 등 의심되는 관련 증상이 있으면 당연히 사전에 검사를 하여 이를 확인하게 됩니다.

수술 전 기본 검사에 포함되는 전형적인 항목에는 체중, 혈압, 맥박, 호흡 수 측정 등 가장 기본적이면서 간단한 검사에서부터 혈액 및 대·소변 검사들이 있습니다. 가슴 X-선 촬영과 심전도 검사도 필수적입니다(그림 1-44).

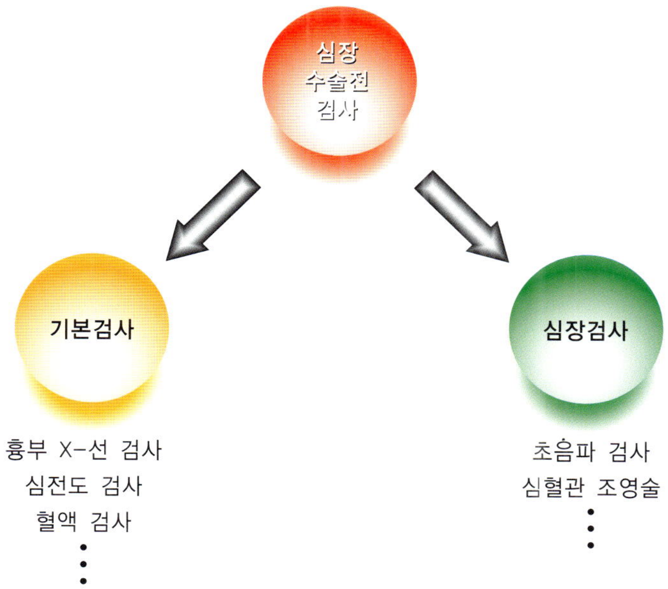

그림 1-44. 수술 전 검사의 종류

그러면 심전도에 대해 조금 더 알아보도록 하겠습니다. 심전도는 글자 그대로 해석하면 심장의 전기적 활동을 표현한 그림으로, 주로 심장의 박동 상태를 알아보는 검사법입니다. 이를 통해 검사자는 환자의 심장 리듬이 정상적인지 즉 환자에게 부정맥이 있는지 여부를 정확하게 파악할 수 있습니다. 또 심전도를 통해서 심근경색증 여부에 대해 비록 자세하지는 않지만 간단한 정보도 얻을 수 있습니다. 그런데 보통의 심전도 검사는 간단한 장비로 환자에게 특별한 불편 없이 손쉽게 시행할 수 있기 때문에 웬만한 수술 환자에서는 모두 시행하고 있습니다.

그리고 혈액 검사에는 한마디로 이야기하기가 불가능할 정도로 다양한 검사 항목이 있습니다만 일반적으로 혈액형, 빈혈, 백혈구 검사, 혈액응고 검사, 당뇨병 여부, 간염 및 성병 검사, 전해질 상태 등은 반드시 포함됩니다(그림 1-45). 그밖에 만일 어떤 환자의 심장병이 고지혈증에 연관될 수 있는 병이라면 당연히 이에 대한 보다 정밀한 혈액 검사가 필요할 것입니다.

또 심장수술을 받을 환자 중에서 혹시 갑상선 기능이 저하되어 있는 경우가 있으면 수술 후 심근의 회복에 나쁜 영향을 미칠 수가 있습니다. 이 때문에 과거 갑상선 질환의 병력이 있거나 또는 진찰로 목 주위에 의심되는 병변이 있으면 관련 검사를 시행하여 갑상선 기능을 정확히 평가하게 됩니다.

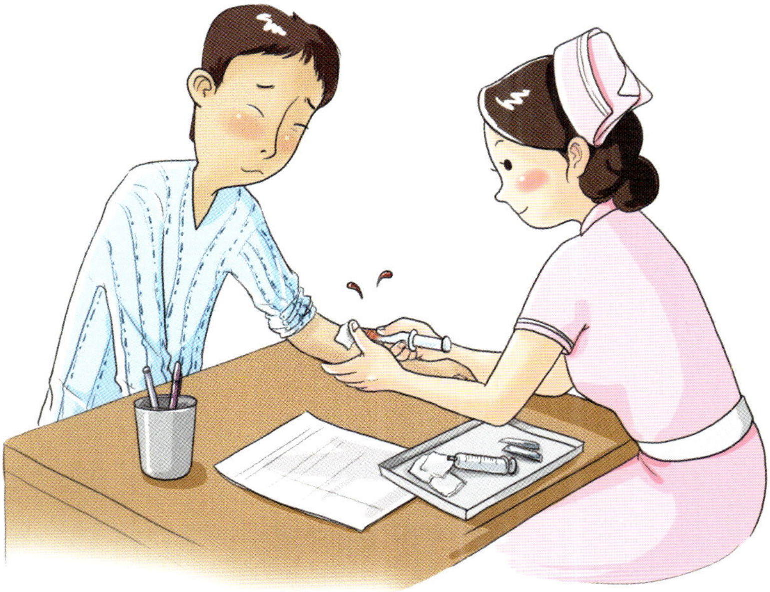

그림 1-45. 수술 전 혈액 검사를 위한 채혈

2. 심장 검사

심장수술 전에 시행하는 검사에는 앞서 말한 기본적인 검사 이외에 심장에 대하여 특별히 시행하는 검사들이 있습니다.

먼저 심전도 검사는 바로 앞 장에서 설명한 바와 같이 심장에 대한 특수한 검사라기보다는 오히려 기본 검사 항목에 속한다고 볼 수 있습니다. 다만 심전도 검사 중에는 운동부하 심전도 검사라는 특수한 종류의 검사법이 있습니다. 허혈성 심장질환이나 부정맥을 일반 심전도 검사에 비해 보다 정확하게 진단하고자 하는 검사 방법입니다. 이는 러닝머신과 비슷하게 생긴 기계 위에서 검사 받는 사람을 뛰게 하면서 운동 부하를 주고 있는 동안의 심전도와 혈압을 측정하게 됩니다(그림 1-46). 이를 통해 흉통의 원인이 관상동맥 질환인지 아니면 다른 원인인지 일차적으로 쉽게 알 수 있습니다.

심장 초음파 검사는 정밀한 심장 검사 방법 중에서 환자에게 특별한 신체적 부담이 없이 심장 상태에 대한 많은 정보를 얻을 수 있기 때문에 거의 모든 환자에게 필수적으로 시행되는 검사입니다(그림 1-47). 이 검사 방법으로는 초음파를 이용하여 심장의 형태 및 기능과 심장 내에서 혈액이 흐르는 양상 등을 파악할 수 있습니다. 결과적으로는 이를 통해 각종 선천성 심장기형 및 판막질환의 여부를 파악할 수 있고 그 외에도 심장비대, 심낭의 염증, 부정맥, 심근경색 등에 대한 많은 정보를 얻을 수가 있습니다. 특히 초음파 검사로는 심장판막의 크기, 심근의 두께 및 심장에서 가까운 대혈관의 크기를 비교적 정확하게 측정할 수 있어 관련 수술을 시행할 때 사용할 인공판막 및 인조혈관의 크기를 미리 예측할 수 있게 해주는 역할도 합니다.

심장 초음파 검사에는 가슴에 직접 검사기기를 대고 검사하는 방법과 식도를 통하여 검사기기를 넣고 검사하는 두가지 방법이 있습니다. 대부분 검사에서는 전자의 방법만으로도 충분합니다. 다만 가끔 두꺼운 가슴뼈 때문에 심장내의 구조 파악이 충분치 않을 때가 있습니다. 이때는 환자에게 부담은 되지만 식도에 검사기기를 넣고 관찰하게 되는데 심장은 식도 바로 옆에 있기 때문에 매우 선명하고 정확한 검사가 가능합니다. 이 방법은 특히 심장수술 중의 환자에게 매우 유용한 정보를 얻을 수 있어 최근 많이 사용되고 있습니다.

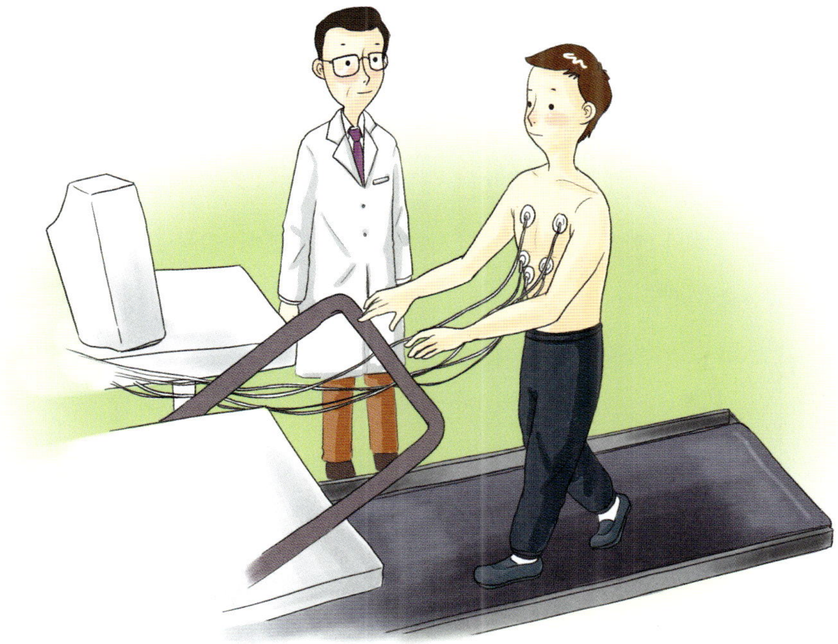

그림 1-46. 운동부하 심전도 검사를 하는 모습

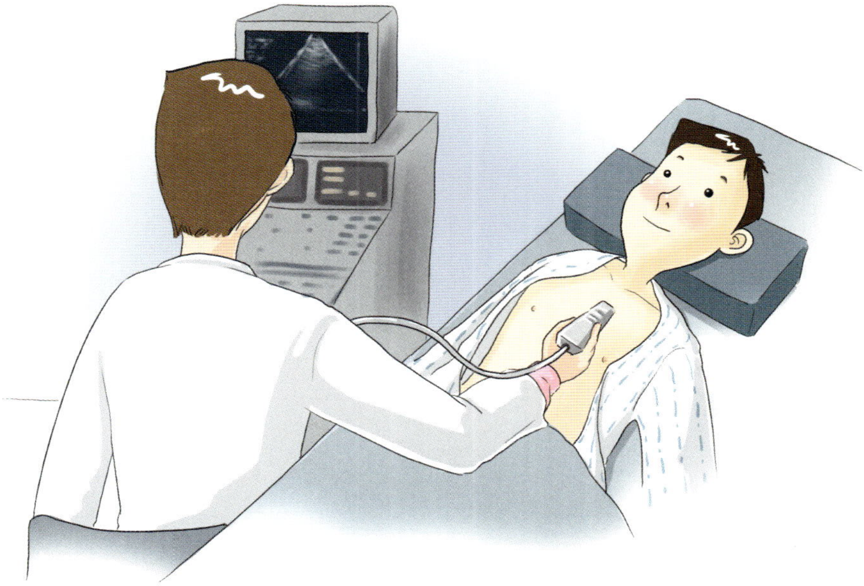

그림 1-47. 심초음파 검사를 받는 모습

그밖에도 심장 검사에는 최근 소개된 여러 가지 특수한 검사 방법들이 있습니다. 컴퓨터 단층촬영, 핵의학 심장영상 검사, 심장 자기공명영상 검사 등이 그것입니다. 이 방법들은 수술 전 검사를 위해 보통 규칙적으로 시행되고 있지는 않지만 담당 의료진에 의해 필요하다고 판단되는 경우에는 적극적으로 이용되고 있습니다.

컴퓨터 단층 촬영은 원래 암환자에서 암의 위치나 또는 전이 여부를 판단하는 데 가장 많이 사용되었으나 최근에는 대동맥류, 관상동맥 협착, 심장판막 병변 등의 진단에서도 유용하게 사용되고 있습니다(그림 1-48). 예를 들면, 관상동맥질환에서는 관상동맥조영술이 가장 정확한 검사 방법이지만 일부 상태가 좋지 않은 환자에서는 시술 자체가 부담이 될 수도 있습니다. 이런 경우 일부 환자에서 컴퓨터 단층 촬영을 사용하면 관상동맥조영술 만큼은 아니지만 비교적 정확하게 병변을 파악할 수 있습니다.

핵의학 심장 영상 검사법으로는 심근 중에서 혈액공급이 되지 않는 부위를 정확하게 파악할 수 있습니다. 주로 관상동맥질환에서 사용되는데, 심근 중 어느 부분에서 혈액이 부족한지 쉽게 알 수 있어 수술 계획을 수립하는 데 유용하게 활용될 수 있습니다(그림 1-49). 또한 관상동맥질환 수술 후에 수술이 얼마나 효과적으로 잘 되었는가를 평가하는 데에 이용되기도 합니다.

가장 최근에는 심장 자기 공명 영상 검사라는 검사법도 가끔 시행되고 있습니다. 이 검사는 앞서 말한 심초음파, 컴퓨터 단층 촬영, 핵의학 영상의 장점들을 모두 가지고 있고, 특히 심근경색증이나 일부 선천성 심장기형의 장기 예후를 판단하는 데에 가치가 높습니다. 다만 아직까지는 가격이 비싸고 검사 시간이 조금 긴데다가 그 정확한 효용성이 완전히 정립되어 있지는 않습니다. 그러나 모든 기기의 발전이 그러하듯이 향후 그 쓰임새가 점점 더 커질 것으로 예상됩니다.

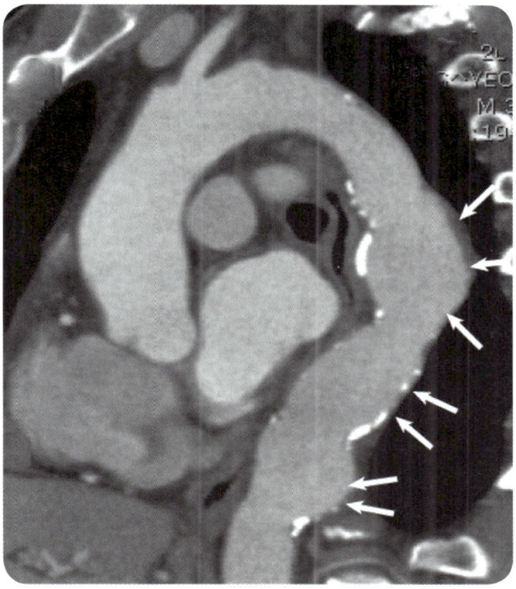

그림 1-48. 혈관조영술과 함께 시행한 한 환자의 컴퓨터 단층 촬영

본 사진에서 대동맥류의 형태 및 범위가 잘 나타나고 있는 것을 볼 수 있습니다.

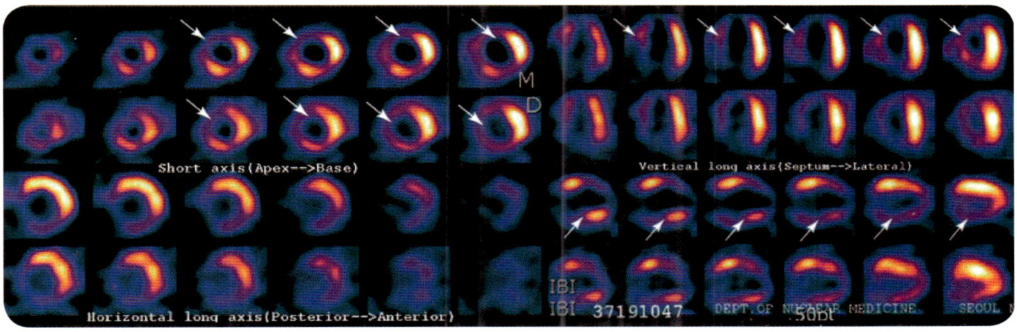

그림 1-49. 핵의학 심장영상 검사의 한 예

본 사진에서 화살표가 가리키는 곳들이 심근에 피가 제대로 통하지 않는 부분들입니다. 선명한 노란색으로 나타나는 정상적인 부분들과 뚜렷한 대조를 이루고 있는 것을 볼 수 있습니다.

3. 관상동맥조영술

관상동맥조영술이란 글자 그대로 심장 스스로의 혈액을 공급하는 동맥인 관상동맥에 조영제를 넣은 뒤 관상동맥의 형태를 파악하여 병이 있는지를 진단하고자 하는 검사 방법입니다.

이때 조영제는 보통의 X-선 촬영에는 나타나기 어려운 구조물을 보기 위하여 사용되는 일종의 염색물질이라고 볼 수 있습니다. 사용되는 조영제는 원칙적으로는 인체에 해가 전혀 없다고 보는 것이 맞습니다만 아주 드물게 사람에 따라 조영제에 대한 과민반응이 있는 경우가 있습니다. 이때도 주로 두드러기가 생기게 되는 것이 보통이나 수시간 내에 저절로 없어지는 것이 일반적입니다.

관상동맥조영술로 보자고 하는 것은 간단히 말해서 관상동맥이 좁아져 있는지 만일 좁아져 있다면 얼마나 좁은지를 직접 눈으로 확인하는 것입니다(그림 1-50). 협심증이나 심근경색증 등 관상동맥질환은 기본적으로 동맥경화증에 의해 관상동맥이 좁아져 있는 것이 병변의 핵심이기 때문에 관상동맥이 좁아져 있는 상태를 확인하는 것은 매우 중요합니다. 즉 좁아져 있거나 막혀 있는 관상동맥의 숫자 및 그 부위, 그리고 좁아져 있는 상태에 따라 질병의 경과 및 그에 따른 치료 방침이 달라지게 됩니다.

관상동맥질환으로 생기는 협심증 중에서는 관상동맥의 크기 자체는 정상이나 혈관의 경련이 갑자기 생기면서 협심증 증상이 생기는 특수한 형태가 있습니다. 이 병은 보통 협심증과는 다른 형태의 병변이라는 뜻에서 의학적으로는 '이형(異形)협심증' 이라고 부르고 있습니다. 이 병변에서는 관상동맥이 실제 좁아져 있지 않기 때문에 보통의 관상동맥조영술로는 진단이 되지 않습니다. 이때는 특수한 약제를 주입하여 경련을 유발시키므로써 병의 유무를 파악하는 방법을 사용합니다.

관상동맥조영술은 그림에서와 같이 대퇴부(사타구니)에 있는 동맥을 통해 카테터라고 부르는 길고 가느다란 플라스틱 도관을 심장까지 삽입하여 검사하게 됩니다(그림 1-51). 보다 구체적으로 그 과정을 살펴보면 먼저 오른쪽 사타구니에 국소마취를 한 다음에 대퇴부의 동맥을 주사바늘로 찌릅니다. 그리고 이 구멍을 통해 도관을 넣게 됩니다. 이 도관은 혈관을 따라 진행되어

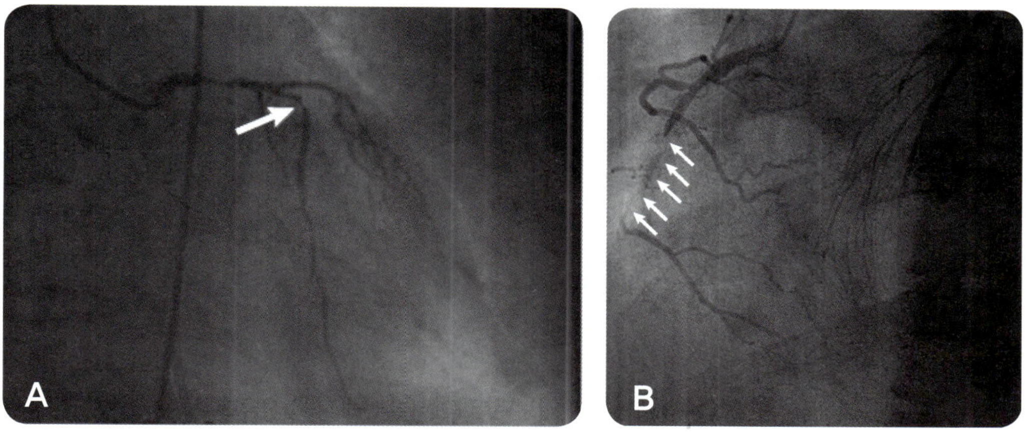

그림 1-50. 관상동맥 병변을 잘 보여주고 있는 실제 관상동맥조영술 사진

사진 A에서는 좌측 관상동맥의 일부가 좁아져 있는 것을(화살표) 알 수 있습니다. 또 사진 B에서는 우측 관상동맥이 화살표에서와 같이 완전히 막혀 있는 것을 볼 수 있습니다.

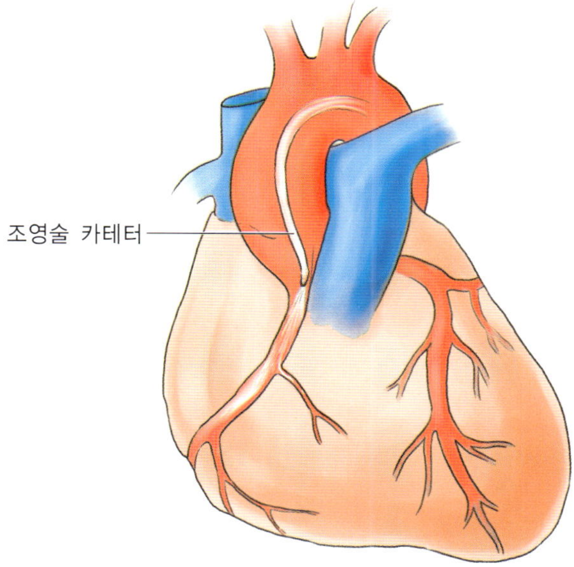

그림 1-51. 조영술 카테터가 관상동맥 입구에 위치하고 있는 모습

최종적으로는 검사하고자 하는 관상동맥의 입구까지 가게 됩니다. 이때 환자는 자신의 혈관 안에서 도관이 움직이더라도 전혀 느끼지 못합니다.

관상동맥조영술은 전신마취를 하지 않고 국소마취만 시행하기 때문에 검사하는 동안 환자는 깨어 있으면서 텔레비전 화면을 통해 시술 장면을 직접 볼 수도 있고 또 시술하는 의사의 설명도 들을 수 있습니다(그림 1-52).

검사 후에는 삽입하였던 도관을 빼고 5~10분간 도관이 들어갔던 동맥 부위를 손으로 눌러 지혈을 합니다. 그리고 모래주머니를 그 위에 얹어 추가로 압박을 하면서 병실로 가게 됩니다. 이후 뒤늦게라도 출혈할 위험성을 최소화하기 위해 보통 8시간 정도 다리를 곧게 편 채로 누워 있어야 합니다. 완전히 지혈이 되지 않으면 피부에 피멍이 생기는 경우에서부터 심한 경우에는 출혈이 계속되어 수술을 요하는 경우까지 생기기 때문입니다. 최근에는 이런 불편한 시간을 단축시키기 위해 도관이 들어갔던 혈관 입구를 특수 스펀지 같은 것으로 막아주거나 또는 특수 기구로 직접 꿰매어 주는 방법을 사용하기도 합니다.

만일 관상동맥조영술 검사 결과 병이 있다고 판단되면 바로 이어서 관상동맥 풍선확장술을 시행하게 됩니다. 최근에는 주로 스텐트라는 장치가 부착된 것으로 시술을 하고 있습니다(134, 136페이지 참조). 만약에 외과적 수술이 필요하다고 판단되는 경우에는 검사 소견을 토대로 관상동맥조영술을 시행한 내과의사와 흉부외과의사가 서로 긴밀히 의논하여 그 방침을 결정하게 됩니다.

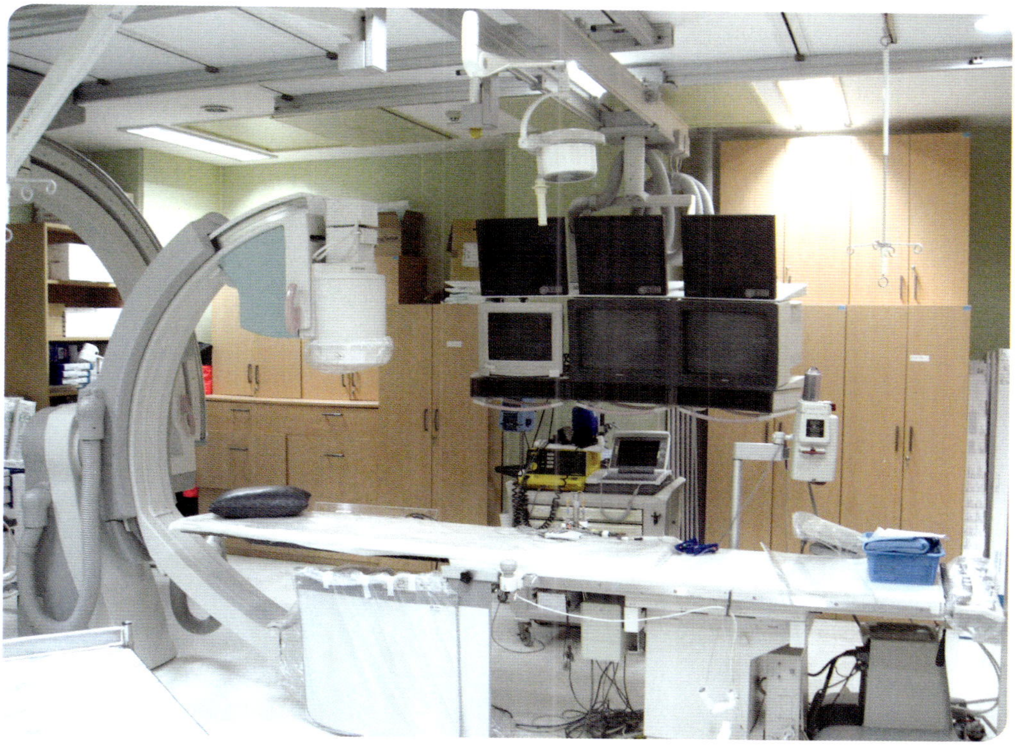

그림 1-52. 실제 관상동맥조영실의 모습

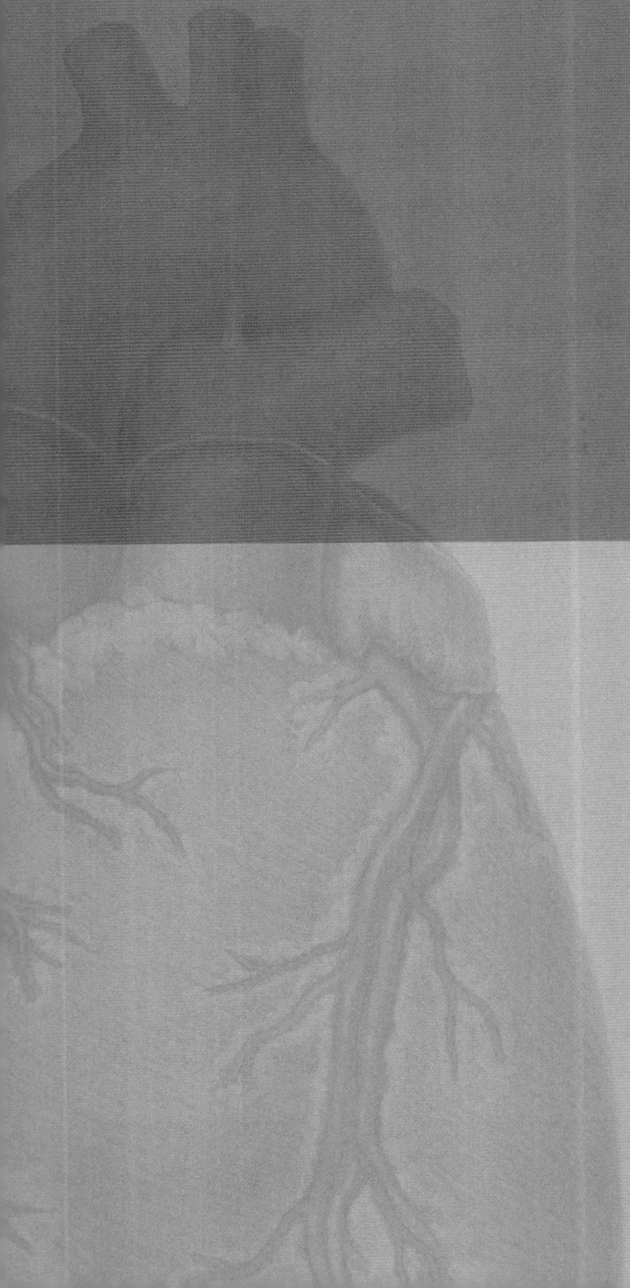

심장병 치료의 기본원칙에 대해 알아봅시다.

모든 병의 치료 방법에는 크게 약물 투여를 중심으로 한 내과적 치료 방법과 수술로 대표되는 외과적 치료 방법으로 나누어 볼 수 있습니다(그림 1-53). 심장병 치료에 있어서도 마찬가지입니다. 구체적인 심장병의 종류에 따라 전적으로 내과적 치료 방법만이 필요한 경우가 있는가 하면 외과적 치료가 아니고서는 병을 해결할 수가 없는 경우도 있습니다. 그런가하면 내과적 치료와 외과적 치료가 동시에 필요한 경우도 있고 어떤 경우에는 내과적 방법으로 일차적 치료를 한 다음 외과적 치료를 시행하기도 합니다. 아주 특별한 경우에는 내과적 치료 방법과 외과적 치료 방법 사이에서 정확한 방침을 결정하는데 심장병 전문가들 사이에서도 의견이 달라 어려움을 겪을 때도 있습니다. 또 내과 또는 소아과의사가 시행하고 있기는 하지만 내과 치료법과 외과 치료법의 중간쯤에 해당된다고 볼 수 있는, 혈관에 관을 넣어 시술하는 카테터 치료법이 필요한 경우도 있습니다.

이 장에서는 심장병의 종류에 따라 기본적인 치료 원칙에 관해 간단히 알아보도록 하겠습니다.

먼저 선천성 심장병입니다. 선천성 심장병의 성격과 특징에 대해서는 앞서 비교적 자세히 설명 드린 바 있습니다(24페이지 참조). 선천성 심장병은 원칙적으로 심장의 기본 형태가 정상과는 다르게 되어 있는 상태이기 때문에 치료를 위해서는 외과적 교정 수술을 통한 근본적인 치료 방법이 필요합니다. 따라서 외과적 치료 방법만이 유일한 해결책이라고 말할 수도 있습니다. 개방성 동맥관이나 폐동맥협착증 같은 일부 심장기형에서 근래에 와서 주로 사용되고 있는 카테터 시술법도 넓은 의미에서는 외과적 치료법의 하나로 볼 수 있기 때문입니다. 물론 병의 합병증으로 염증 등이 생겨 있는 경우에는 항생제를 사용한 약물 치료를 함께 시행하기도 합니다.

또 심실중격결손증이 가장 대표적입니다만 심장에 생겨 있는 결손(구멍)의 크기가 아주 작은 경우에는 아무런 치료 없이 그냥 두고 보기도 합니다. 결손의 크기가 작기 때문에 대부분 아무런 증상이 없는데다 구멍 자체도 시간 경과에 따라 점점 자연적으로 자기 조직에 의해 막혀져 결국 완전히 없어지기도 하기 때문입니다.

다음은 후천성 심장병입니다. 외과적 수술 방법이 거의 유일한 치료 방법인 선천성 심장병과는 달리 후천성 심장병은 병의 종류에 따라 조금은 복잡합니다만 여기서는 외과적 치료 방법이 주가 되는 질병들을 중심으로 설명하도록 하겠습니다.

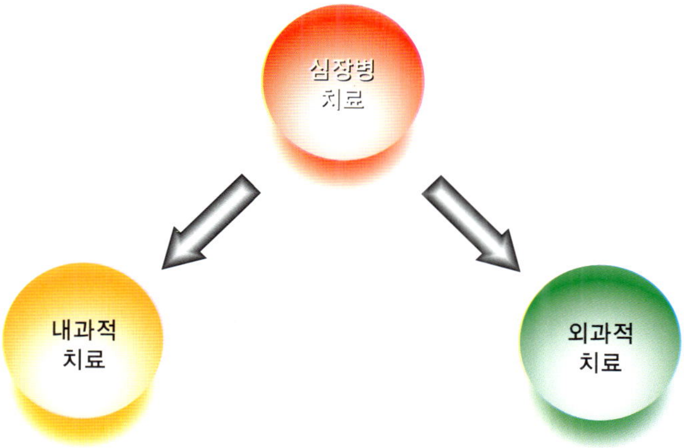

그림 1-53. 심장병 치료의 기본 방법

판막질환은 근본적으로는 망가져 있는 판막을 외과적인 방법을 사용하여 수리하거나 아니면 인공판막으로 바꾸어 주어야 합니다(124페이지 참조). 다만 수술 자체에 연관된 위험성뿐만 아니라 인공판막 치환에 따른 수술 후 관리가 그렇게 용이한 것은 아니기 때문에, 판막질환으로 인한 증상이 심하지 않은 경우에는 주로 약물 치료만으로 경과를 관찰하게 됩니다. 또 승모판막협착증의 경우에는 최근 병변이 진행되지 않은 환자에서는 혈관을 통해 삽입한 카테터를 이용하여 협착을 해소시켜주는 경우가 많습니다. 이 과정에서 만일 병이 진행하거나 약물 또는 카테터 치료에 따른 반응이 좋지 않으면 그때 다시 수술을 고려하게 됩니다. 물론 이들 치료에 대한 반응이 좋은 경우에는 그 상태로 계속 유지해 나갈 수 있습니다.

관상동맥질환 역시 기본적으로는 동맥경화증으로 좁아져 있는 부분을 어떤 방법으로든 외과적으로 소통시켜 주어야 합니다. 그런데 여기에는 외과적 수술법과 '카테터' 라고 불리는 특수한 도관을 사용하는 경피적 관상동맥 성형술이라는 두 가지 방법으로 크게 나누어 집니다(130, 134페이지 참조). 어떤 특정한 환자에게 이 두 가지 방법 중에서 어떤 방법을 사용해야 하는가는 심장질환 전문 내과의사와 외과의사 사이에 긴밀한 의논을 통하여 주치의가 신중하게 판단하여 결정하게 됩니다(그림 1-54). 물론 명확히 외과적 수술이 필요하거나 또는 경피적 관상동맥 성형술이 필요한 경우가 대부분인 반면 판단이 쉽지 않은 경우도 꽤 있어 심지어 해당 전문가들 사이에서도 다른 의견이 있는 경우도 있습니다.

방금 설명한 동맥경화증에 의한 관상동맥질환은 병 자체가 이미 형태학적으로 딱딱하게 굳어져 있는 상태이기 때문에 약물로 녹일 수 있는 방법은 없습니다. 물론 딱딱하게 좁아져 있는 상태에서 피떡이 추가로 생기면서 관상동맥을 완전히 막는 경우가 생길 수 있습니다(54페이지 참조). 이 경우에는 관상동맥이 갑자기 완전히 막혀 해당 심장 근육에 일체의 피가 공급되지 않는 상태가 되기 때문에 대단히 위험하고 급한 상황이 됩니다. 이때는 방금 생긴 피떡이 상당히 부드러운 상태에 있기 때문에 특별한 약물을 사용하여 피떡을 녹여줄 수 있습니다. 약물로 피떡을 녹여 준 이후에는 협착 부위에 대한 근본적인 치료 방법이 필요하게 됩니다.

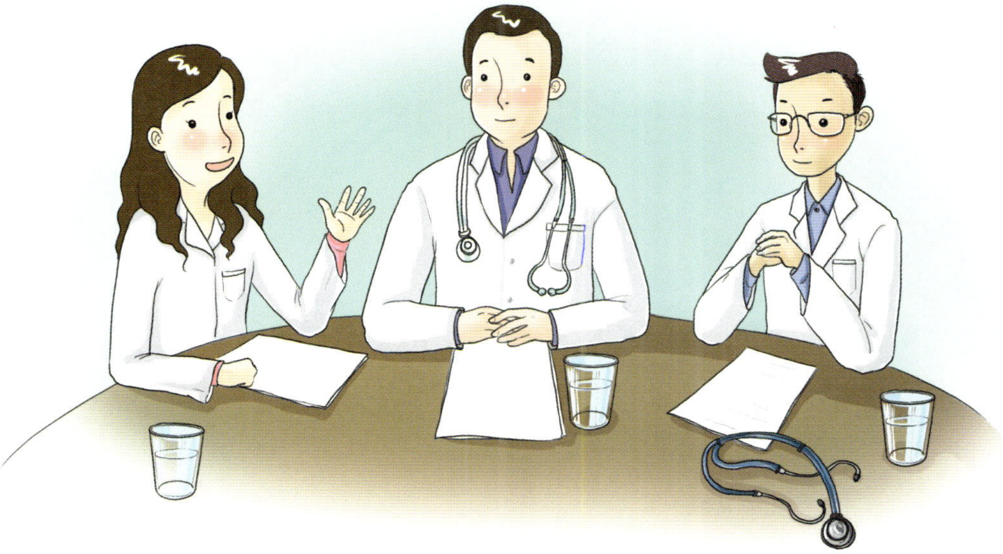

그림 1-54. 담당 의료진들이 긴밀한 토론을 통해 환자의 치료방침을 정해가는 모습

대동맥의 일부가 혹처럼 부풀어 오른 대동맥류는 그 크기가 아주 작지 않는한 수술로 이를 제거해 주어야 합니다. 다만 갑자기 대동맥의 안쪽 벽이 찢어지면서 생기게 되는 병인 급성 대동맥박리에서는 내과적 치료와 외과적 치료 사이의 선택이 중요합니다. 이를 판단하는데는 병변이 생긴 부위나 합병증 여부 그리고 환자의 상태 등을 종합적으로 고려하여 담당 의사가 신중하게 판단하게 됩니다.

심장종양은 우리 몸에서 생기는 대부분의 종양과 마찬가지로 수술에 의한 절제가 가장 근본적인 치료 방법입니다. 한 가지 특징이라면 심장에서 생기는 종양은 양성이 많기 때문에 이런 경우 수술 절제 후에는 다른 후속 치료가 전혀 필요 없는 것이 일반적입니다.

한편 만성 심부전은 통상의 내·외과적 방법으로는 치료가 되지 않는 말기 상태의 심장병변을 말합니다. 심장의 기능이 이미 상당히 소실되어 있는 상태이기 때문에 치료 또한 매우 어렵고 까다롭습니다. 많은 치료 방법이 소개되고 있는데 이는 그만큼 확실한 방법이 없다는 뜻도 됩니다. 현재까지 만성 심부전에 대한 가장 최선의 치료 방법은 심장이식수술입니다. 효과도 확실하고 장기 오랜 관찰 결과도 이미 확인되어 있는 상태입니다. 다만 심장이식수술을 위해서는 반드시 건강한 심장을 제공해주는 공여자가 있어야 한다는 것이 결정적인 제약점이 되고 있습니다.

이를 위해 우리나라를 포함하여 많은 국가들에서 공여자 확보를 위하여 온갖 노력들을 다하고 있으나 어쩔 수 없는 한계가 있습니다. 결과적으로 많은 말기 심장병 환자들이 속절없이 치료의 기회를 놓치게 됩니다.

따라서 세계적으로 이런 문제를 해결하기 위해서 심장이식수술을 대체 또는 보완해 줄 수 있는 많은 방법들을 연구 개발하고 있습니다. 인공심장이식수술, 동물심장이식수술, 세포이식 등 각종 최신 방법들이 바로 그것입니다(그림 1-55). 그러나 불행히도 아직까지는 그 어느 방법도 심장이식수술에 비견할만한 성적을 보이고 있지는 못합니다.

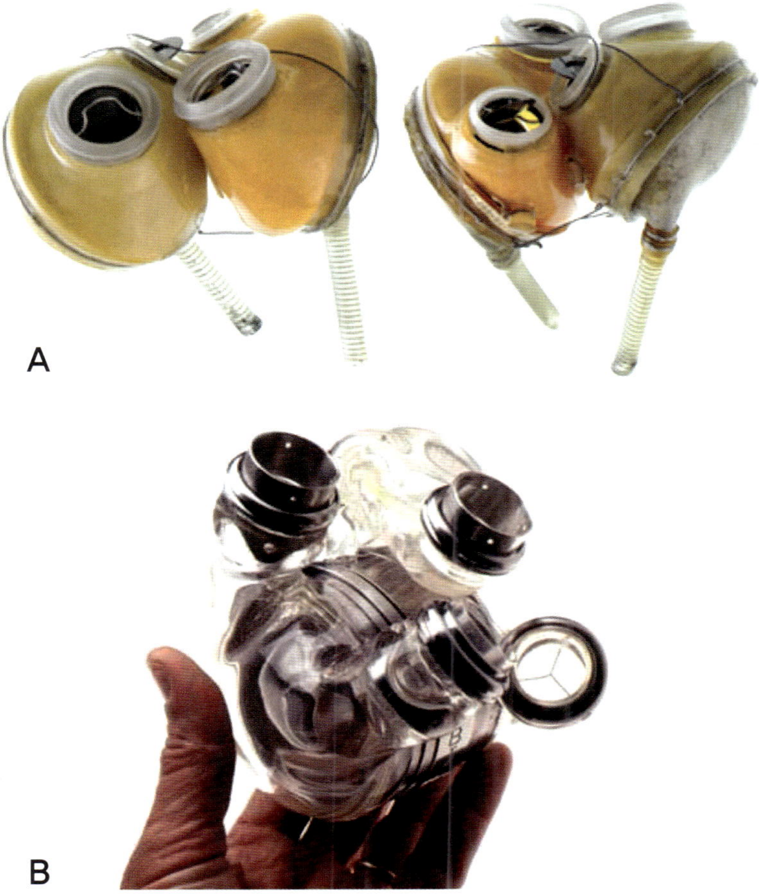

그림 1-55. 대표적인 인공심장들의 모습

위 사진(A)은 1982년 미국에서 시행된 세계 최초의 영구 인공심장 삽입수술에 사용된 쟈빅-7(Jarvik-7) 이란 인공심장입니다. 그리고 아래 사진(B)은 인공심장의 모든 부품이 다 체내에 들어갈 수 있는 최근에 개발된 아비코(Abiocr)라는 전기식 인공심장의 사진입니다.

CHAPTER 2

심장수술을 받을 때

심장수술을 받기 직전의 준비에 대해 알아 봅시다.

1. 심장수술 전날의 준비

심장수술을 받기로 결정되면 환자는 며칠 전에 병실에 입원하게 됩니다. 입원 후에는 앞으로의 병원 생활에 대한 전반적인 설명을 듣게 되고 또 각자의 상태에 따라 수술에 필요한 검사를 받게 됩니다. 또 내과 또는 소아과에서 진단을 받고 바로 수술을 위해 흉부외과로 병실을 옮겨 전과하는 경우도 많습니다. 이 경우에도 혹시 수술에 꼭 필요한 검사가 빠져 있으면 추가로 시행받게 됩니다. 이 모든 절차가 끝나고 담당 의료진의 최종 확인 과정을 거치면 수술 전날 심장수술과 관련하여 본격적인 수술 전 준비를 받게 됩니다.

먼저 수술 전날에는 일정 시간 이후부터 금식을 하게 됩니다. 금식을 하는 이유는 심장수술을 하기 위해서 반드시 필요한 전신마취 과정 때문입니다. 전신마취를 하기 위해서는 텔레비전의 의학드라마에서도 흔히 나오듯이 환자의 목에 있는 기도에 마취용 관을 삽관하여야 합니다(그림 2-1). 수술 중에는 이 관을 통해서만 환자를 호흡시킬 수 있기 때문입니다. 그런데 만일 금식이 되어 있지 않으면 위에 가득 차 있던 음식물들이 관을 넣는 과정에서 위로부터 목 쪽으로 올라와 기도로 들어갈 수 있는 위험성이 있습니다. 음식물이 기도를 타고 폐로 들어가게 되면 폐렴이 생기는 등 아주 위험한 상태가 될 수 있습니다. 따라서 수술 전 금식은 응급 상태의 특수한 경우를 제외하고는 환자의 안전을 위해서 반드시 필요한 과정입니다. 일반적으로 전신마취 전까지 어른의 경우 최소한 8시간의 금식이 필요하기 때문에 보통은 수술 전날 저녁 식사 후 자정부터는 금식을 하게 됩니다. 소아에서는 이 보다는 짧게 나이에 따라 보통 4~6시간 전에 금식을 하면 됩니다. 금식을 하는 도중에도 환자의 몸으로부터 수분이 지속적으로 빠져나가기 때문에 정맥주사를 통해 이를 보충해주게 됩니다(그림 2-2). 수술 전에 충분한 수분공급을 유지해 주는 것은 마취뿐 아니라 전반적인 수술 경과를 위해서도 큰 도움이 됩니다. 정맥주사는 보통 링거액이라고 부르는 용액을 주입하게 됩니다. 링거액의 주성분은 칼로리 공급을 위한 포도당과 함께 소변을 볼 때 몸속에서 주로 배출되는 전해질인 나트륨과 칼륨입니다. 보통 수술 전까지 한 병(요즘 사용되는 비닐팩의 경우 한 팩) 즉 1리터 정도를 맞게 됩니다. 소아에서는 심장병의 종류나 연령에 따라 맞춰 양을 조절합니다. 즉 심부전증이 있을 때는 양을 제한하기도

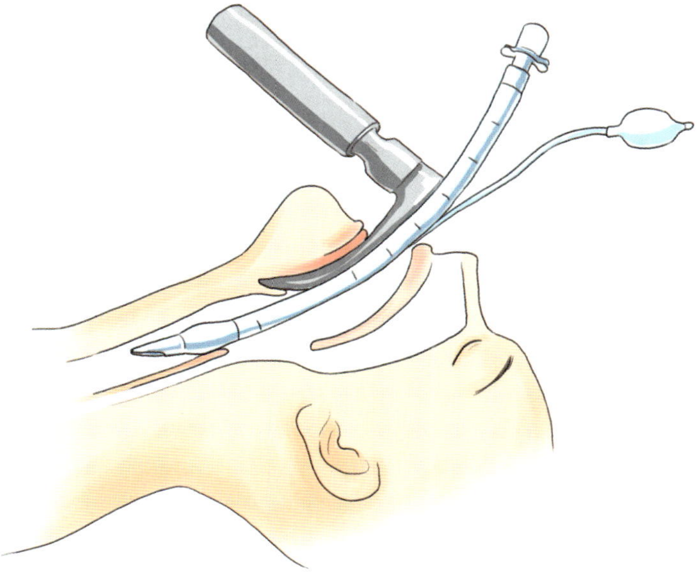

그림 2-1. 전신마취를 위해서 기도에 관을 삽입하는 모습

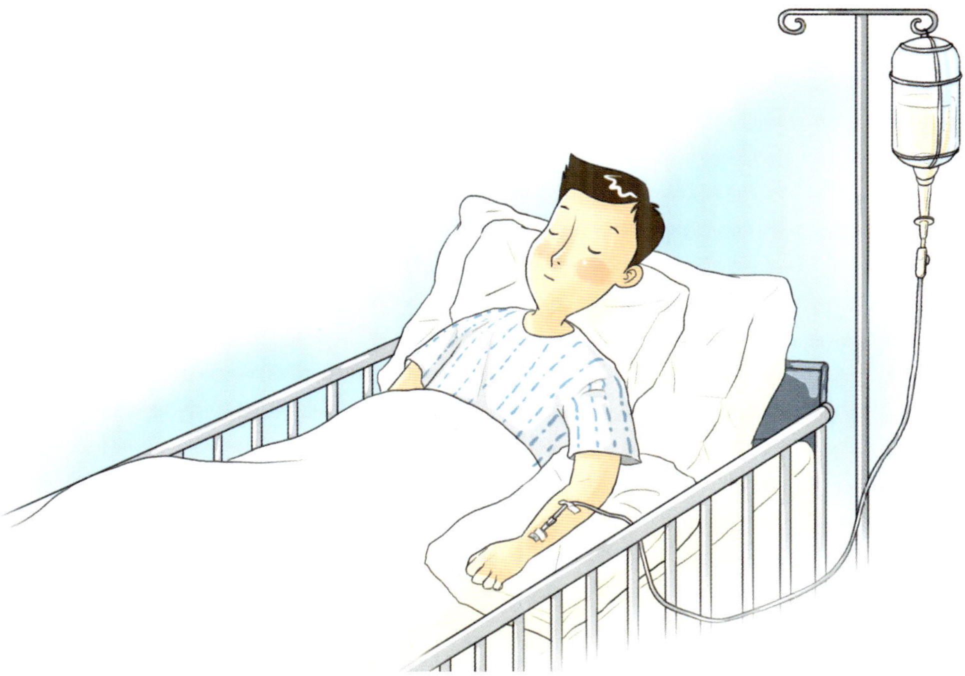

그림 2-2. 정맥주사를 맞으면서 침대에 누워 있는 환자의 모습

하지만 병에 따라서는 탈수를 막기 위해 충분히 수액을 보충해주기도 합니다. 환자가 수술 전에 원래 복용하고 있던 약물들은 대부분 금식 전까지 복용 해야 합니다. 여기에는 고혈압관련 약, 당뇨병 약, 부정맥 약, 신경정신과 약물 등 모두가 포함됩니다. 하지만 혈액 응고와 관련된 약물들은 특별한 주의를 요합니다. 약제의 효과가 수술 시까지 남아 있으면 수술 중에 지혈이 잘 되지 않는 문제가 생길 수 있기 때문입니다. 흔히 사용되는 약제인 아스피린은 그 항응고 작용이 1주일 정도 지속되는 것으로 알려져 있습니다. 따라서 아스피린이나 이와 유사한 효과를 보이는 약제들은 꼭 필요한 경우를 제외하고 원칙적으로 수술 7일 전에는 끊어야 합니다. 또 어떤 이유에서든 와파린이라는 항응고제를 복용하고 있던 환자들은 그 작용 기간을 고려하여 수술 3일 전에는 이를 중단하여야 합니다. 대신 와파린에 의한 항응고 작용의 중요성을 감안하여 헤파린이라는 효과가 짧은 주사약으로 대체하게 됩니다. 당뇨병 약의 경우 내복약을 끊은 후에는 인슐린을 링거액에 어느 정도 섞어서 적정한 혈당치 유지를 도모하게 됩니다.

한편 피부에 수술 후 사용되는 항생제에 대한 민감성 검사를 시행합니다. 만일 환자가 사용이 예정된 항생제에 과민반응이 있다고 판단되면 다른 항생제로 교체하게 됩니다. 그리고 수술 전날 수술부위에 대한 사전 소독을 시행하기도 합니다. 그러나 어차피 수술장에 들어가게 되면 철저한 소독과정을 거치기 때문에 이 과정을 생략할 수도 있습니다. 성인 환자의 경우 수술 예상부위의 긴 털들은 수술 전날 미리 모두 깨끗이 제거해 주어야 합니다. 털에는 노폐물, 먼지, 세균들이 많이 존재하기 때문에 제거하지 않으면 수술 후 감염의 위험성이 높아질 수 있기 때문입니다. 털을 제거하는 방법은 면도기를 이용하는 방법과 바르는 약을 이용하는 방법이 있습니다만, 어느 쪽을 사용하여도 무방합니다. 환자에 따라서는 수술 전날 관장을 시행하기도 합니다. 예를 들어 대동맥류(56페이지 참조) 수술환자 중 복부의 대동맥까지 수술을 받아야 할 환자들에게는 수술 시 배를 직접 열어야 하기 때문에 금식만으로는 충분하지가 않아 장을 완전히 비우기 위해서입니다. 환자가 이러한 처치들을 받는 동안 환자 보호자들은 다음 날 환자가 받을 수술의 내용 및 그와 관련된 합병증, 수술 후 환자와 환자 보호자가 해야 할 일 등에 관한 제반 사항을 주치의를 통해 설명을 듣고 이에 따른 수술 동의서에 서명을 하게 됩니다(그림 2-3). 최근에는 성인 환자의 경우 본인이 직접 설명을 듣기를 원하는 경우도 많이 있습니다.

수술 동의서

환자번호: 환자명: 주민등록번호:

수술명: 설명 의사: 소속 서명

본인은 본인(또는 환자)에 대한 수술의 필요성, 내용, 예상되는 합병증, 후유증 및 수술이 아닌 다른 치료법의 선택에 대해 의료진으로부터 설명을 듣고 충분히 이해하였으며, 본 수술로서 불가항력적으로 야기될 수 있는 합병증 또는 환자의 특이 체질로 우발적 사고가 일어날 수도 있다는 것을 사전 설명으로 충분히 이해하였습니다. 이에 수술에 협력할 것을 서약하고, 다음 사항에 대해 의료진에게 성실히 알리며, 본 수술의 시행에 동의합니다.

알레르기 등의 특이체질		당뇨병	
고저혈압, 심혈관 질환		출혈 소인	
마약 혹은 약물 사고		기타 기왕력	

환자 또는 대리인 (환자의): 서명	보증인 (환자의) 서명
주민등록번호 :	주민등록번호 :
주소:	주소:
전화:	전화:

서울대학교병원장 귀하

그림 2-3. 실제 병원에서 사용되고 있는 수술 동의서의 한 예

2. 심장수술 당일 날

수술 전날에 해야 할 모든 준비까지 다 끝낸 환자들은 이제 수술을 받게 됩니다. 수술의 종류에 따라서 수술 당일 날에도 약간의 사전 처치가 필요한 경우도 있습니다.

특히 배고픔을 참지 못하는 영·유아들에서는 금식시간을 최소한으로 하기 때문에 수술 시간에 따라 수술 당일 날 아침까지 우유 또는 물을 섭취하게 하는 경우도 있습니다.

수술은 환자의 상태나 의료진의 계획에 따라 아침 일찍 첫 수술로 시행될 수도 있고 이어서 오후에 시행될 수도 있습니다. 응급수술의 경우에는 물론 시간의 제약 없이 한밤중에도 시행될 수 있습니다. 일단 수술 시간이 결정되면 환자는 보통 수술 시작 30분 전 쯤에 병원의 환자 운반 전문인력에 의해 수술장에 도착하게 됩니다(그림 2-4). 이때 병원의 상황에 따라 수술장 입구 또는 수술장 안에서 마취를 시작할 때 항생제를 투여 받게 됩니다. 항생제는 수술 시작 30분 전쯤에 투여하여야 수술 중에 적정 농도를 유지하여 감염에 대한 예방효과를 나타낼 수 있기 때문입니다. 또 항생제는 보통 약효의 지속시간이 6시간에서 12시간 정도이므로 너무 미리 투여하게 되면 시간이 많이 걸리는 긴 수술의 경우에는 항생제를 추가 투여하여야 할 가능성이 생기게 됩니다. 항생제는 신장(콩팥) 기능에 미치는 영향이 크고 심장수술은 신장 기능을 일시적으로 떨어뜨리기 때문에 많은 양의 투여는 해가 될 수 있습니다. 그러므로 너무 일찍 항생제를 투여하는 것은 그렇게 바람직하지 않습니다.

소아의 경우 만일 수술장 입구에서 아기가 부모와 떨어지지 않으려고 심하게 울면 주사약으로 재워서 수술장 안으로 이동하게 됩니다.

마침내 수술이 진행될 수술방 안에 들어가게 되면(그림 2-5), 심전도, 혈압 등 환자에 대한 가장 중요한 정보들을 제공해 줄 수 있는 측정 장치들이 피부에 부착되거나 또는 혈관에 삽입됩니다. 환자의 기본 상태를 파악한 후에 담당 마취과의사가 마취약을 주사함으로써 마취가 시작됩니다. 이때 마취과의사는 환자에게 "눈 떠 보세요." 하고 여러 번 묻습니다. 어느 순간 마취과의사의 요청에도 환자가 반응하지 않게 되면 곧 환자의 기도내로 호흡을 위한 관을 삽관하게 됩니다. 이후 본격적인 마취와 수술이 진행되는 것입니다.

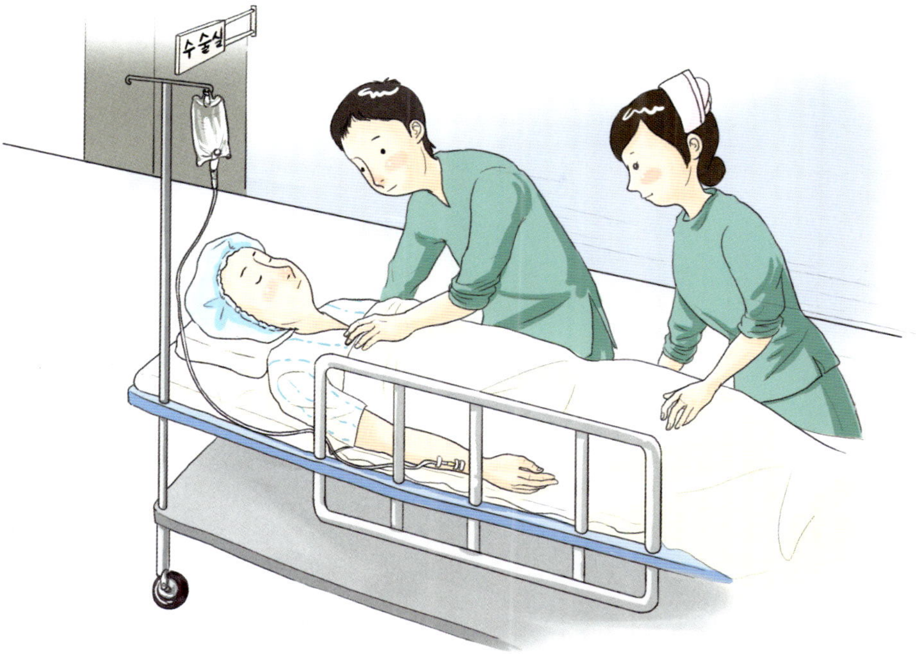

그림 2-4. 침대에 누워 수술장 안으로 들어가는 환자의 모습

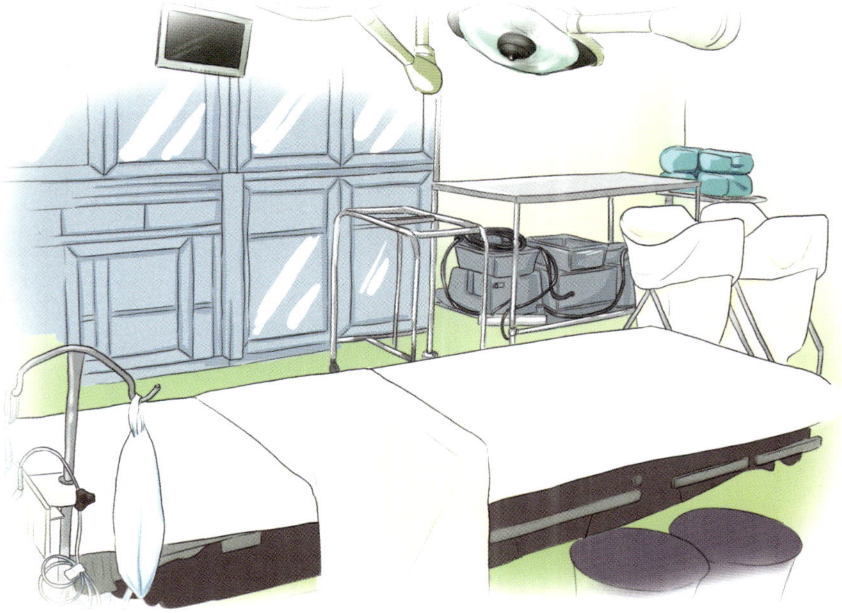

그림 2-5. 전형적인 심장수술장의 전경

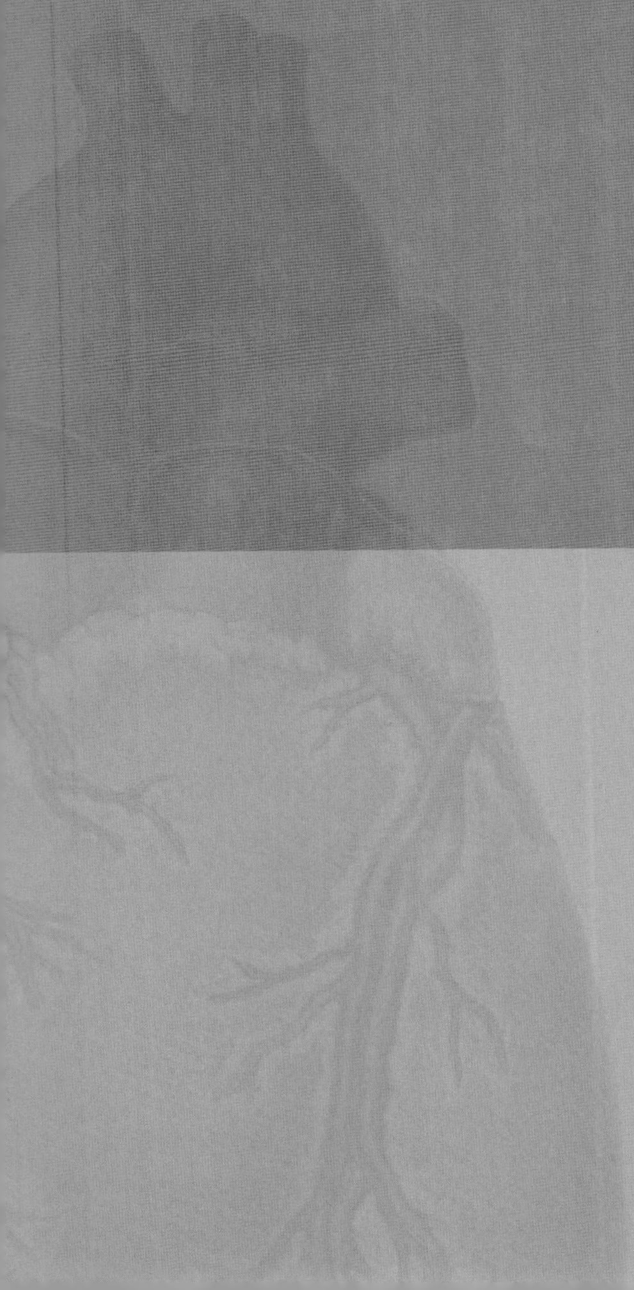

심장수술이란 구체적으로 어떤 수술일까요?

1. 심장수술의 기본 개념

심장수술이 이루어지는 방법은 기본적으로 다른 큰 수술들과 거의 같다고 할 수 있습니다. 즉 일단 환자가 수술장 안으로 들어가면 먼저 마취를 시행하게 됩니다. 이전에 혈압, 심전도 등 수술에 필요한 측정 장치들도 부착됩니다. 그런 뒤에는 멸균 상태로 수술이 진행될 수 있도록 수술 부위를 철저하게 소독합니다. 그리고는 마침내 수술이 시행되는 것입니다. 심장수술을 위한 절개에는 여러 가지 방법이 있지만 가장 보편적으로 사용되고 있는 것은 심장에 대한 노출과 조작이 가장 용이한 〈정중흉골절개술〉이란 방법입니다. 글자 글대로 가슴뼈(흉골)를 중앙에서 세로로 절개하여(정중절개술) 가슴을 여는 방법을 뜻합니다(그림 2-6). 필요한 경우 수술의 종류에 따라서는 밖으로 드러나는 수술 상처를 줄이기 위한 절개법을 사용하기도 합니다.

그런데 심장수술에는 다른 수술들과는 결정적으로 다른 중요한 차이점이 하나 있습니다. 그것은 바로 심장이라는 장기의 특성으로써, 심장은 쉴 새 없이 움직이면서 그 속은 붉은 피로 가득 차 있다는 점입니다. 한번 상상해 보십시요! 심장 안에 있는 병을 수술하기 위해서는 일단 심장을 열어야만 합니다. 그러나 아무런 준비 없이 심장을 일반 다른 장기처럼 무턱대고 열게 되면 참으로 끔직한 결과를 초래하게 되리라는 것은 자명합니다. 즉 심장을 수술칼로 절개하는 순간 높은 압력 하에 있던 심장 내의 붉은 피가 밖으로 내뿜듯이 분출하게 됩니다(그림 2-7). 그나마 투명한 액체라면 또 어떨지는 모르지만 짙붉은 피 색깔 때문에 이를 통해서는 아무 것도 볼 수 없습니다. 게다가 한시도 쉬지 않고 움직이는 심장의 수축력은 매우 강력하여 그 상태로는 어떤 내부 수술 조작도 허용하지 않습니다.

물론 우리 몸의 배 속에 있는 장도 평소 약간의 미묘한 움직임이 있지만 심장 박동과는 감히 비교도 할 수 없을 정도입니다. 아무튼 이렇게 잠시만 속절없이 피가 빠져나가게 되면 심장은 곧 그 기능을 잃게 되고 이는 바로 한 생명의 죽음을 뜻하게 됩니다.

수술에 대한 심장의 이런 문제점 때문에 외과의사들은 오랫동안 심장 내부의 병변을 수술로 치료하는 것은 아예 불가능한 일로 생각해 왔습니다. 그러나 세상의 모든 일이 그러하듯이 한편에서는 이를 해결하기 위한 많은 개척자들의 끊임 없는 도전도 계속 되었습니다.

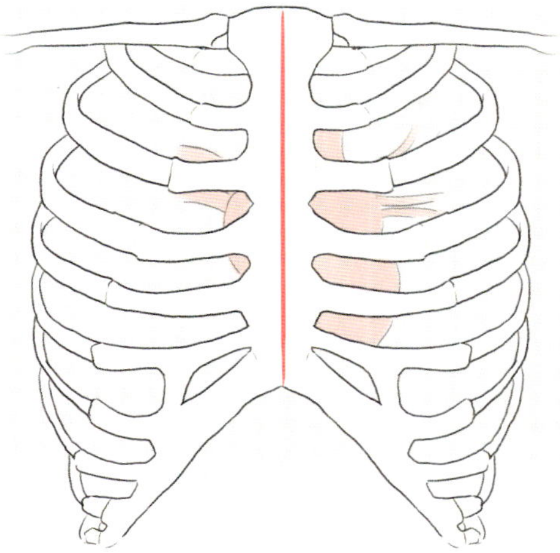

그림 2-6. 심장수술 절개에서 가장 많이 사용되는 방법인 정중흉골절개술

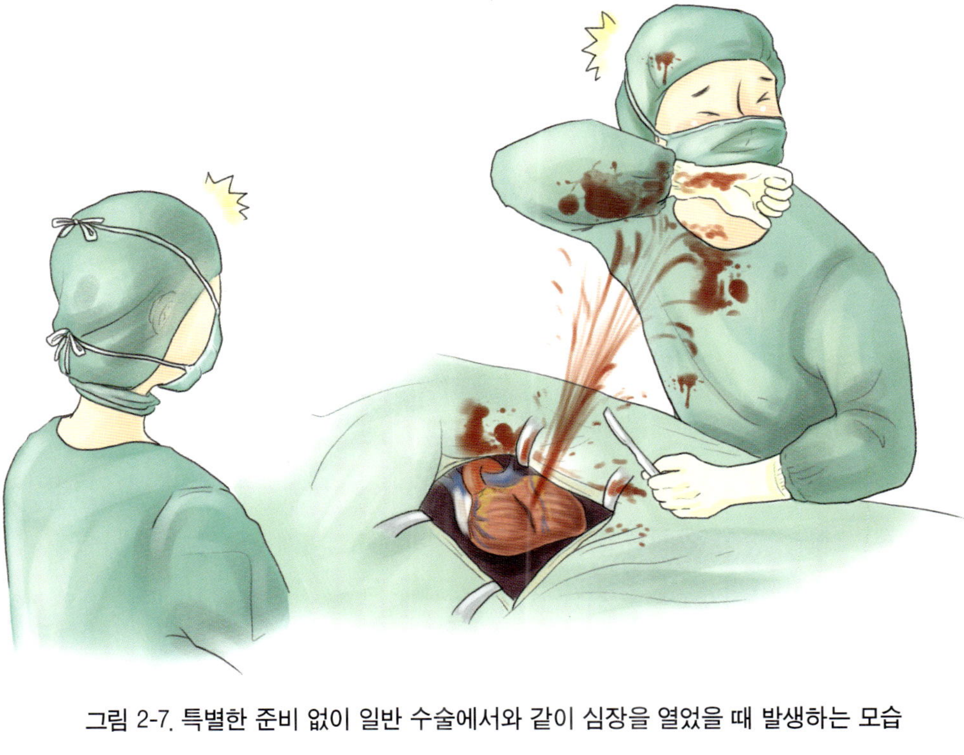

그림 2-7. 특별한 준비 없이 일반 수술에서와 같이 심장을 열었을 때 발생하는 모습

결국 관련 의학자들의 꾸준한 연구 끝에 심장수술에 대한 최종 해답은 수술을 하는 동안 심장의 역할을 일시적으로 대신해 줄 수 있는 기계장치의 개발로 귀착되었습니다. 만일 이런 장치만 있다면 그 기계장치가 심장의 기능을 대신해 주는 동안에 외과의사는 충분한 시간적 여유를 가지고 심장수술을 할 수가 있을 것입니다. 연구 결과 마침내 1950년대 초반에 이런 개념의 장치가 개발되고 그 후 계속되는 발전으로 오늘날의 심장수술이 가능하게 된 것입니다. 우리나라에서도 1960년대 초반에 이 방법에 의한 수술이 성공한 이래 지금은 세계 어디에도 뒤지지 않은 높은 수준의 심장수술들이 시행되고 있습니다.

심장의 역할은 물론 우리 몸의 구석구석에 피를 보내는 일종의 펌프와 같은 작용입니다. 그런데 자세히 살펴보면 이 펌프 작용으로 피를 보내는 경로에는 두 가지가 있습니다. 하나는 우리 몸의 말초 기관에 피를 보내는 경로인데 심장 중에서도 좌측 심장의 아랫방(좌심실)이 이를 담당하고 있습니다(그림 2-8). 여기에는 단순한 펌프 작용 이외에 특별한 추가 장치가 필요하지는 않습니다. 또 다른 하나는 폐로 피를 보내는 것인데 이는 심장 중에서도 우측 심장의 아랫방(우심실)이 담당하고 있습니다. 폐로 피를 보내는 것은 심장내로 들어온 정맥피를 우리 몸이 필요로 하는 동맥피로 바꾸기 위해서입니다. 그런데 외부 기계 장치를 이용하는 경우 정맥피는 펌프 작용 없이 그냥 중력에 의해 보낼 수가 있습니다. 따라서 우측심장의 기능을 대신해 주기 위해서는 펌프가 있을 필요 없이 폐의 역할을 대신해 줄 수 있는 인공폐의 존재만 있으면 됩니다.

결론적으로 말하자면 심장수술 중에 심장의 역할을 대신해 주는 기계장치에는 결국 좌측 심장의 '펌프 기능을 대신해 주는 장치' 와 우측 심장의 기능 즉 '폐의 기능을 대신해주는 장치' 두 가지가 필요하게 되는 것입니다. 따라서 이 역할을 해주는 특수한 기계장치를 의학용어로는 글자 그대로 〈인공심폐기(人工心肺機)〉라고 부릅니다.

그리고 이 인공심폐기에 의해 수술 중 심장과 폐의 기능을 대신해 주는 운용 기법 자체는 우리 몸의 심장과 폐의 기능을 기계장치로 우회시켜 준다는 의미에서 〈심폐우회술(心肺우회술)〉 또는 영어 그대로 〈심폐바이패스(cardiopulmonary bypass)〉라고 부릅니다. 인공심폐기와 심폐바이패스에 관해서는 바로 다음 장에서 보다 자세히 설명하도록 하겠습니다.

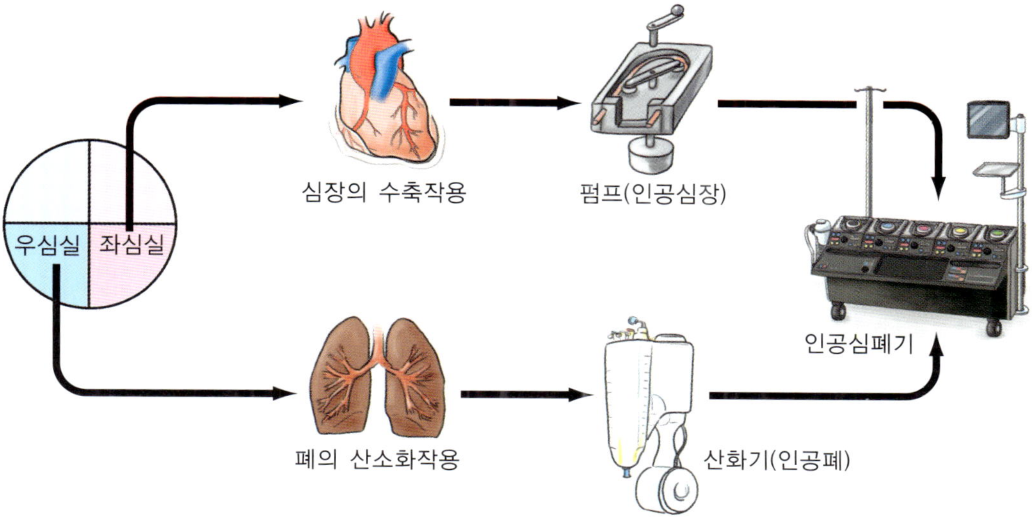

그림 2-8. 인공심폐기의 개념을 보여 주는 모식도

그림에서와 같이 좌심실의 수축 기능은 펌프(인공심장)의 형태로 인공심폐기의 구성 성분이 된다. 그리고 우심실에서 폐로 가서 이루어지는 혈액의 산소화는 산화기(인공폐)의 형태로 인공심폐기에 결합된다.

2. 심장수술이 실제 진행되는 방법

인공심폐기의 핵심 장치는 앞서 설명한대로 심장 역할을 하는 펌프와 폐 역할을 하는 인공폐입니다. 인공폐는 병원에서는 정맥피에 산소를 공급한다는 점을 강조하여 보통 산화기(酸化器)라는 이름으로 불립니다.

인공심폐기의 전형적인 모습은 그림과 같습니다(그림 2-9). 물론 상업적으로 많은 제품들이 나와 있고 그 형태도 약간씩 다르지만 기본 구성은 거의 동일합니다. 크기는 냉장고 정도로 생각하시면 됩니다. 그림에서의 A는 펌프들이며 보통 5개의 펌프가 있습니다. 동맥펌프 즉 심장의 기능을 하는 주 펌프는 하나만 필요한데, 이렇게 펌프가 많은 이유는 심장수술을 원활하게 운용하기 위해서 다른 용도로도 펌프 기능이 필요하기 때문입니다. 예를 들어 심장수술 중에는 특성상 피가 많이 나게 됩니다. 그런데 이 출혈된 피들은 모두 바로 수거하여 환자에게 되돌려 주게 됩니다. 환자 자신의 피만큼 그 환자에게 안전하고 좋은 것은 없기 때문입니다. 펌프는 바로 이런 용도로도 사용됩니다.

심장의 역할을 해주는 동맥펌프에는 현재 두 가지 형태의 펌프가 사용되고 있습니다. 하나는 그림에서와 같이 인공심폐기에 부착되어 있는 그대로의 펌프로써, 롤러 모양을 닮았다고 해서 롤러펌프로 부릅니다. 또 다른 하나는 그림에서와 같은 별도의 펌프 장치를 사용하는 것입니다(그림 2-10). 이 펌프는 바람개비가 도는 것과 같은 원리로 작동되기 때문에 원심성 펌프라는 이름으로 불립니다. 이 두 펌프는 각자 뚜렷한 장·단점이 있기 때문에 환자의 상태에 따라 담당 의사가 어떤 펌프를 사용할 것인가를 선택하게 됩니다. 보통은 롤러펌프가 많이 사용되고 있습니다. 그림 2-9에서의 B는 산화기(인공폐)입니다. 환자의 정맥피를 받아 들여 산소를 공급하고 이산화탄소를 제거하는 우리 몸의 폐와 똑같은 역할을 합니다. 산화기는 일회용으로 매 수술마다 새로운 제품을 펌프 장치에 부착하여 사용하게 됩니다.

그 외에 인공심폐기에는 안전하고도 효율적인 심장수술을 위해 여러 가지 장치가 추가되어 있습니다. 특히 최근 제품들은 정교한 컴퓨터 장치가 첨가되어 작동 편의성과 안전성이 높아졌습니다.

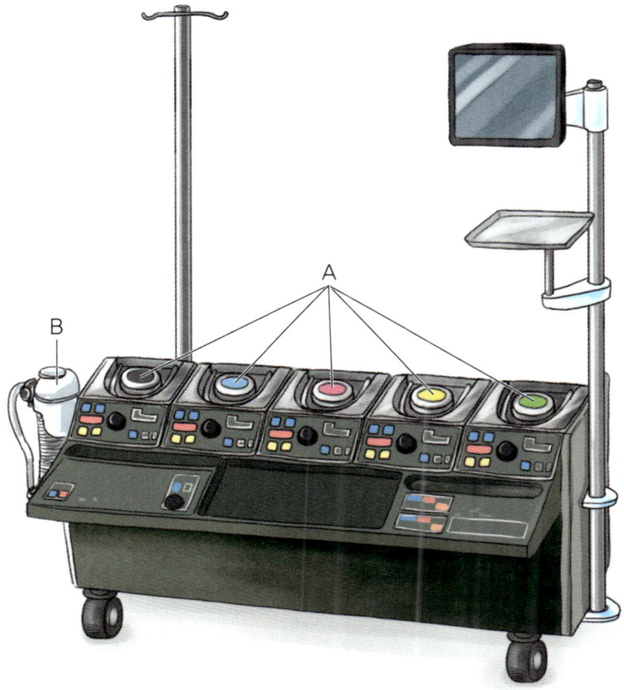

그림 2-9. 인공심폐기의 전형적인 모습

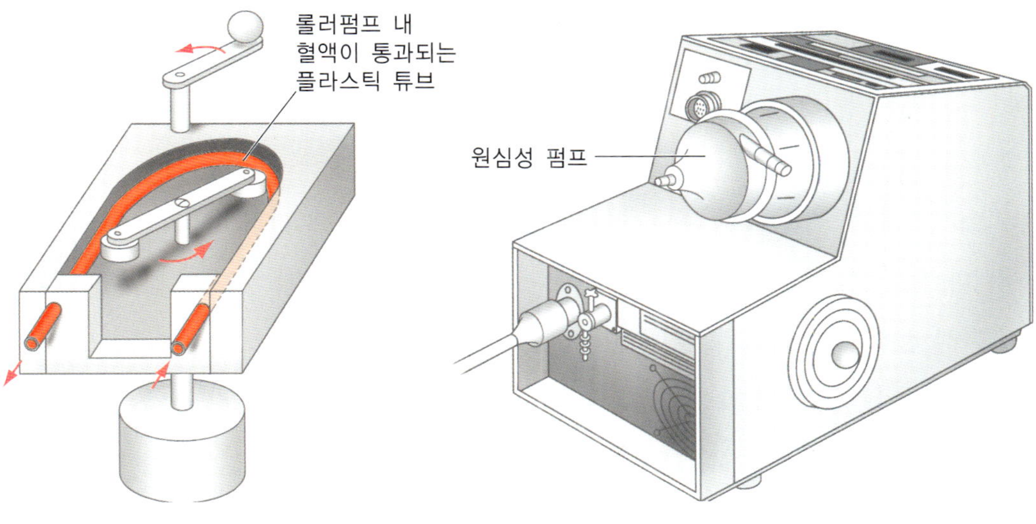

그림 2-10. 인공심폐기에 사용되고 있는 두 종류의 펌프인 롤러펌프와 원심성 펌프

이제부터는 지금까지 설명한 인공심폐기를 사용하여 어떻게 심장수술이 이루어지는지에 대해 설명하겠습니다(그림 2-11). 앞서 말한대로 인공심폐기의 역할은 우리 몸의 심장과 폐의 기능을 대신해 주는 것입니다. 즉 우리 몸의 정맥피를 받아 들여 동맥피로 바꾼 다음 다시 이를 우리 몸 안으로 들여보내 말초혈관으로 보내는 것입니다. 이를 위해서는 먼저 심장으로 들어오는 정맥피를 환자의 심장으로 보내지 않고 이를 우회시켜 인공심폐기로 보내 줄 수 있는 연결통로가 필요합니다. 이러한 우회 연결 통로를 정맥카테터라고 부릅니다. 정맥 속에 들어 가 있는 큰 관이라는 의미입니다. 정맥카테터는 보통 상대정맥과 하대정맥이라고 불리는 우리 몸의 가장 큰 정맥들에 외과적으로 삽입된 후 인공심폐기에 연결됩니다. 정맥카테터를 통해 정맥피가 인공심폐기로 들어오는 과정은 특별한 별도의 장치가 없이도 중력에 의해 자연적으로 이루어집니다.

일단 인공심폐기로 들어온 정맥피는 산화기를 통과하면서 동맥피로 바뀌게 됩니다. 산화기는 여러 종류가 있고 다양한 상업적 제품들이 소개되고 있지만 최근의 제품들은 대부분 성능면에서 큰 차이 없이 우수합니다(그림 2-12).

산화기에서 정맥피가 동맥피로 바뀌게 되면 이제는 이 동맥피를 다시 우리 몸으로 되돌려 줄 수 있는 연결 통로가 필요하게 됩니다. 이 연결통로를 동맥카테터라고 부릅니다. 동맥 속에 들어 가 있는 큰 관이라는 의미입니다. 보통은 상행 대동맥이라고 부르는 심장 바로 옆에 있는 대동맥에 삽입됩니다. 이 카테터는 인공심폐기에 연결되어 앞서 말한 펌프(인공심장)에 의해 동맥피를 받아들이게 됩니다.

동맥카테터를 통해 우리 몸에 다시 들어온 동맥피는 말초 장기로 가서 산소와 영양분을 공급하게 됩니다. 이후 이 피들은 모세혈관을 통해 다시 정맥혈관으로 가게 되고 결국은 심장 앞까지 가서 다시 정맥카테터 안으로 들어가게 됩니다.

이상과 같이 인공심폐기를 사용하게 되면 심장과 폐가 없이도 평소 우리 몸의 정상적인 혈액순환과 똑같은 방법으로 피돌기가 진행됩니다. 이른바 심장과 폐에 대한 우회(심폐바이패스)가 이루어지는 것입니다. 그리고 그동안 외과의사는 환자의 심장이 기능을 하지 못하더라도 아무런 걱정 없이 안전하게 심장에 대한 각종 외과적 처치를 해 나갈 수 있게 됩니다.

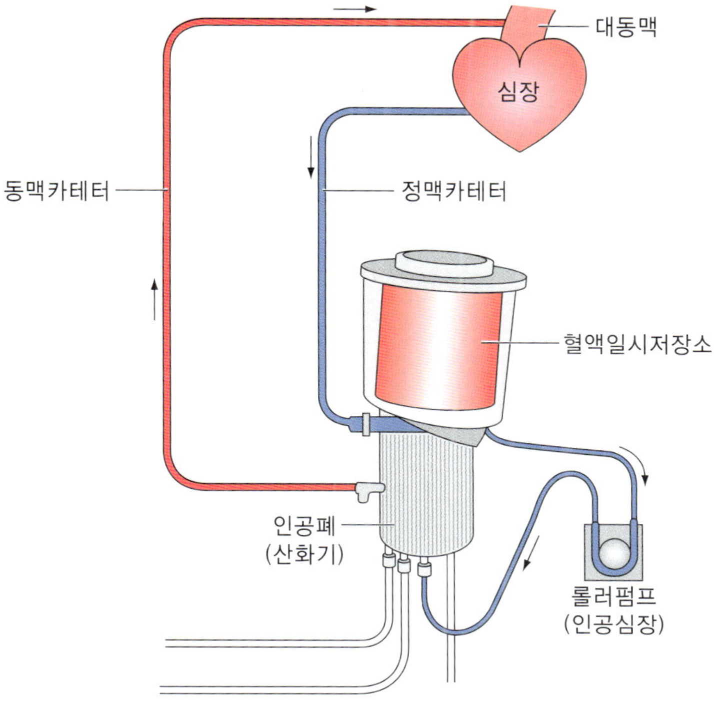

그림 2-11. 인공심폐기를 사용하여 실제 심장수술이 이루어지는 방법을 보여 주는 모식도

이 그림에서는 펌프(인공심장)가 산화기(인공폐) 전에 위치하여 혈액을 앞으로 내보내고 있는 형태를 보이고 있습니다. 여기서 혈액일시저장소의 혈액은 정맥피 입니다.

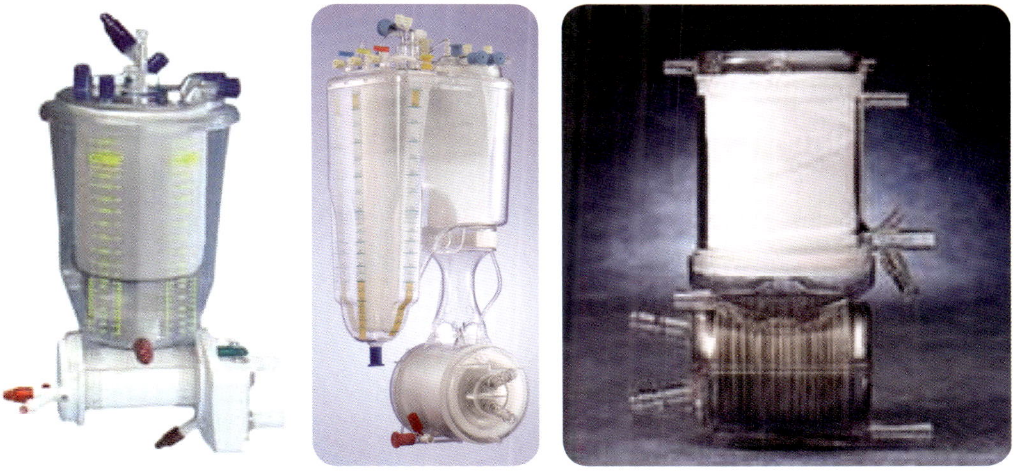

그림 2-12. 실제 사용되고 있는 몇 가지 산화기들의 모습

그런데 심장수술이 효율적으로 이루어지기 위해서는 앞서 말한 인공심폐기에 의한 심폐우회 기법의 도입만으로는 충분하지 못할 때가 많습니다. 즉 인공심폐기 덕분에 외과의사가 심장을 안전하게 다룰 수 있게 된 것은 다행스로운 일이나, 심장은 정맥카테터로 우회시킬 수 있는 혈액 이외에 다른 경로로 들어오는 혈액이 있어서 붉은 피가 들어 있는 심장이 계속 뛰고 있는 현상에는 변화가 없습니다. 물론 심장 속에 생긴 병 중에서는 심장이 박동하고 있는 중에도 그런대로 수술을 진행 할 수 있는 병들도 있습니다만 이런 경우가 그렇게 많지는 않습니다. 대부분은 가능만 하다면 피도 없고 움직이지 않는 심장에서의 수술이 훨씬 바람직합니다. 물론 이때 심장이 전혀 박동하지 않더라도 앞서 설명한 인공심폐기의 보조가 있기 때문에 환자의 생명 유지에는 전혀 문제없이 안전할 수 있습니다.

이렇게 심장을 임시로 멈출 목적으로 개발된 것이 심마비액 또는 심정지액이라는 용액입니다. 글자 그대로 심장을 마비시키거나 정지시키는 약이라는 뜻입니다. 심마비액의 주된 성분은 포타슘이라는 이온입니다. 이 포타슘 이온은 어느 정도는 우리 몸 안에 필수적으로 있어야 할 성분이지만 심마비액에서와 같이 고농도를 일시에 주입하면 심장을 일시적으로 멈추면서 심장 근육을 이완시키는 작용을 하게됩니다. 따라서 심마비액은 그 자체로는 사람을 죽게 만들 수 있는 매우 위험한 약이지만 심장수술 시에는 인공심폐기가 있기 때문에 수술에 필요한 시간만큼 안전하게 심장을 멈추게 하는데 매우 유용하게 사용되고 있습니다.

실제 수술장에서 보면 인공심폐기를 작동시킨 후 환자의 관상동맥(심장의 동맥)을 통해 심마비액을 주입하면 거짓말 같이 순식간에 심장의 박동이 멈추는 것을 볼 수 있습니다(그림 2-13). 그러면 이 동안에 외과의사는 편안하게 심장 내부를 수술하게 됩니다. 물론 수술이 끝나고 나서 심장에 다시 피를 보내게 되면 포타슘 이온 효과가 순식간에 사라지면서 심장은 곧 박동을 재개하게 됩니다.

최근 관상동맥 수술에서와 같이 심장 안이 아니라 심장 바깥 쪽 벽에 있는 혈관에 병이 있어 수술을 하는 경우에는, 심마비액을 사용하지 않거나 심지어 인공심폐기도 사용하지 않고 수술하는 방법을 선택하는 외과의사도 많습니다. 이는 구체적인 방법의 장·단점을 떠나 환자의 상태에 따른 선택이거나 또는 담당 외과의사의 선호도의 차이일 수도 있습니다.

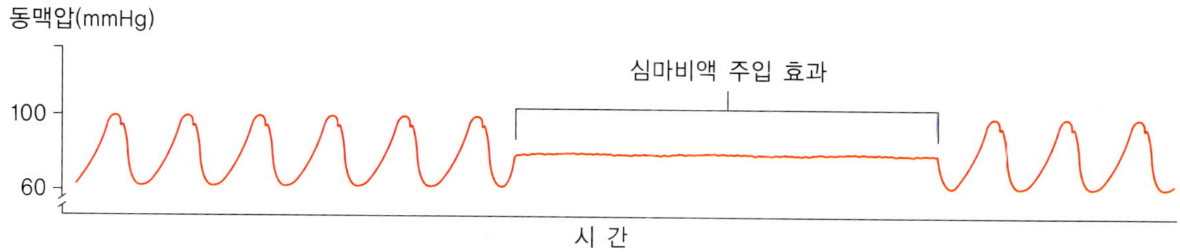

그림 2-13. 심마비액의 주입과 동시에 심장의 박동(정상 심전도)이 없어졌다가 수술 후 혈액순환이 재개되면서 박동이 다시 살아나는 것을 보여 주고 있는 심전도 모습

선천성 심장질환의 대표적 수술 방법들에 대해 자세히 알아 봅시다.

1. 뚫린 것을 막아 준다.

심장 전문 외과의사들이 흔히 하는 농담에 이런 말이 있습니다. "심장수술 만큼 간단한 것은 없다. 뚫린 것은 막아 주고 좁아진 것은 넓혀 주기만 하면 된다." 이런 종류의 직업적 농담이 늘 그러하듯이 일견 단순 무식해(?) 보이는 표현법 뒤에는 상당한 진실이 숨어 있기 마련입니다. 심장수술에 관한 이 말의 타당성은 특히 선천성 심장질환의 수술에서 더욱 뚜렷합니다.

선천성 심장질환에서 가장 대표적이면서 빈도도 가장 높은 병은 샛길이 나 있는 병변들입니다. 심방중격결손, 심실중격결손, 개방성 동맥관 등이 바로 여기에 속합니다(30페이지 참조). 이들 병들은 정상적으로는 있어서는 안 되는 샛길, 즉 심장의 일부가 병적으로 뚫려있거나 연결되어 있는 상태를 가지고 있습니다.

따라서 이들에 대한 수술 이론은 아주 간단합니다. 뚫려있거나 잘못 연결된 부분을 막아 주면 되는 것입니다. 먼저 심실중격결손과 심방중격결손은 심장 안쪽 벽에 생겨 있는 구멍이라는 측면에서 수술 방법이 거의 동일하기 때문에 같이 설명하도록 하겠습니다.

두 수술의 기본 원칙은 앞서 설명한 인공심폐기에 의한 모든 절차를 그대로 따릅니다. 즉 인공심폐기로 심장과 폐의 기능을 대신할 준비를 마친 다음에 심마비액을 심장에 주입하여 일시적으로 심장을 정지시킵니다. 그런 다음에 심장을 열게 됩니다. 심방중격결손은 심장의 이웃한 두 집의 2층 방 사이에 생겨 있는 구멍이기 때문에 2층 즉 심방을 열고 수술하게 됩니다. 반면 심실중격결손은 1층 방 사이에 생긴 구멍이기 때문에 1층 방 즉 심실을 열고 수술하면 됩니다.

심장을 열고나면 이미 적절히 이완된 상태에서 속에 피도 없기 때문에 구멍이 바로 보이게 됩니다. 이때 구멍의 크기가 아주 작은 경우에는 그냥 수술 봉합사로 꿰매어 주기만 하면 됩니다.

구멍이 큰 경우에는 특수한 천이나 또는 환자 자신의 심막으로 만든 봉합편으로 구멍을 막아 주게 됩니다(그림 2-14).

심방중격결손의 경우에는 구멍이 웬만큼 크더라도 주변 조직이 유연성이 있기 때문에 아주 큰 경우를 제외하고는 보통 봉합편을 사용하지 않고 그냥 꿰매어 줍니다(그림 2-15).

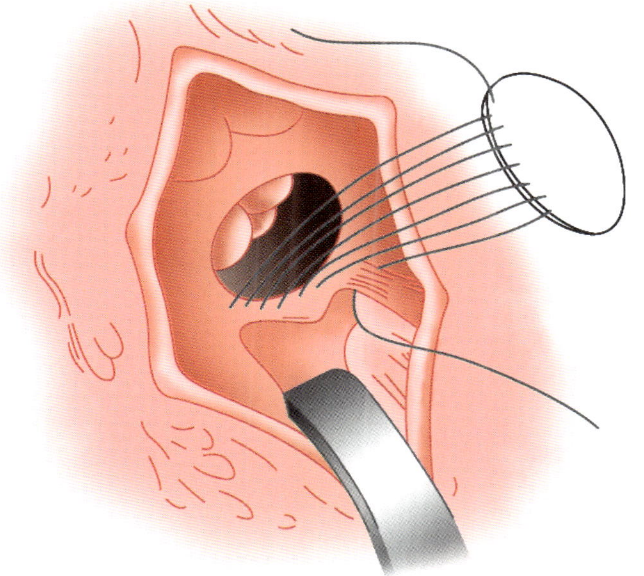

그림 2-14. 심실중격결손을 의료용 특수 봉합편으로 막아 주는 수술 장면

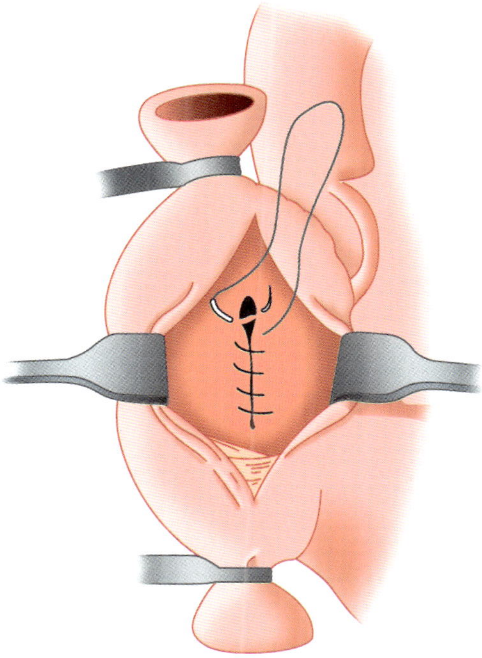

그림 2-15. 심방중격결손을 직접 꿰매어서 막아 주는 수술 장면

심방중격결손과 심실중격결손은 구멍을 막아 준 다음 심장 절개 부위를 다시 꿰매어 줍니다. 그리고 심장에 다시 피를 통하게 하여 심장이 일시적 마비(정지) 상태에서 벗어나 다시 뛰게 만듭니다. 그런 다음에 심장과 인공심폐기 사이를 연결시킨 관들을 제거해 줍니다. 그 나머지 마무리 과정은 일반 수술과 동일합니다.

사실 이들 병에서 구멍을 막아 주는 과정은 어떻게 보면 매우 간단한 외과적 수술 과정입니다. 다만 이를 위해 인공심폐기를 심장에 연결시키고 또 심장 박동을 중지시키고 재개시키는 과정에서 여러 가지 위험한 일이 생길 수가 있습니다. 심장이 이 과정 자체만으로도 다양한 손상을 받을 수 있기 때문입니다. 심장수술이 일반 수술에 비해 어려운 것으로 간주되는 것도 바로 이런 이유 때문입니다.

심방중격결손은 최근 외과적 수술을 하지 않고 혈관을 통해 삽입한 특수한 도관인 카테터를 이용하여 구멍을 폐쇄시켜 주는 방법도 사용되고 있습니다.

다음은 개방성 동맥관에 대한 수술입니다. 이 병은 위치도 심장 바깥 쪽에 있고, 병변의 모양도 단순한 구멍이라기 보다는 두 큰 혈관을 연결하고 있는 길과 같은 형태이기 때문에 수술 방법도 앞서의 두 병들과는 당연히 다를 수밖에 없습니다.

우선 이 병변은 심장 밖에 위치하고 있기 때문에 심장을 직접 열 필요가 없습니다. 따라서 아주 특별한 경우를 제외하고는 인공심폐기의 도움이 필요하지 않습니다. 또 병변을 수술하기 위한 접근 방법도 다릅니다. 즉 심장수술 시 보통 사용하는 정중흉골절개술(그림 2-6 참조) 대신에 왼쪽 가슴을 열고 대동맥과 폐동맥 사이의 이상 연결 통로인 개방성 동맥관을 노출시킵니다. 그런 뒤에 그림에서와 같이 굵은 수술실 또는 금속 클립을 동맥관 주위에 두른 다음 폐쇄시켜 주거나, 아니면 동맥관을 절단시켜서 샛길을 없애주는 방법을 사용합니다(그림 2-16).

최근에는 이 보다는 혈관 안에 특수 카테터를 삽입하여 이를 이용해 내부에서 동맥관을 폐쇄시켜 주는 방법이 많이 사용되고 있습니다(그림 2-17). 가능만 하다면 이 방법이 환자에게 수술 상처를 남기지도 않고 입원 기간을 단축해주는 등 부담이 그만큼 덜하기 때문입니다.

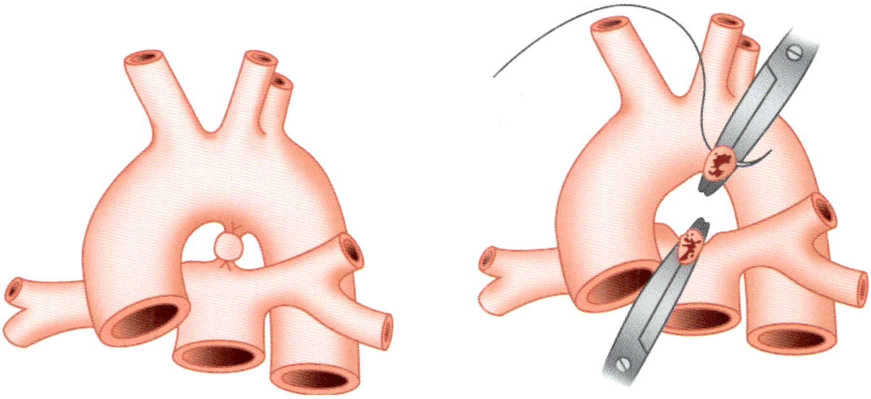

그림 2-16. 개방성 동맥관을 없애 주는 수술 방법들을 보여 주는 모식도

그림의 왼쪽은 개방성 동맥관을 봉합사로 묶어서 막아 주는 수술 방법이고, 오른쪽은 절단하여 통로를 없애주는 방법입니다.

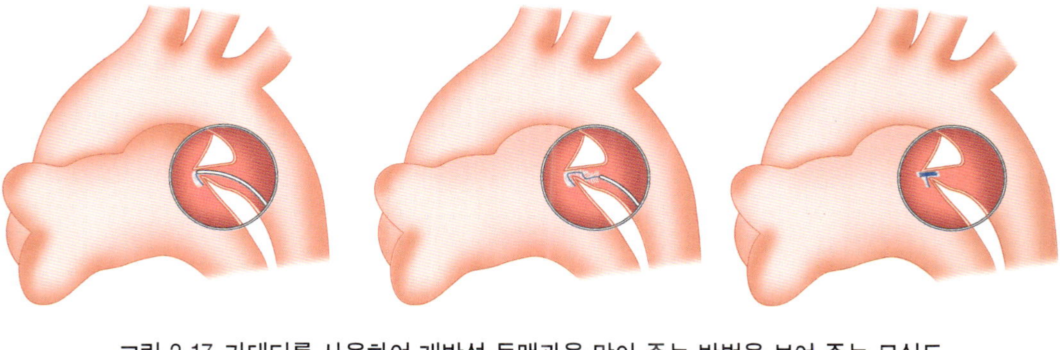

그림 2-17. 카테터를 사용하여 개방성 동맥관을 막아 주는 방법을 보여 주는 모식도

2. 좁아진 것을 넓혀 준다.

선천성 심장기형 중 혈액 통로가 좁아져 있는 병으로 가장 대표적인 것은 폐동맥판막협착증이란 병입니다(34페이지 참조). 다시 간단히 요약하자면 폐동맥판막은 심장의 이웃해 있는 두 집 중에서 오른쪽 집 아래층(우심실)의 출구에 있는 문을 가리킵니다. 세쪽으로 분리되어 있어야 할 이 문들이 선천적으로 붙어 태어나게 되면 제대로 열리지 못하여 협착증을 일으키게 됩니다. 수술 방법은 붙어 있는 부분을 풀어주기만 하면 됩니다. 그런데 이 수술은 과거에는 인공심폐기의 도움을 받아 시행되었지만 최근에는 거의 대부분 '경피적 풍선확장술'이란 비수술적 방법으로 시술되고 있습니다. 경피적 풍선확장술은 외과적 수술 절개를 하는 대신 글자 그대로 피부를 통해(경피) 혈관으로 삽입된 카테터를 사용하게 됩니다. 즉 그림에서와 같이 카테터 끝에 달린 풍선 같은 구조물을 좁아져 있는 폐동맥판막 근처에 두고 이를 확장시켜 좁아진 부분을 풀어주는 방법입니다(그림 2-18).

폐동맥판막 협착증 이외에 다른 심장판막에서도 협착증이 생길 수 있습니다. 이 중 대동맥판막에서 생기는 협착증은 세 짝의 문으로 이루어지는 정상 판막에 비해 주로 두 짝의 문만 있으면서 이들 사이가 서로 붙어 있는 형태가 많습니다(그림 1-23 참조). 대동맥판막 협착증 역시 일차적으로는 풍선확장술을 많이 합니다. 다만 합병증이 발생하거나 자라면서 재발하는 경우에는 외과적 수술을 시행하게 됩니다(그림 2-19).

승모판막 협착증은 매우 드문 병변으로 문짝 사이가 서로 붙어 있는 경우도 있지만 폐동맥판막이나 대동맥판막에 비해 훨씬 복잡한 형태가 많습니다. 승모판막 협착증의 해소는 판막의 특성 상 모두 인공심폐기의 도움에 의해 심장을 직접 열고 수술을 해 주어야만 합니다. 삼첨판막의 경우 협착증이 단독으로 있는 경우는 극히 드뭅니다.

그리고 심장 자체는 아니지만 심장 바로 옆에 있는 큰 혈관에서 나타나는 협착증의 대표적인 병변에는 대동맥축착증이 있습니다(36페이지 참조). 이 병의 수술 원칙 역시 좁아진 부분을 넓혀 주는 것입니다. 이 병변은 심장과는 조금 떨어져 있기 때문에 심장내의 다른 병변과 합병이 되어 있지 않는 한 인공심폐기의 도움 없이 그냥 왼쪽 가슴을 열고 수술하게 됩니다.

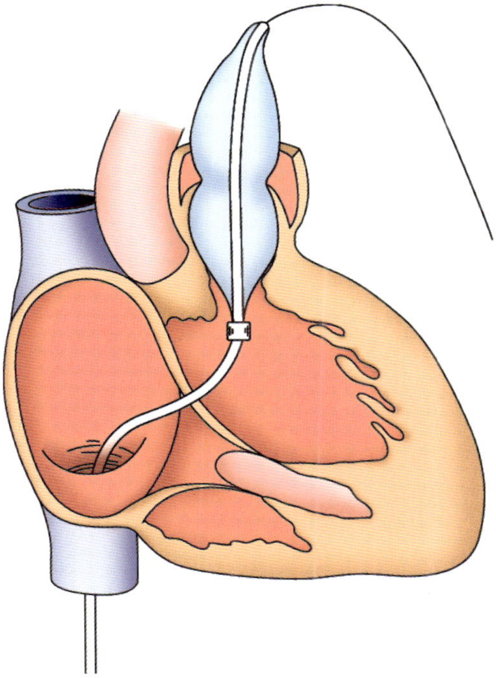

그림 2-18. 폐동맥판막 협착을 풍선확장술로 해소시켜 주고 있는 모습을 보여 주는 모식도

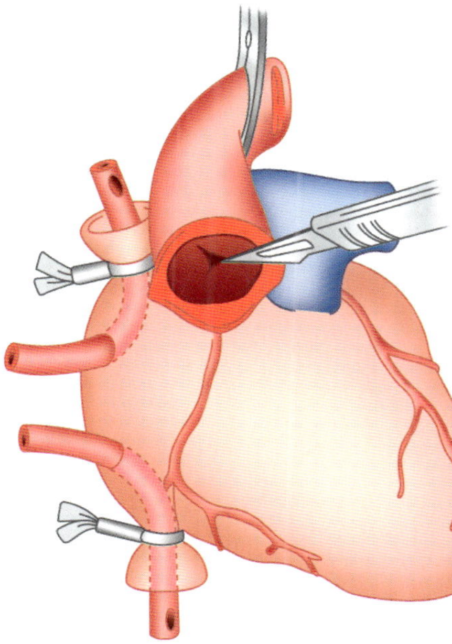

그림 2-19. 대동맥판막 협착을 수술로 해소시켜주고 있는 모습을 보여 주는 모식도

3. 완전히 막힌 경우는 조금 까다롭다.

선천성 심혈관 기형 중에는 혈액 통로의 일부가 완전히 막혀 있는 경우들이 있습니다(38페이지 참조). 심장 내부에서는 각 방 사이의 문에 해당하는 판막에서 이런 병이 생깁니다. 즉 삼첨판막 폐쇄증, 폐동맥판막 폐쇄증, 대동맥판막 폐쇄증, 승모판막 폐쇄증 등이 이들입니다.

그런데 이들 판막폐쇄증들의 수술은 바로 앞서 설명한 판막이 단순히(?) 좁아져 있는 협착증에서와는 달리 수술이 매우 까다롭습니다. 어떻게 생각하면 막혀 있는 판막을 그냥 뚫어 주기만 하면 될 것 같지만 병변이 생겨 있는 판막의 형태와 기능적 문제로 실제 이런 수술 방법은 불가능합니다. 또 병변의 특성 상 판막폐쇄 이외에 다른 병들이 반드시 합병이 되어 있기 때문에 더욱 수술을 까다롭게 만듭니다.

먼저 이들 병 중에서 가장 흔히 볼 수 있는 삼첨판막 폐쇄증에 관해 설명하겠습니다. 삼첨판막 폐쇄증은 그 형태도 다양하고 그에 따른 수술 역시 어려운 편에 속합니다. 이 병변에서의 공통적인 문제점은 심장의 오른쪽 집 위층(우심방)으로 들어온 정맥피가 나가는 방문(삼첨판막)이 막혀 있기 때문에 아래층에 있는 그 다음 방(우심실)으로 가지 못하는 것입니다(38페이지 참조). 또 우심실 자체도 아예 없거나 겨우 형태만 유지하고 있는 경우가 많습니다. 따라서 수술의 기본 원칙은 그림에서와 같이 막힌 삼첨판막을 우회하여 피가 폐 쪽으로 갈 수 있도록 통로를 만들어 주는 것입니다(그림 2-20). 사실 보다 전문적으로 이 수술 방법을 따져보면 개별 병변의 형태와 환자 상태에 따라 상당히 다양한 종류의 수술 방법들이 있습니다. 그러나 우심방의 피가 우심실을 우회해서 폐동맥으로 가게끔 우회 통로를 만들어 준다는 기본 원칙에는 변함이 없습니다. 병원에서는 이들 관련 수술 방법들을 모두 합쳐서 이 수술을 처음 개발한 외과의사의 이름을 따서 폰탄(Fontan) 수술법으로 부르고 있습니다.

삼첨판막 폐쇄증 이외에 폐동맥판막 폐쇄증, 대동맥판막 폐쇄증, 승모판막 폐쇄증 등의 다른 병변들은 매우 드물게 발생하는 병변들입니다. 그리고 수술 방법 자체도 까다로운 편입니다. 어떤 경우에는 한꺼번에 수술 교정을 해 주기에는 무리가 있어 수술을 단계적으로 나누어 시행하기도 합니다(그림 2-21).

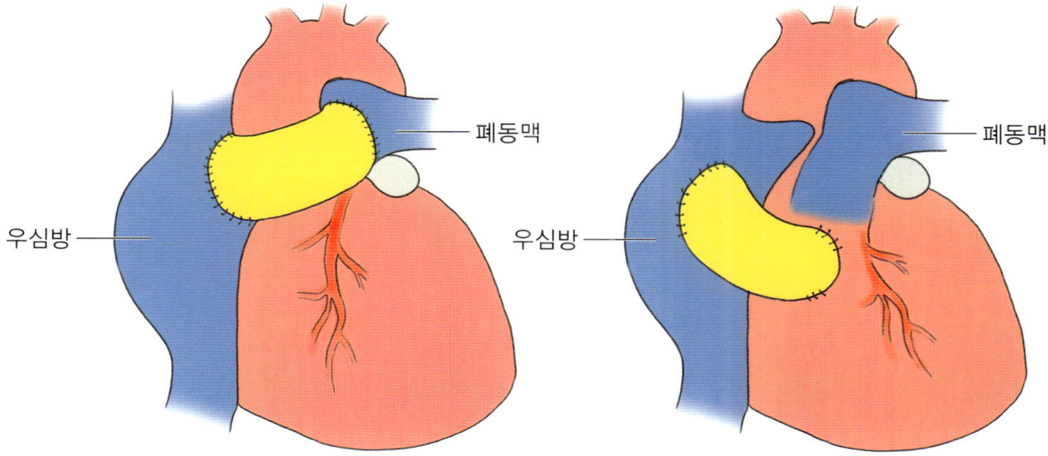

그림 2-20. 삼첨판막 폐쇄증의 수술 방법들을 보여주는 모식도

왼쪽그림에서는 우심방에서 폐동맥으로 우회하는 인조혈관(노란색)을 보여 주고, 오른쪽에서는 우심방에서 우심실로 우회하는 인조혈관(노란색)을 보여 주고 있습니다.

2-21. 단계적인 수술이 필요한 경우

병변에 따라서는 한 차례의 수술로 해결되지 않고 단계적인 수술이 필요한 경우도 있습니다.

4. 복합 심장기형에서의 수술

선천성 심장기형 중 이른바 복합 심장기형이라고 불릴 수 있는 병변에는 여러 종류가 있지만 발생 빈도로 볼때 활로4징증과 완전대혈관전위증이라는 두 가지 병변이 가장 중요합니다(42, 44 페이지 참조).

먼저 활로4징증의 수술에 관해 알아보겠습니다. 이 병변은 병명 그대로 4가지 해부학적 특징을 가지고 있다고 설명한 바 있습니다(42페이지 참조). 그런데 이 4가지 해부학적 특징 중 두 가지는 다른 두 가지 특징의 변화에 따라 이차적으로 생긴 병변입니다, 따라서 수술 교정을 할 때는 두 가지 일차적인 병변만 고쳐 주면 됩니다. 그러면 나머지 두 가지 이차적인 병변은 자연적으로 해결되기 때문입니다.

이 일차적인 병변 두 가지가 바로 심실중격결손과 폐동맥협착증입니다. 심실중격결손은 앞서 설명한 바 있는 샛길이 나 있는 병에서의 심실중격결손과 근본적으로 비슷하고, 폐동맥협착증은 피가 지나는 길이 좁아져 있는 병변에서의 개념과 비슷합니다. 다만 활로4징증에서는 이들 단순 심장기형에 비해 일반적으로 병변의 상태가 심합니다.

수술 방법은 먼저 인공심폐기를 사용하여 심장을 엽니다. 그리고는 심실중격에 있는 구멍을 막아 주는 동시에 좁아져 있는 폐동맥을 넓혀 주는 수술을 같이 해주면 됩니다(그림 2-22). 활로4징증에서의 폐동맥 협착은 단순히 판막뿐만 아니라 폐동맥 자체가 상당히 작아져 있는 경우가 많기 때문에 그림에서와 같이 특별한 봉합편을 사용하여 폐동맥 입구 자체를 넓혀 주는 수술을 흔히 같이 시행해 주고 있습니다.

다음은 완전대혈관전위의 수술에 관해 설명하겠습니다. 이 병변의 특징을 이해하기 위하여 좌·우 심장을 각각 '작업 출발 대기실' 과 작업 후 휴게실' 에 비유하여 설명 한 바 있습니다(44 페이지 참조). 결국 이 병변의 핵심은 작업도구를 완전히 챙기고 작업을 떠날 준비가 된 대기실(좌심실)에서의 피는 엉뚱하게 다시 작업 도구(산소)를 다시 가지러 가고(폐 쪽으로), 반면 작업 도구도 없이 휴게실(우심실)에서 쉬고 있던 피는 준비도 없이 작업을 하러 떠나야 하는(우리 몸 구석구석으로) 안타까운 현실에 있습니다. 말하자면 우리 몸의 입장에서 보면 전혀 의미가 없

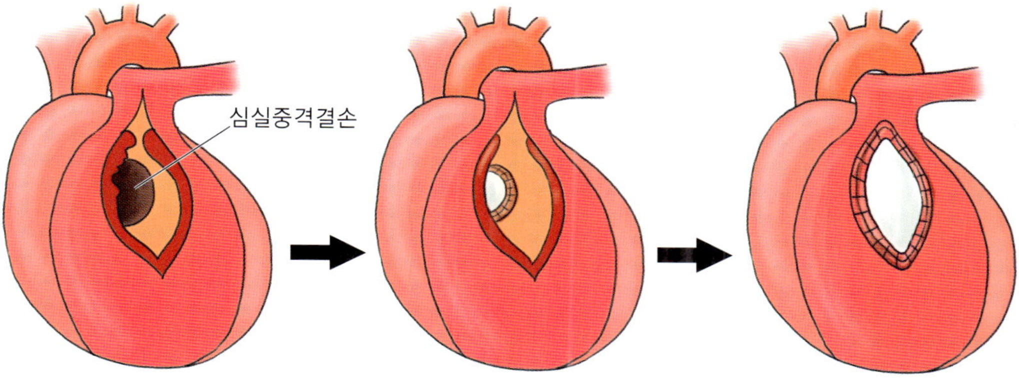

그림 2-22. 활로4징증의 수술 방법을 보여주고 있는 모식도

왼쪽 그림은 수술 전 모습입니다. 중간 그림은 심실중격결손을 특수 봉합편으로 막아 준 장면입니다. 그리고 마지막 오른쪽 그림은 좁아진 폐동맥 입구를 또 다른 특수 봉합편으로 넓혀 준 장면입니다(160, 161페이지 참조).

는 피돌기가 이루어지고 있는 셈입니다. 따라서 비록 임시방편으로 좌우 심장간의 통로가 있기는 하지만 수술 교정을 해 주지 않으면 장기 생존이 불가능합니다.

앞장에서의 설명으로 알 수 있듯이 결국 완전대혈관전위라는 병변을 치료하기 위해서는 양쪽 방의 상태(우심실과 좌심실)와 이 방들에서 나오는 길의 성격(폐동맥과 대동맥)이 정상 심장에서와 같이 맞아 떨어질 수 있게끔 교정시켜 주어야 합니다.

이에는 크게 두 가지 방법이 있습니다. 하나는 방의 차원에서 휴게실과 작업 대기실의 상태를 바꾸어 주는 방법이고, 또 다른 방법은 방은 그대로 둔 채 두 방에서 나가는 길의 방향을 바꾸어 주어 결국 방과 길 사이가 정상적으로 되게끔 해 주는 것입니다. 두 방법 모두가 논리적으로 타당하지만 현재는 후자의 방법이 장기적으로 훨씬 좋은 결과를 보인다고 생각하여 거의 대부분의 병원에서 이 방법을 사용하여 수술을 하고 있습니다(그림 2-23).

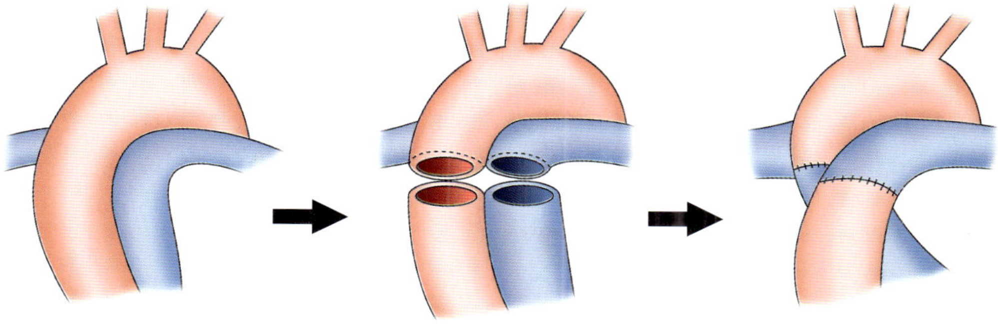

그림 2-23 완전대혈관전위증에 대한 전형적인 수술 방법의 한 예를 보여 주는 모식도

각각 우심실과 좌심실에 잘못 연결되어 있는 두 혈관들(대동맥과 폐동맥)을 그림에서와 같이 바꾸어 연결해 주어 결과적으로 정상 피돌기가 이루어지게 해 주는 수술 방법입니다.

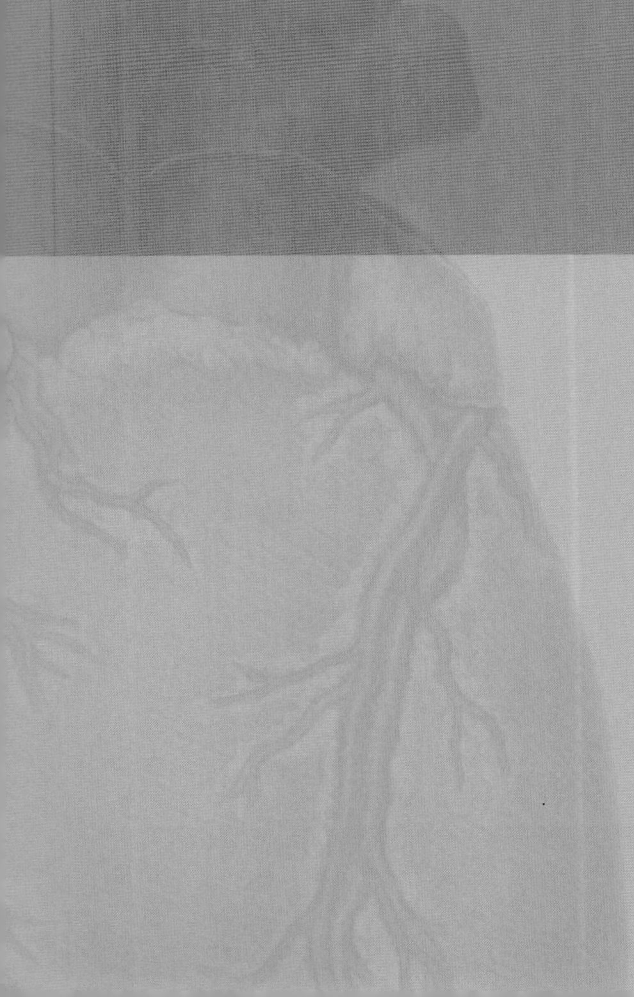

후천성 심장질환의 대표적 수술 방법들에 대해 자세히 알아 봅시다.

1. 판막질환의 수술

심장판막은 결국 심장 내에서 피가 지나가는 통로에 있는 문과 같습니다(16페이지 참조). 따라서 우리가 살고 있는 집의 방문과 그 기능이 비슷합니다. 단 한 가지 중요한 차이점이 있다면 집 방문은 왔다 갔다 드나들 수 있지만 심장판막은 오직 한 방향으로만 피가 지나가게 한다는 것입니다. 심장판막에 병이 생겼을 때의 치료 방침 역시 방문이 고장 났을 때 수리하는 기준과 어느 정도는 비슷합니다.

방문이 고장 났을 때를 한번 생각해 봅시다. 먼저 고장 난 정도가 사소한 경우에는 약간의 불편감이 있더라도 그냥 적당히 손질을 하면서 그대로 두고 사용해 보는 것이 보통일 것입니다. 만일 고장 난 상태가 어느 정도를 넘어서면 물론 본격적인 수리를 하게 되겠지요. 아예 수리가 불가능할 정도가 되면 어떻게 합니까? 당연히 문을 완전히 새 것으로 바꾸게 될 것입니다.

심장판막의 치료도 이와 거의 같습니다. 고장 난 정도가 가벼운 경우에는 특별한 치료를 하지 않거나 또는 치료가 필요하더라도 수술까지는 하지 않습니다. 그러나 고장 난 상태가 어느 정도를 넘어서면 결국 수술을 통해 판막 병변을 교정해 주어야만 합니다. 이때도 우리가 사는 집의 방문에서와 마찬가지로 그 상태에 따라 그냥 수리만을 해서 사용할 것인지, 아니면 완전히 판막을 교체해 줄 것인지를 결정하게 됩니다(그림 2-24). 이 때 원래의 판막을 수리하여 사용하는 수술 방법을 의학용어로는 '판막성형수술' 이라고 부릅니다. 또 새로운 인공판막을 사용하여 판막을 아예 통째로 교체해 주는 수술 방법은 '인공판막치환수술' 이라고 부릅니다.

그런데 심장판막의 수술에는 우리가 사는 집의 방문 수리나 교체와는 결정적으로 다른 중요한 차이점이 하나 있습니다. 방문의 경우 수리가 필요한 때에는 돈을 조금 더 들여서라도 아예 문을 새 것으로 바꾸어주면 훨씬 좋을 때가 많습니다. 보기도 좋을 뿐만 아니라 그 기능에서도 대부분 흠잡을 데가 없습니다. 방문이야 헌 것이던 새 것이던 어차피 사람이 만든 인공적인 제품이기 때문입니다. 따라서 돈이 더 든다는 단점을 제외하면 이와 같이 완전 교체를 선호하는 사람들이 실제 많습니다.

그러나 실제 심장판막의 경우 이와는 전혀 다른 점이 있습니다. 즉 우리 몸의 심장판막은 방

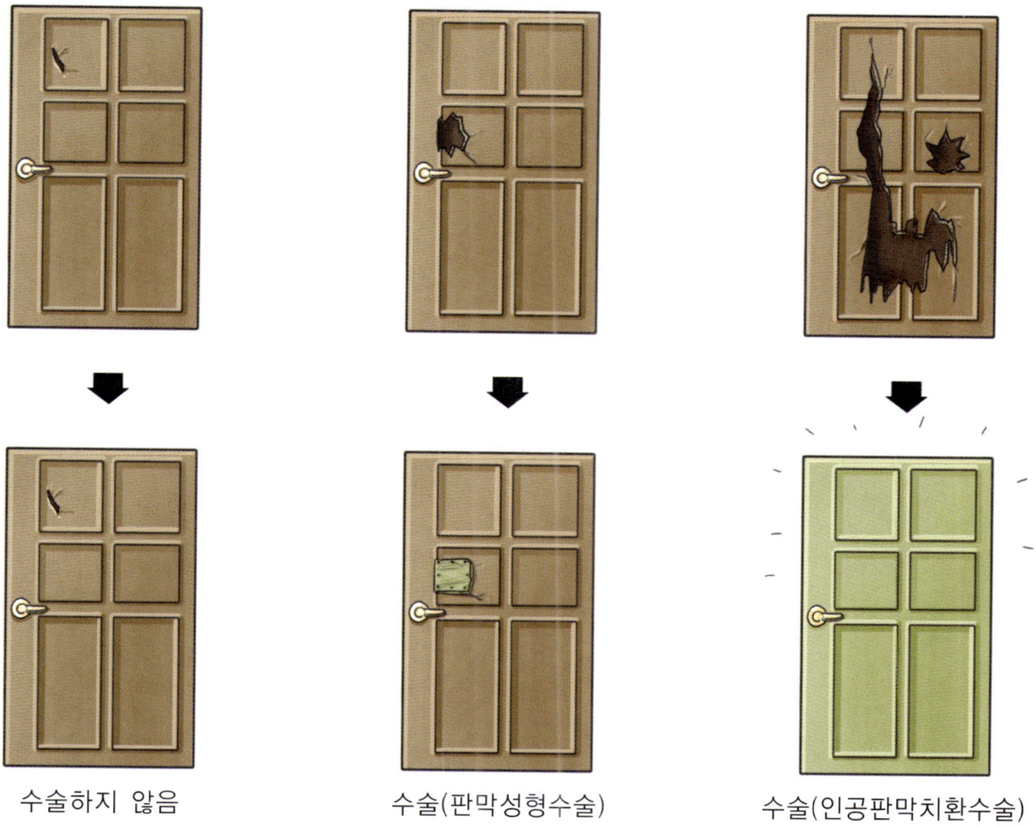

그림 2-24. 고장 난 방문에 대한 수리 방법과 비교한 심장판막 치료의 개념

문과는 달리 똑같은 성능을 가진 대체품이 없다는 것입니다. 글쎄요? 먼 훗날 의학의 발전에 따라 어떤 일이 생길지는 모르겠습니다만 적어도 이 시점에서는 원래의 심장판막을 인공적인 물질이 완전히 대체하는 것은 불가능합니다. 다시 말하면 인공심장판막은 아무리 새 것이라도 방문에서와는 달리 여러 가지 부작용이 생길 수가 있다는 뜻입니다.

이 때문에 판막 수술이 필요한 경우 외과의사들은 가능만 하면 원래의 판막을 수리하여 다시 사용할 수 있도록 만들려고 노력을 하게 됩니다. 그러나 이런 노력과 관계없이 판막이 이미 지나치게 망가져 있으면 부득이 판막을 인공판막으로 대체해 줄 수밖에 없습니다.

판막 수술에 사용되는 인공판막에는 크게 두 종류가 있습니다. 한 종류는 금속판막이고 또 다른 종류는 조직판막이라고 부릅니다(그림 2-25). 금속판막은 글자 그대로 금속 재질로 만든 것입니다, 반면 조직판막은 생체조직으로 만들어진 인공판막을 말합니다. 그런데 다른 사람의 판막을 구하는 것은 현실적으로 한계가 있기 때문에 대부분 동물에서 구한 판막을 사용합니다. 현재는 주로 돼지 판막 또는 소의 심막을 특수 처리하여 사용하고 있습니다.

그런데 이들 인공판막에는 각각 중요한 부작용들이 있습니다, 먼저 금속판막의 경우 재질 자체가 금속이기 때문에 수명 자체는 반영구적입니다(그림 2-26). 그러나 그 대신에 재질 자체가 우리 몸의 생체 조직과는 전혀 다른 성격을 가지고 있기 때문에 그에 따른 큰 문제점이 발생하게 됩니다.

즉 우리 몸의 피는 원래 몸을 담고 있는 혈관과 성격이 다른 물질을 만나게 되면 굳어 버리려는 반응을 보입니다. 이는 출혈 시에 자연적으로 피를 굳게 만들어 더 이상의 위험을 방지하려는 자연스러운 신체의 방어 기전입니다. 그러나 이 때문에 심장 내에 금속으로 만들어진 인공판막이 삽입된 경우 피가 다른 성격의 표면과 만나면서 굳어지려는 성향이 생기게 됩니다. 이 결과로 생기는 것이 '혈전증(血栓症)'과 색전증(塞栓症)'이라는 부작용입니다. 즉 인공판막 근처에서 굳은 피떡이 생기면서(혈전증) 인공판막이 제대로 작동하는 것을 방해하거나, 아니면 작은 피떡들이 혈관 안으로 떨어져 나가면서(색전증) 결국에는 뇌혈관 등 작은 혈관들을 막게 되어 문제를 일으키게 됩니다.

이 때문에 금속판막을 사용하는 경우 앞서 말한 혈전증과 색전증의 합병증을 최소화시키기

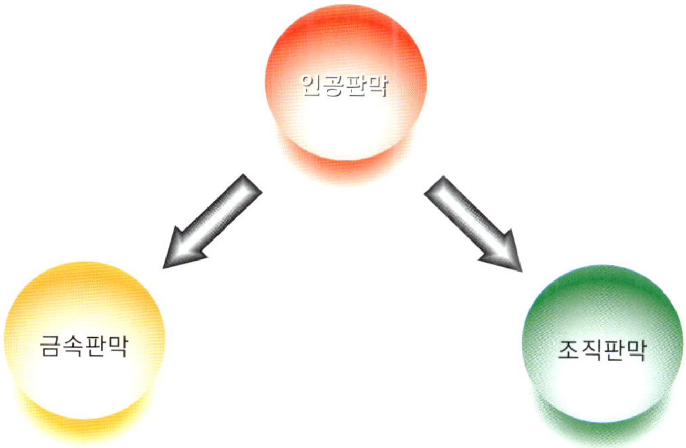

그림 2-25. 인공판막의 종류

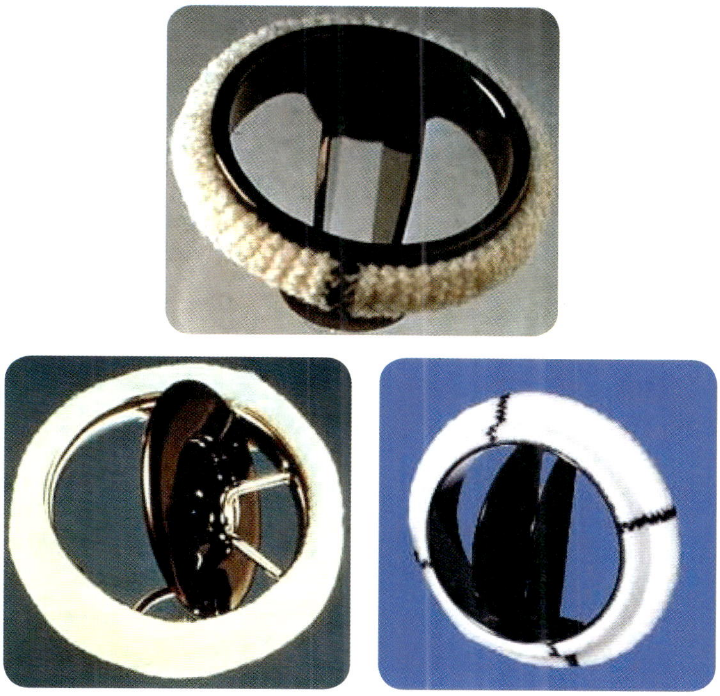

그림 2-26. 실제 사용되고 있는 몇 가지 금속판막들

위한 예방 조치가 필요하게 됩니다. 이런 목적으로 사용되는 약제가 바로 항응고제라는 약입니다(200페이지 참조). 혈액이 굳는 것을 막아 주는 약이라는 뜻입니다. 그런데 이 항응고제는 그 사용 목적과 전혀 다른 측면에서의 또 다른 문제를 일으킬 수 있습니다. 즉 혈액 응고를 방지하는 약이기 때문에 정상인이면 아무런 문제도 되지 않는 상황에서도 출혈이 쉽게 일어나는 부작용을 일으킬 수 있습니다. 예를 들면 그렇지 않더라도 뇌출혈이 생길 가능성이 있는 환자에서는 위험성이 그만큼 더 커질 수 있습니다. 물론 금속판막의 삽입과 항응고제의 사용에 따른 이러한 문제점들을 동시에 해결하기 위하여 담당 의사들은 특별한 혈액 검사를 통하여 주의 깊게 적정 사용 용량을 결정하여 처방하고 있습니다. 따라서 평생 약을 복용해야 한다는 번거로운 점을 빼고는 실제 큰 문제가 발생하는 경우는 드뭅니다.

반면 조직판막은 조직판막대로 그 나름의 문제점을 가지고 있습니다(그림 2-27). 물론 판막의 재질 자체가 생체 조직이기 때문에 혈전증과 색전증의 발생 위험성은 금속판막에 비해 현저히 낮습니다. 이 때문에 조직판막을 삽입 받은 경우에는 보통 수술 직후 초기 수개월 동안만 항응고제를 투여 받고 그 이후에는 복용을 하지 않는 것이 일반적인 방침입니다. 이는 금속판막에 비하면 비교할 수 없을 정도로 큰 장점이 됩니다. 그런데 정작 조직판막의 문제점은 그 내구성에 있습니다. 즉 재질 자체가 생체 조직이기 때문에 그 사용 수명에는 근본적인 한계가 있을 수밖에 없습니다. 또 동물조직의 사용에 따른 부작용을 줄이기 위해 하는 약물처리 과정도 조직판막의 내구성에 나쁜 영향을 미칩니다. 이 때문에 조직판막은 꼭 집어서 어느 정도 사용할 수 있다고 그 기간을 정할 수는 없지만, 적어도 금속판막에서 보는 반영구적 사용 개념과는 거리가 멀다는 것만은 확실합니다. 이 때문에 반드시는 아니지만 조직판막을 치환 받는 경우에는(특히 젊은 환자에서는) 수술 후 일정 기간이 지난 뒤에 판막을 다시 갈아 주어야 하는 재수술의 가능성도 있을 수 있습니다. 반면 신체 활동이나 대사 속도가 느린 노인들에서는 조직 판막이 좋은 선택이 될 수 있습니다.

지금까지 설명 드린 인공 심장판막들의 종류에 따른 이러한 뚜렷한 장·단점들 때문에 담당 의료진은 환자의 나이, 상태, 수술 후 생활 환경들을 종합적으로 면밀히 분석하여 어떤 종류의 인공판막을 사용할 것인가를 환자와 함께 상의하여 결정하게 됩니다.

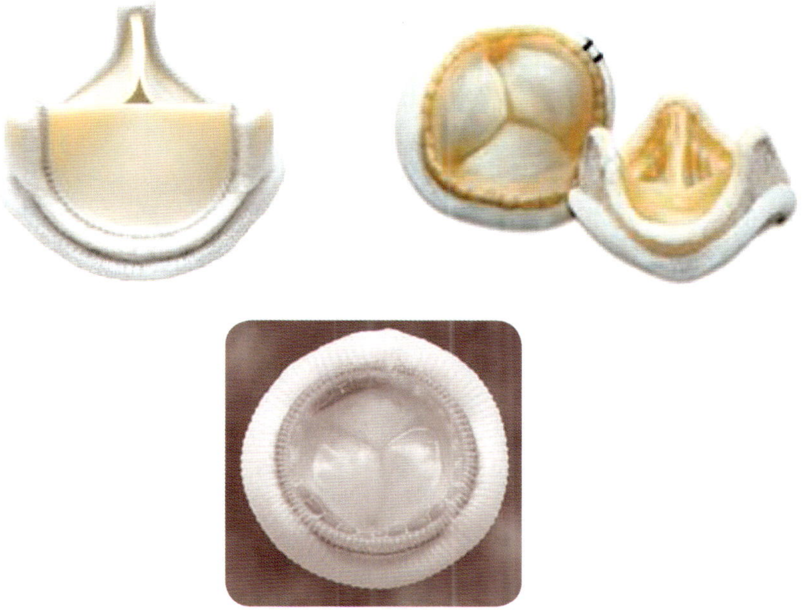

그림 2-27. 실제 사용되고 있는 몇 가지 조직판막들

2. 관상동맥질환의 수술

관상동맥우회수술

관상동맥질환의 본질은 심장에 혈액을 공급하는 동맥인 관상동맥이 동맥경화증으로 인해 좁아져 있는 것입니다(52페이지 참조). 따라서 이를 수술로 해결해 주는 방법은 이론적으로 그렇게 어려울 것이 없습니다. 즉 관상동맥 내부의 좁아진 부분을 직접 넓혀 주거나 또는 좁아진 부분을 건너 뛰어 피가 아래쪽으로 잘 갈 수 있도록 우회 통로를 만들어 주는 것입니다.

그러면 먼저 좁아진 관상동맥 내부를 직접 넓혀 주는 방법에 대해 살펴보겠습니다. 동맥경화로 좁아져 있는 관상동맥의 안쪽 벽을 절제해 주기 때문에 전문 의학용어로는 〈동맥내막절제술(endarterectomy)〉이라고 부릅니다(그림 2-28). 일반적인 관점에서 언뜻 생각해보면 이 방법이 상당히 좋지 않겠느냐는 생각도 할 수 있겠습니다만, 문제는 관상동맥 병변의 특성상 이러한 수술 방법의 대상이 되는 적절한 환자가 거의 없다는 것입니다. 또 일단 생긴 병변을 잘 해결해 주면 더 이상 병이 새로 생기거나 진행되지 않은 선천성 심장기형에 비해, 관상동맥 질환은 수술 이후에도 병변 자체가 계속 진행될 가능성이 언제든지 있기 때문에 재발이 잘 될 수 있는 것도 단점입니다. 그리고 바로 다음에 설명하고자 하는 좁아진 부분을 건너뛰는 수술법인 '관상동맥우회수술' 의 장단기 성적이 상대적으로 매우 좋은 것도 이 방법이 잘 사용되지 않는 이유가 됩니다.

'관상동맥우회수술' 은 동맥경화증으로 좁아져 있는 부분을 우회하여 피가 그 아래쪽으로 정상적으로 갈 수 있도록 새로운 통로를 만들어 주는 수술 방법을 말합니다(그림 2-29). 이 방법은 우회 통로로써 환자 자신의 혈관들을 사용하기 때문에 수술만 성공적으로 되면 특별한 부작용이 없이 장기 성적이 매우 좋습니다. 이 때문에 이 수술 방법은 현재 관상동맥질환에 있어 표준 수술법으로 자리 잡고 있습니다.

관상동맥우회수술에 환자 자신의 혈관이 우회통로로 사용되기 위해서는 몇 가지 조건을 충족시켜야 합니다. 즉 우선 적절한 길이가 되어야 하고 수술 조작을 용이하게 할 수 있어야 합니다.

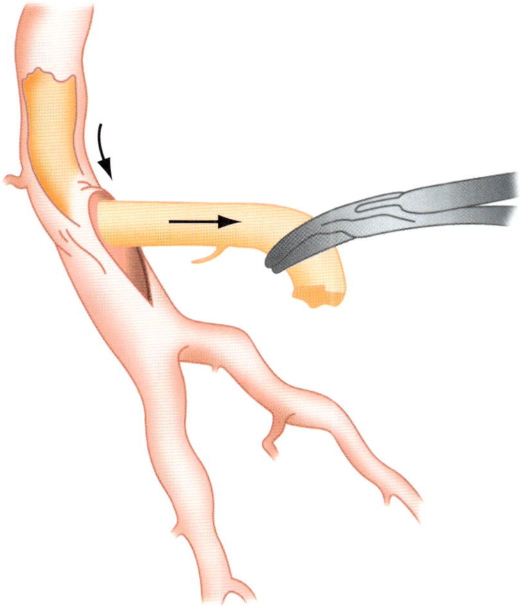

그림 2-28. 동맥내막절제술을 보여 주는 모식도

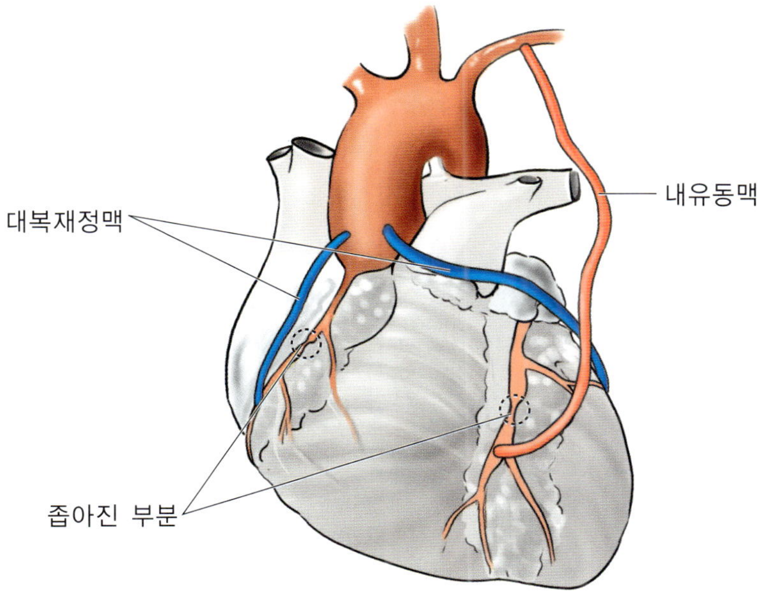

그림 2-29. 관상동맥우회술의 전형적인 장면을 보여 주는 모식도

그림에서 관상동맥우회수술에 가장 많이 사용되는 우회 통로인 내유동맥과 대복재정맥을 사용하여 좁아진 관상동맥을 우회하여 연결하고 있는 모습을 보여주고 있습니다.

그리고 무엇보다도 이들 혈관들을 떼어낸 후에도 우리 몸에 특별한 후유증을 남기지 않아야 합니다. 그러면 우회통로로 사용되는 이들 혈관들에 대해서 좀 더 자세히 알아보도록 하겠습니다.

앞에서 설명했던 '관상동맥 우회수술' 에서 현재까지 우회통로로 가장 많이 사용되어 오고 있는 것이 다리에 있는 대복재정맥이라는 긴 정맥(그림 2-30)과 가슴에 있는 내유동맥이라고 불리는 동맥입니다. 과거에는 대복재정맥이 대부분 사용되었습니다. 그러나 아무래도 동맥과는 조직의 성격이 다른 정맥 혈관이기 때문에 장기적으로는 동맥압력으로 인한 혈관 손상이 누적될 가능성이 있습니다. 이 때문에 최근에는 내유동맥이 많이 사용되고 있습니다.

이 동맥은 가슴뼈 옆으로 쌍을 이루면서 길이로 주행하고 있는 동맥인데 심장 옆에 있기 때문에 수술에 사용하기가 용이합니다. 또 절제되더라도 우리 몸에 특별한 이상을 일으키지 않습니다. 다만 혈관 크기가 대복재정맥에 비해 작기 때문에 수술이 상대적으로 약간 어려운 측면이 있습니다다만 근래에 와서는 확대경을 이용한 미세 수술기법의 향상으로 큰 문제없이 진행될 수 있습니다. 간혹 외과의사에 따라서는 내유동맥 대신 손목이나 배에 있는 작은 동맥을 사용하기도 합니다(그림 2-31).

관상동맥은 기본적으로 심장의 외벽에 위치하고 있는 혈관이기 때문에 수술을 위해서 심장 내부를 직접 열지는 않습니다. 따라서 수술에 반드시 인공심폐기를 사용할 필요는 없습니다.

이런 이유로 최근에는 국내외를 막론하고 적지 않은 외과의사들이 심장이 보통대로 뛰고 있는 상태에서 일반 수술과 마찬가지로 관상동맥 수술을 시행하고 있습니다. 그러나 외과의사들 중에서는 인공심폐기를 사용하여 심장을 멈추고 하는 수술이 훨씬 정확한 수술 방법이 될 수 있다고 주장하는 사람들도 많습니다(102페이지 참조). 또 그런가 하면 인공심폐기를 사용은 하되 심장은 그냥 뛰고 있는 상태에서 수술하는 것을 선호하는 외과의사들도 있습니다. 어느 쪽이던 현재 그 수술 결과에는 큰 차이가 없기 때문에 환자의 입장에서 특별히 문제가 될 것은 없습니다.

마지막으로 관상동맥질환 환자에서 갑자기 심근경색증이 발생하는 경우에는 수술이 까다로워집니다. 이들 환자에서는 해당 심근의 혈액 공급이 완전히 차단된 상태이기 때문에 그만큼 환자 상태도 나쁘고 수술도 보통 응급조치를 필요로 하게 됩니다(54페이지참조).

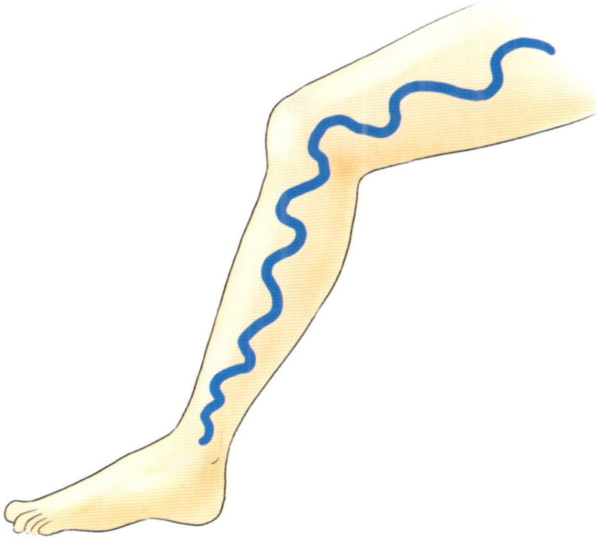

그림 2-30. 관상동맥우회술에서 우회통로의 재료로 흔히 사용되고 있는 다리의 대복재정맥

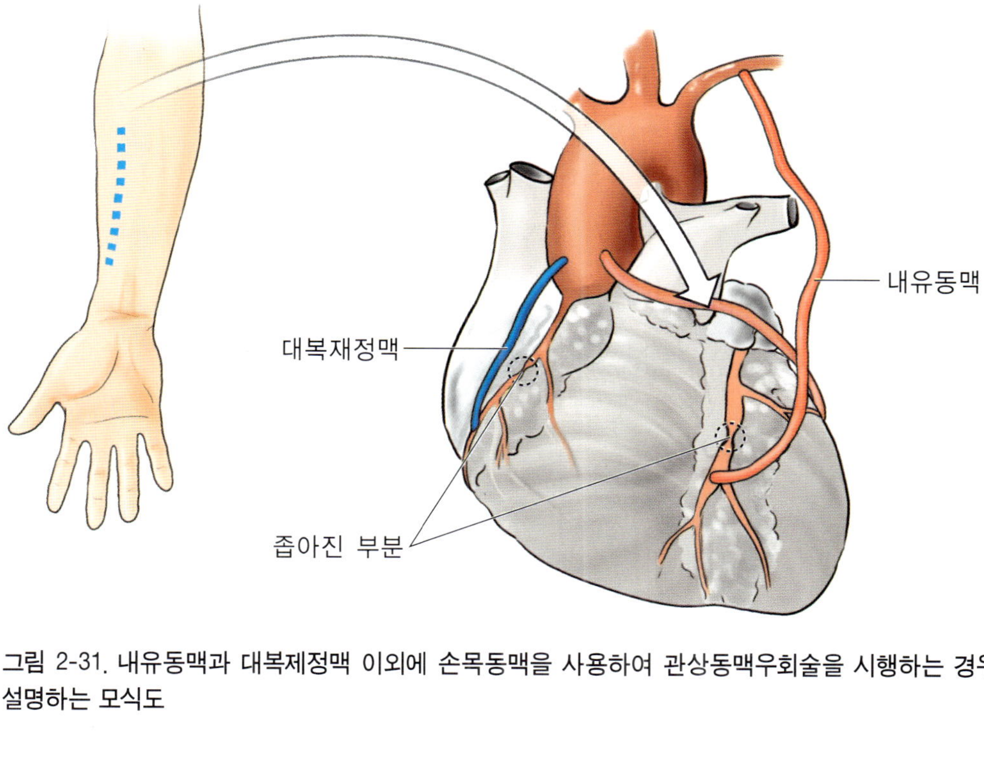

그림 2-31. 내유동맥과 대복제정맥 이외에 손목동맥을 사용하여 관상동맥우회술을 시행하는 경우를 설명하는 모식도

경피적 관상동맥 성형술

'경피적 관상동맥 성형술' 은 좁아진 관상동맥을 수술에 의하지 않고 카테터라고 부르는 가늘고 기다란 도관을 이용하여 넓혀 주는 방법을 말합니다. 여기서 경피적이란 용어는 피부를 통한다는 뜻입니다. 즉 외과적 수술에서와 같이 큰 수술절개를 하지 않고 국소 마취를 한 뒤에 피부에 찌른 주사기를 통해 가는 도관을 삽입하는 방법을 말합니다. 따라서 통증도 거의 없는 것이 장점입니다. 또 관상동맥 성형술이란 용어는 관상동맥 내부에서 혈액 흐름이 제대로 되게 하기 위해 관상동맥 안을 넓혀 주는 방법을 말합니다. 우리가 일반적으로 알고 있는 성형수술의 개념과는 다른 시술입니다. 사실 외부에 보이는 모습이 중요한 얼굴 성형과는 달리 우리 몸 깊숙이 위치하고 있는 관상동맥의 경우에는 그 모양이 아름다우냐 아니냐는 중요하지 않습니다. 혈액을 전달하는 그 기능만 충실히 하면 되는 것입니다.

어떤 특정한 환자에서 카테터 시술을 하느냐 아니면 외과적 수술을 하느냐 하는 선택은 해당 전문 의사들이 긴밀히 상의하여 결정하게 됩니다. 최근에는 특별한 경우를 제외하고는 대개 일차적으로 카테터 시술을 먼저 시행하는 것이 보편적입니다.

관상동맥 성형술을 보다 구체적으로 살펴보면 크게 '경피적 관상동맥 풍선확장술' 과 '경피적 관상동맥 스텐트 삽입술' 이라는 두 가지 방법이 있습니다.

먼저 경피적 관상동맥 풍선확장술에 대해 알아보겠습니다. 이 방법은 풍선 모양의 구조물이 달려 있는 특수한 도관을 이용합니다. 먼저 그림에서와 같이 대퇴부나 팔의 동맥을 통하여 가이드용 도관을 삽입한 뒤 병변이 있는 관상동맥의 입구까지 진행시킵니다(그림 2-32). 가이드용 도관은 글자 그대로 치료용 도관의 삽입을 위한 여행 가이드와 같은 역할을 하는 도관입니다. 일단 가이드용 도관이 제대로 위치하고 있는가를 X-ray 촬영 화면으로 확인한 다음에는 가이드용 도관 속으로 치료용 특수 도관을 밀어 넣습니다. 이 치료용 특수 도관에는 풍선 모양의 구조물이 펴지지 않은 상태로 부착되어 있습니다. 이 도관을 그림에서와 같이 관상동맥의 좁아져 있는 부위에 위치시킵니다. 그런 뒤에 이 풍선을 확장시키면 좁아진 부위의 동맥경화 부위가 압착되면서 넓혀지게 됩니다(그림 2-33).

다음은 경피적 관상동맥 스텐트 삽입술에 대해 설명하겠습니다.

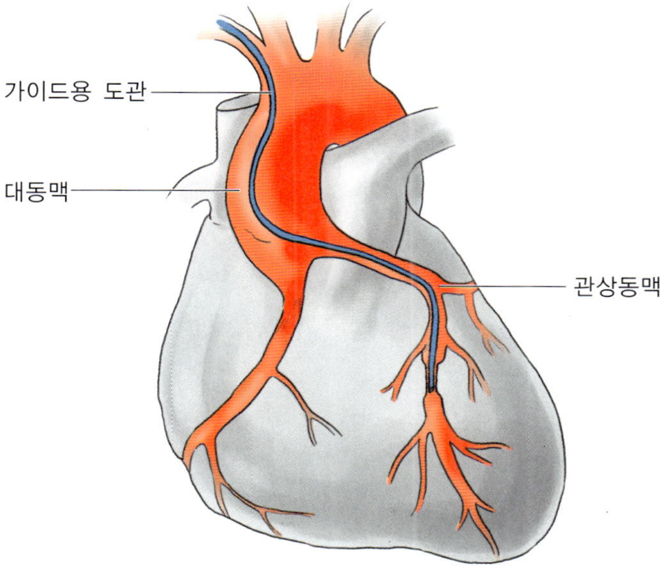

그림 2-32. 경피적 관상동맥 풍선확장술에서 카테타가 관상동맥 협착 부위에 들어가 있는 모습

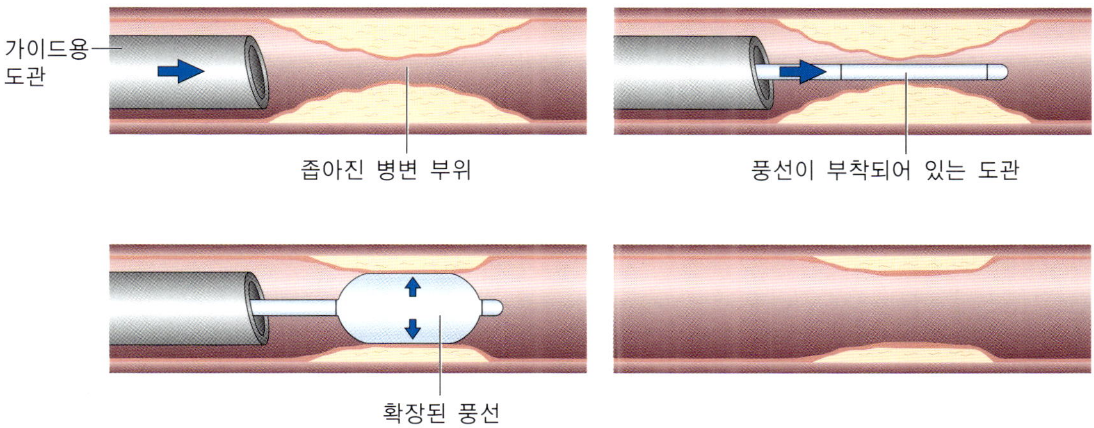

그림 2-33. 경피적 관상동맥 풍선확장술에서 풍선 확장에 의해 협착이 해소되는 모습을 설명해 주는 모식도

이 방법은 기본적으로 시술 과정과 치료 목적 측면에서 바로 앞에서 설명한 풍선확장술과 같습니다. 다만 풍선에 그림과 같은 철망과 같은 구조물이 입혀져 있는 것이 다릅니다(그림 2-34). 이 철망을 의학적 전문 용어로는 스텐트라고 부릅니다. 스텐트는 풍선 카테터를 삽입할 때는 펴 있지 않은 상태로 카테터에 붙어 있습니다. 그러다가 카테터 삽입 후에 병변 부위에서 확장시키면 해당 관상동맥의 안쪽 벽에서 펴져 혈관을 넓혀져 있는 상태로 지탱해 주는 역할을 하게 됩니다. 말하자면 풍선확장술 후 관상동맥이 다시 좁아질 가능성을 낮춰 주는 역할을 합니다. 따라서 이러한 스텐트 시술은 앞서 말한 풍선확장술에 병합되어 최근에 폭넓게 많이 사용되고 있습니다.

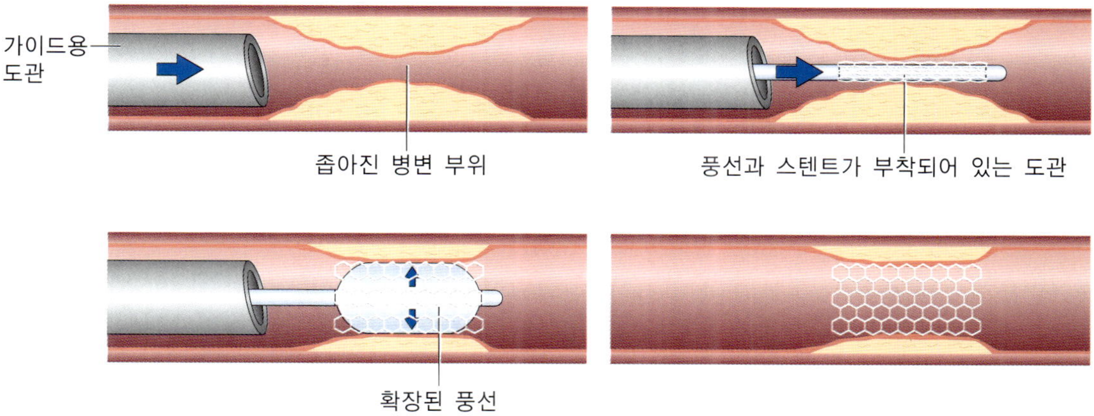

그림 2-34. 경피적 관상동맥 스텐트 삽입술을 보여 주는 모식도

3. 대동맥질환의 수술

대동맥에서 생기는 대표적인 병은 대동맥류(大動脈瘤)입니다. 이 병은 대동맥이 국소적으로 마치 풍선처럼 부풀어 확장되는 병변을 말한다고 앞서 설명한 바 있습니다(56페이지 참조). 실제적으로도 대동맥류는 풍선과 같이 항상 파열의 위험성이 있습니다. 그리고 일단 파열이 되면 우리 몸에서 가장 큰 동맥인 대동맥의 특성 상 순간적으로 대량 출혈이 일어나기 때문에 대부분 치명적인 결과를 초래하게 됩니다. 이 때문에 크기가 아주 작은 경우를 제외하고는 대동맥류가 발견되면 수술로 반드시 이를 해결해 주어야 합니다.

대동맥류의 수술 원칙은 간단합니다. 풍선처럼 부풀은 부분을 잘라내고 이를 인조혈관으로 대체시켜 주는 것입니다. 보통은 수술의 편의상 부풀어 있는 병변 부위를 다 잘라 내지 않고 그림에서와 같이 부풀어 있는 부위를 연 다음 그 안에서 인조혈관을 이용하여 정상적인 대동맥 사이를 연결시켜주는 방법을 많이 사용하고 있습니다(그림 2-35). 결과적으로 대동맥류를 잘라 내고 이어주는 방법과 효과는 똑같습니다.

그런데 대동맥류의 수술 방법을 조금 더 자세히 살펴보면 대동맥류가 생겨 있는 위치에 따라 구체적인 수술 방법에 있어서도 약간 차이가 있습니다(56페이지 참조).

먼저 심장 바로 옆에 있는 상행대동맥과 대동맥궁에 생긴 대동맥류의 경우는 심장 내부의 병을 수술하는 방법과 마찬가지로 인공심폐기를 이용하여 일반 심장수술과 같이 시행하여야 합니다. 그런데 상행대동맥에 생긴 대동맥류는 보통 좌심실과 대동맥 사이에 있는 판막인 대동맥판막 주위까지 침범하고 있습니다. 따라서 이때는 대동맥류의 수술과 함께 대동맥판막 수술도 같이 해 주어야 합니다. 이를 위해 일반적으로 가장 많이 사용되는 수술은 그림에서와 같이 인공대동맥판막을 포함하고 있는 인조혈관으로 한꺼번에 대동맥류를 없애주는 방법입니다(그림2-36).

대동맥궁은 해부학적으로 머리로 가는 혈관이 나오는 부위입니다. 따라서 이 부위에 생긴 대동맥류를 수술할 때는 외과의사들은 수술 중에 머리의 혈류 공급이 지장을 받지 않도록 여러 가지 방법으로 각별한 노력을 기울이게 됩니다. 수술 자체는 인공심폐기를 사용하면서 대동맥류를 인조혈관으로 대체시켜 주면 됩니다.

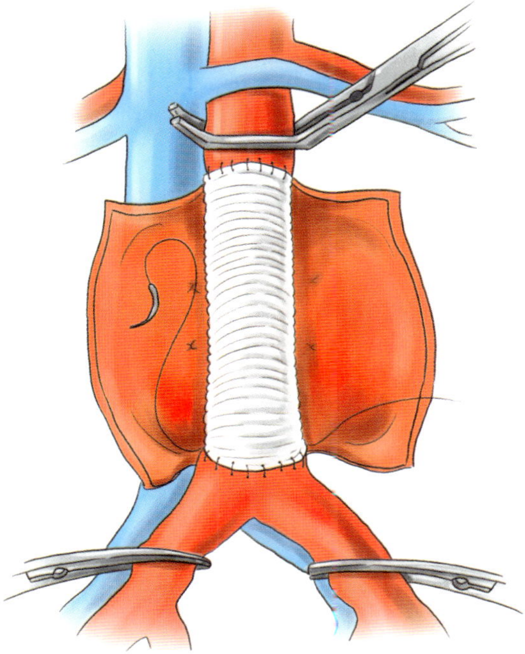

그림 2-35. 전형적인 대동맥류 수술방법을 보여 주는 모식도

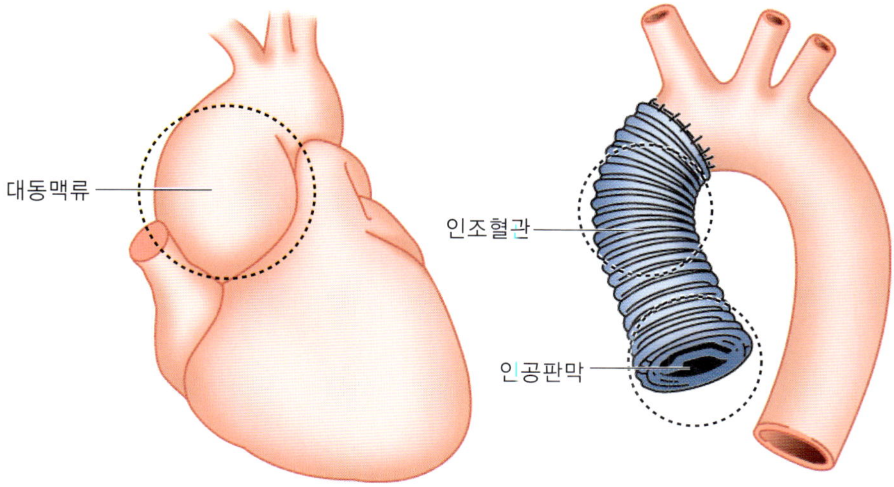

그림 2-36. 상행대동맥에 생긴 대동맥류에 대한 수술을 보여 주는 모식도

그림에서 인조혈관에 인공판막이 같이 포함되어 있는 것을 볼 수 있습니다.

하행 흉부대동맥에 생긴 대동맥류의 수술은 다음과 같은 두 가지 특징이 있습니다. 먼저 생긴 위치가 심장과 많이 떨어져 있기 때문에 수술 시에 이론적으로는 인공심폐기의 도움을 필요로 하지 않습니다. 그러나 수술기법의 편의상 또는 바로 다음에서 설명하는 수술 중 척수 보호의 목적으로 인공심폐기 또는 이와 유사한 장치를 사용하여 수술하는 경우가 많습니다(그림 2-37). 두 번째는 하행 흉부대동맥에서는 척수로 가는 혈관들이 나온다는 점입니다. 이 때문에 수술 시에 이의 보호가 제대로 되지 않을 때는 자칫 하반신 불구라는 무서운 합병증이 생길 수 있습니다. 물론 외과의사들이 최대한의 사전 방비를 하며 이의 방지를 위해 노력하고 있습니다만 불가항력적인 경우도 있습니다.

한편 대동맥박리(大動脈剝離)는 고혈압 등에 의해 대동맥 안쪽 벽이 국소적으로 찢어지면서 생기는 병입니다(58페이지참조). 다소 전문적인 분류입니다만 의학적으로는 병이 생긴지 2주 이내의 상태를 급성대동맥박리로 그리고 2주일이 지나면 박리성 대동맥류로 나누어 부르고 있습니다. 박리성 대동맥류는 일반적인 대동맥류와 성격이 같기 때문에 수술 방법도 바로 앞에서 설명한 것과 똑같습니다.

다만 급성 대동맥박리의 경우는 조금 다릅니다. 먼저 병이 생긴 지 얼마 안 되는 급성기이기 때문에 무조건 수술 치료에 의존하는 것이 아니고, 대신 내과치료와 외과치료간의 선택이 중요합니다. 이에 대한 결정 역시 관련 내과의사와 외과의사 간에 환자의 상태를 바탕으로 한 긴밀한 상의를 통해 결정되게 됩니다. 만일 급성기에 대동맥박리를 수술해 주어야 할 상황에서는 수술 방법 역시 기본적으로는 일반 대동맥류의 수술과 비슷한 방법들을 사용합니다.

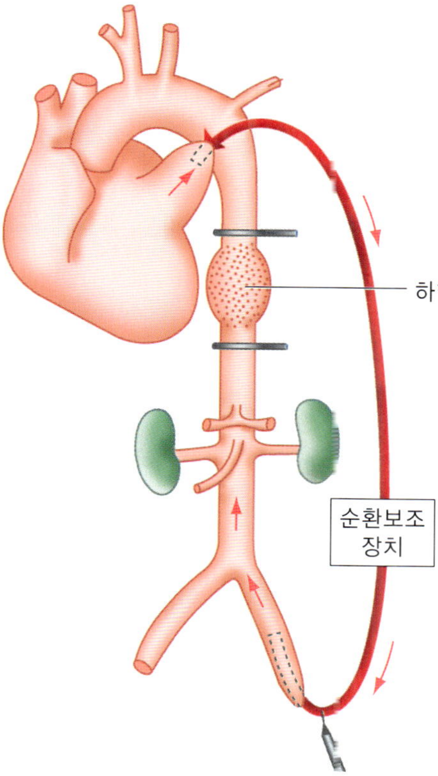

그림 2-37. 하행대동맥에 생긴 대동맥류에 대한 수술 방법을 보여 주는 모식도

4. 기타 후천성 심장질환의 수술

후천성 심장병으로 수술의 대상이 될 수 있는 병변에는 앞서 설명한 판막질환, 관상동맥질환, 대동맥질환의 3대 중요 병변 이외에도 염증성 질환, 종양 또는 심장에만 생길 수 있는 부정맥이나 만성 심부전 같은 병변들이 있습니다.

먼저 교착성 심막염의 수술에 대해 알아보겠습니다. 이 병변은 심장 바깥 쪽을 둘러싸고 있는 주머니 즉 심막이 염증으로 인해 유착이 생기면서 딱딱하게 변해 있는 것이 특징입니다(60페이지 참조). 심한 경우에는 마치 돌과 같이 딱딱해 지기도 합니다. 이런 상태가 진행되면 결국 심장의 운동성을 심각하게 제한하여 심장이 제대로 피를 받아들이지도 내보내지도 못하게 만듭니다. 이미 이렇게까지 단단하게 변한 염증성 유착은 약물로 없앨 수 있는 방법은 없습니다. 결국에는 수술로 딱딱한 심막 껍질을 벗겨내는 수밖에 없습니다(그림 2-38).

교착성 심막염은 심장 바깥 쪽에 생긴 병변이기 때문에 수술 시 인공심폐기를 사용하는 등 특별한 수술 보조장치는 원칙적으로 필요하지 않습니다. 따라서 수술 방법은 기본적으로 가슴을 열고 하는 일반적인 흉부질환 수술들과 비슷합니다. 그러나 중요한 차이점이라면 교착성 심막염에서의 수술은 심한 경우 마치 따개비와도 같이 심장에 딱 붙어 있는 염증성 유착 즉 껍질을 벗겨 주는 수술이기 때문에 자칫 심장에 손상을 줄 우려가 있어 각별한 주의를 요하게 됩니다. 이 때문에 만일의 경우를 대비하여 인공심폐기를 사용한 상태에서 수술하는 것을 선호하는 외과의사들도 있습니다.

심장에 종양이 생기는 경우는 다른 장기에 비해 비교적 드문편이지만 그 중에서는 좌심방에서 주로 발생하는 점액종이라는 양성 종양이 가장 많습니다(60페이지 참조). 점액종을 제거해 주는 수술은 심장을 열고 하는 다른 수술들의 경우와 기본적인 방법은 동일합니다(102페이지 참조).

즉 먼저 인공심폐기를 환자의 심장에 연결한 다음 심마비액을 사용하여 심장을 안전하게 정지시킵니다. 그런 뒤에 점액종이 있는 심장의 방을 열고 종양을 제거해 주면 됩니다(그림 2-39).

점액종은 양성 종양이기 때문에 종양이 생긴 부위만 잘 처리해 주면 그 밖의 다른 치료는 필요 하지 않습니다.

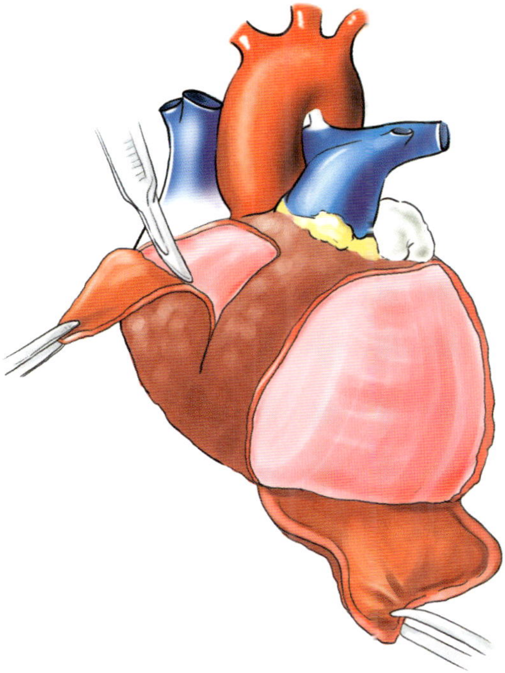

그림 2-38. 교착성 심내막염의 수술에서 두꺼운 심막 껍질을 심장으로부터 벗겨내는 장면의 모식도

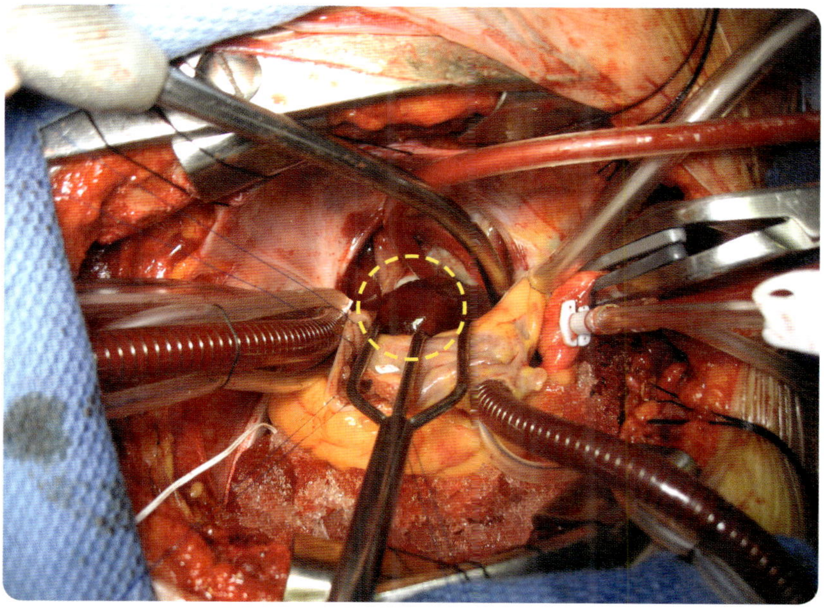

그림 2-39. 심장종양(점액종)을 노출시키고 제거하는 실제 수술 장면

다음은 부정맥의 치료에 관해서 알아보도록 하겠습니다. 부정맥에는 실로 다양한 종류가 있는데 원칙적으로는 대부분 내과적 병변입니다. 심지어 어떤 경우에는 부정맥은 있지만 특별한 치료가 필요 없는 경우도 있습니다. 따라서 부정맥에 대해 외과적 처치가 필요한 경우는 그렇게 흔하지 않습니다.

이런 가운데 최근에 부정맥에 대해 시술되는 외과적 치료법의 대표적 대상에는 승모판막질환에서 흔히 합병되어 나타나는 심방세동이란 부정맥이 있습니다(62페이지 참조). 이 부정맥의 수술은 대부분 승모판막 수술과 동시에 진행됩니다. 수술은 그 외과적 기법의 특징을 따서 메이즈(Maze) 수술 즉 우리말로는 미로(迷路)라는 뜻의 이름으로 불립니다.

한편 인공심박조율기는 심장이 어떤 이유에서든 매우 느리게 뛸 때 글자 그대로 인공적으로 심박수를 빠르게 조율해 주기 위해 몸 안에 삽입하게 되는 장치입니다(62페이지 참조). 심장이 너무 느리게 뛰면 결과적으로 뇌로 가는 피의 공급이 충분하지 못하게 되어 종종 실신하는 상황이 발생하게 되고 최악의 경우에는 생명까지 잃게 될 수 있기 때문입니다 인공심박조율기는 소형 금속 본체와 심장에 직접 부착되는 전극선의 두 부분으로 이루어져 있습니다(그림 2-40). 전극선을 통해 심장 리듬의 이상을 감지한 본체가 다시 전극선을 통해 전기를 전달하여 심장이 제대로 뛰게 해 주는 형식으로 작동하게 됩니다.

인공심박조율기 삽입 시술은 국소마취를 한 뒤 성냥갑만한 인공심박조율기를 피부 밑에 넣고 이 장치와 심장 사이를 특수한 전선으로 연결해 주게 됩니다. 최근에는 간단한 방법으로 정맥혈관을 통해 특수한 카테터를 삽입하여 심장 안쪽 벽에 전극을 부착하게 됩니다. 따라서 심장 수술 중에 필요에 의해 시행되는 경우를 제외하고는 엄격한 의미에서 외과적 시술이라고 부르기는 힘듭니다.

마지막으로 심부전에 대한 외과적 치료에 대해서는 다음 장에서 따로 자세히 설명하도록 하겠습니다.

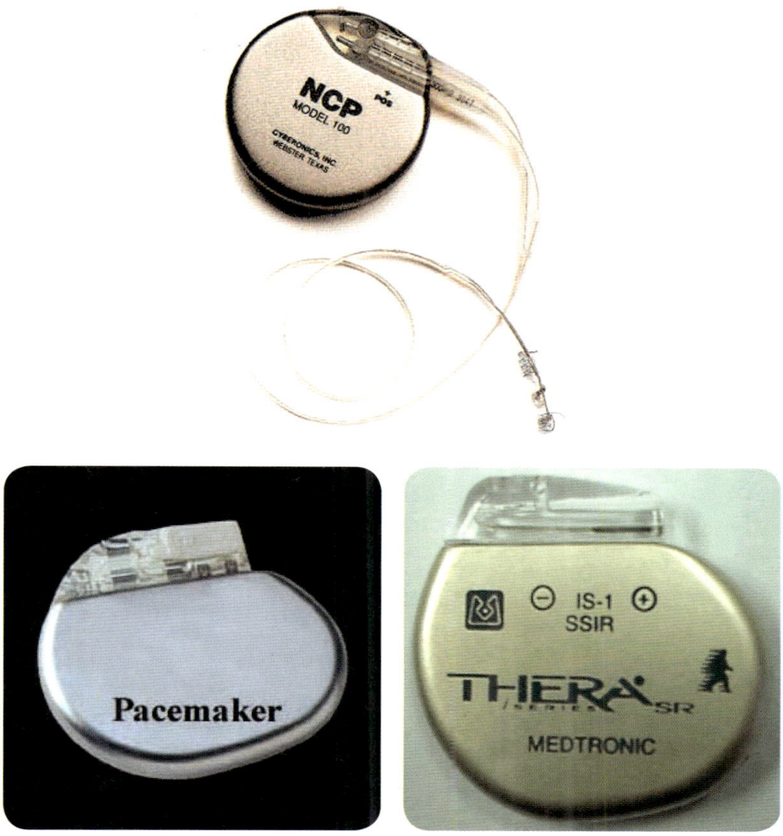

그림 2-40. 실제 사용되고 있는 몇 가지 인공심박조율기(인공심박동기)들

심장이식수술에 대해 알아 봅시다.

심장이식수술

지금까지 다양한 심장병의 수술 치료법에 관해 설명을 하였습니다. 그러나 심장병이 너무 심해지면 내과적 방법이건 외과적 방법이건 간에 여태까지의 일반적인 방법들로는 치료가 도저히 불가능한 상태에 이르는 경우가 있습니다. 이런 상태를 말기 심부전 상태라고 부릅니다. 여기에는 심장판막질환, 관상동맥질환, 선천성 심장기형, 그리고 심근병증 거의 모든 심장질환이 해당이 될 수 있습니다. 따라서 말기 심부전증은 어떤 특정한 질병이라기보다는 모든 심장병에서 올 수 있는 악화된 증상의 종착역 같은 것으로 이해하면 됩니다.

현재 이러한 만성 심부전의 치료로 가장 효과가 증명된 수술 방법은 심장이식수술입니다. 그런데 잘 알려진 바와 같이 심장이식수술을 위해서는 반드시 건강한 심장을 제공해 주는 공여자가 있어야 합니다. 이 때문에 뇌사 상태에 있는 환자들로부터 심장을 공여받기 위한 여러 가지 노력이 꾸준히 이어지고 있으나 장기 부족 상태를 근본적으로 해결하기는 어렵습니다.

따라서 심장이식수술을 대신해 보려는 노력의 일환으로 인공심장을 개발한다던지 또는 다른 동물의 심장을 이용한다던지 하는 각종 새로운 방법들에 관한 연구들이 현재까지 계속되고 있으나 아직까지는 그다지 만족스러운 결과를 보이지 못하고 있습니다.

그러면 심장이식수술이 어떻게 이루어지고 있는가를 보다 구체적으로 살펴보기로 하겠습니다. 앞서 언급한대로 심장이식수술의 가장 큰 문제점은 공여 심장의 부족입니다. 따라서 심장이식수술의 대상이 된다고 해서 모든 환자가 다 수술을 받을 수 있는 것은 아닙니다. 이 때문에 우리나라에서도 엄격한 법적 규정에 따라 심장이식 환자 등록 프로그램을 운용하며 효율적인 수술 관리가 되게끔 노력하고 있습니다(그림 2-41).

일단 심장기증자가 생기게 되면 병원에서는 의학적 판단 기준에 의한 우선순위에 따라 수술 대상 환자를 선정하게 됩니다. 그리고 먼저 환자와 심장기증자 사이의 체격 조건을 맞춘 뒤 면역적합성 여부를 알아보는 각종 검사를 시행하게 됩니다. 면역학적으로 맞지 않은 심장은 설사 수술 자체가 성공적으로 시행되었다 하더라도 환자의 몸 안에서 이식된 심장에 대해 강한 거부 반응을 일으키기 때문에 이식된 심장이 바로 치명적 손상을 입게 됩니다.

뇌사자로 부터의 장기이식 흐름도

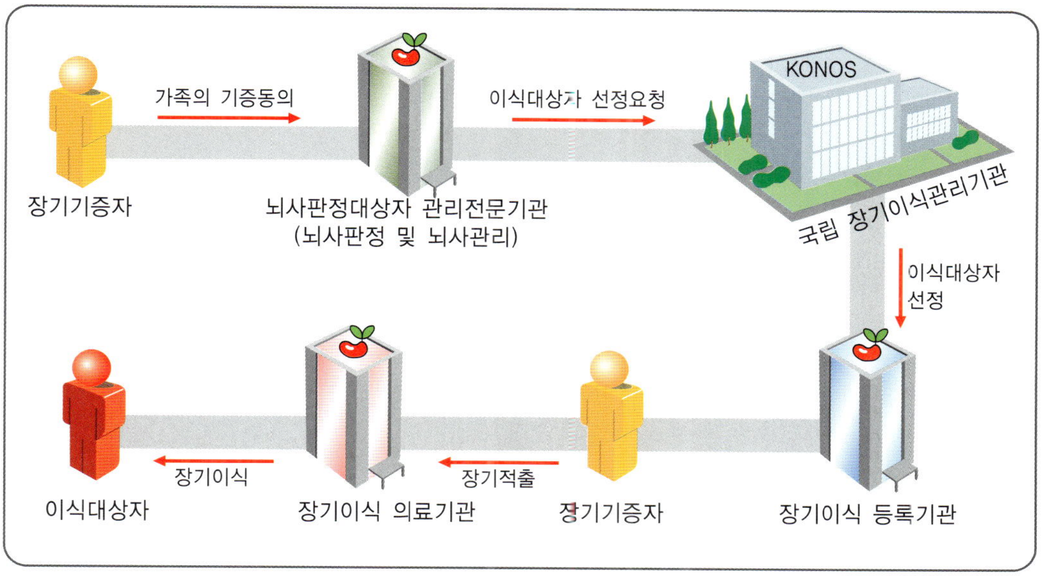

그림 2-41. 심장이식수술이 이루어지는 과정을 설명하고 있는 도표 (국립장기이식관리기관 제공)

심장이식수술 대상 환자와 심장기증자 사이의 면역학적 검사도 적합하고 기타 수술에 필요한 각종 검사와 모든 조건에 이상이 없다고 판단되면 본격적인 이식수술을 진행하게 됩니다.

심장이식수술의 기본 이론은 간단합니다. 대상 환자의 심장을 제거하고 대신 기증자의 심장을 환자 심장의 원래 위치에 봉합하여 이식시키면 됩니다(그림 2-42). 물론 수술 중에는 인공심폐기라는 기계 장치의 도움을 받아 수술을 진행하게 됩니다. 여기서 한 가지 중요한 점은 공여자에게서 심장을 떼어내면 4시간 이내에 가급적 빨리 환자에게 이식되어야 이식수술의 성공률을 높힐 수 있다는 것입니다. 그렇지 않으면 이식심장의 심근이 어느 정도 손상을 입을 수 있어 수술 성적에 좋지 않은 영향을 미칠 수 있기 때문입니다.

심장이식을 받고 나면 대부분의 환자에서 극적인 증상 호전이 생기는 것을 볼 수 있습니다. 평소에는 조금 걸어도 숨이 차던 사람이 뛰어 다닐 수도 있습니다. 부어 있던 몸도 감쪽같이 빠집니다. 당연히 수명도 심장병이 없는 상태에서의 자연 수명까지 늘릴 수가 있습니다. 다만 심장이식수술을 받고 난 후에는 이식된 심장에 대한 거부반응을 최소화하기 위해 면역억제제라는 약제를 평생 복용하여야 합니다. 수술 전에 이미 기본적인 면역적합성 검사를 거쳤다고는 하나 근본적으로는 다른 사람의 장기이기 때문에 어느 정도의 조직 거부반응은 피할 수가 없기 때문입니다. 따라서 심장이식수술 환자는 수술 후에도 평생 동안 이식된 심장의 적절한 관리를 위하여 담당 의료진과 긴밀한 관계를 유지하면서 진료를 받아야 합니다.

우리나라에서는 1992년 첫 심장이식수술이 시행된 이래 2007년까지 연간 50례의 심장이식수술이 진행되고 있습니다. 표에서와 같이 심장이식수술 대상이 될 수 있는 대기 환자들의 수에 비해 매우 적은 숫자이지만 공여 심장의 부족 때문에 어쩔 수 없는 실정입니다(표 2-1). 사실 이러한 현상은 비단 우리나라에서 뿐만 아니라 세계적으로 공통된 현상이기도 합니다. 이런 측면에서라도 심장이식수술을 완전히 대체할 만한 효과적인 수술 방법이 새롭게 개발되기를 바랍니다.

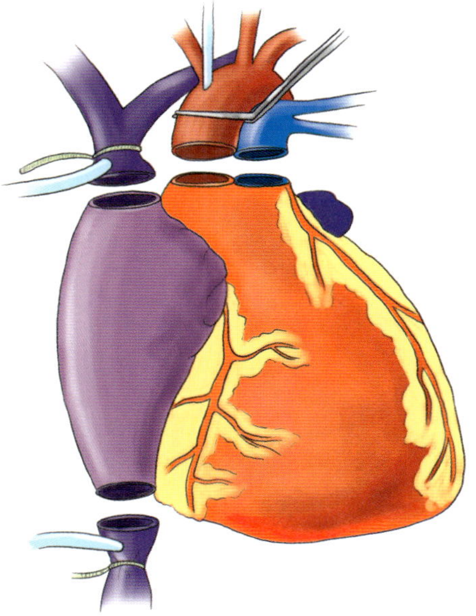

그림 2-42. 심장이식수술의 실제 모습을 보여 주는 모식도

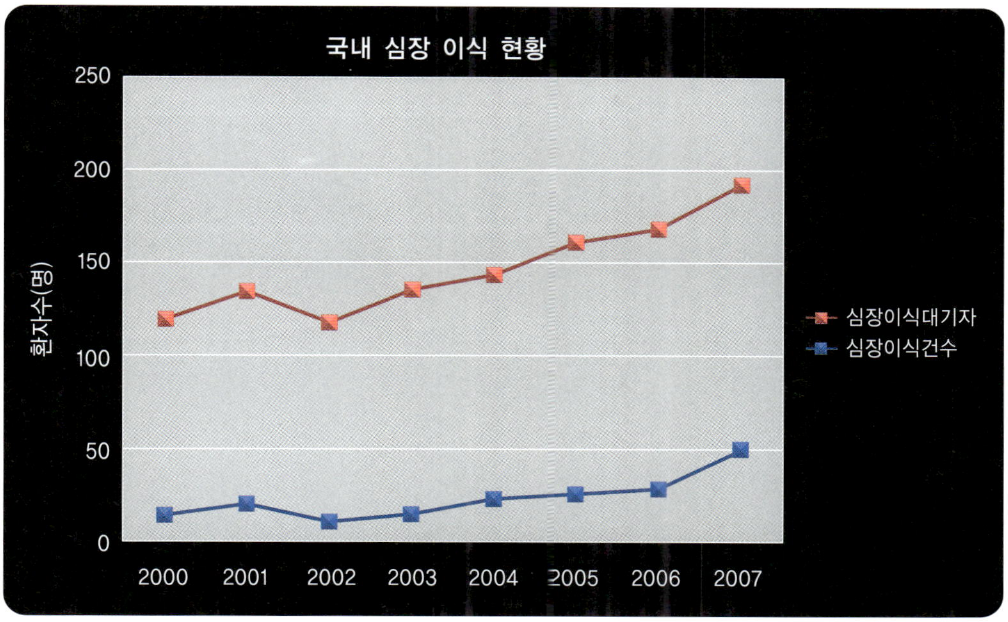

표 2-1. 우리나라 심장이식수술의 현황을 보여 주는 그래프

전형적인 수술 모습을 실제
사진을 보면서 알아볼까요?

1. 수술 시작 전 준비 상태에 있는 심장수술장의 전형적인 모습입니다.

수술의 특성 상 일반 수술장에 비해서 공간이 비교적 넓고 각종 측정 장치들이 많은 것이 특징입니다.

2. 심장수술이 시작되고 있는 장면입니다.

심장수술은 크게 3단계로 나누어 진행됩니다. 1단계는 수술 절개를 하고 심장을 노출 시킨 뒤에 인공심폐기 연결에 필요한 준비를 하는 단계입니다. 2단계는 본 수술 과정으로 심장병 자체를 교정해 주는 단계입니다. 인공심폐기 연결을 제거하는 과정까지 순조롭게 진행되어야 이 단계가 끝납니다. 그리고 3단계는 인공심폐기 연결을 제거한 뒤 마지막 피부 봉합까지 끝내는 단계입니다.

사진의 장면은 1단계가 진행되고 있는 상황으로 현재 심장을 노출시키고 있습니다.

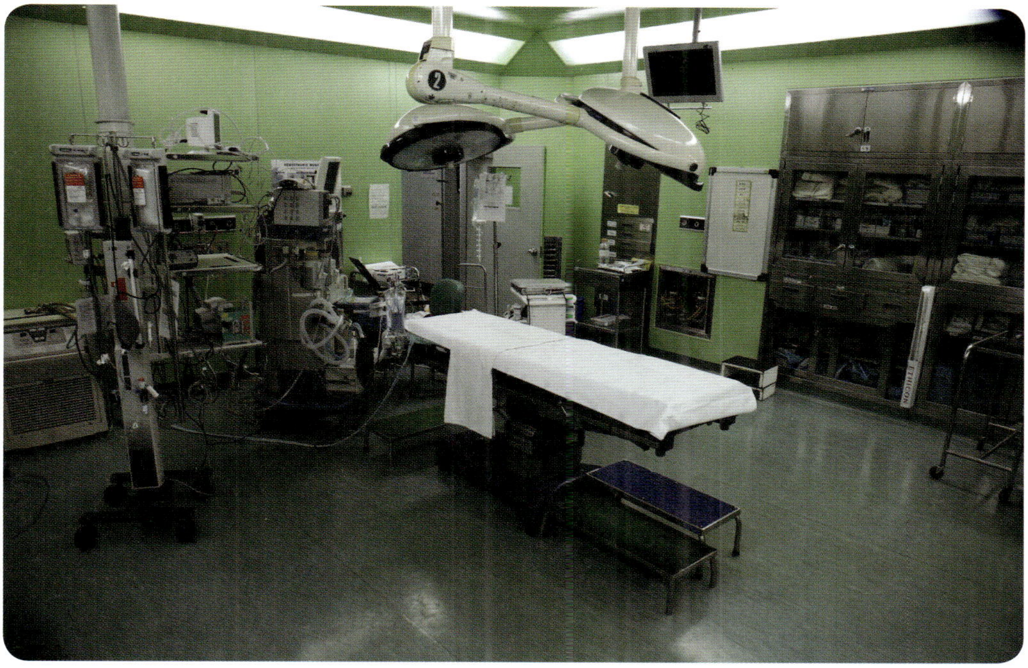

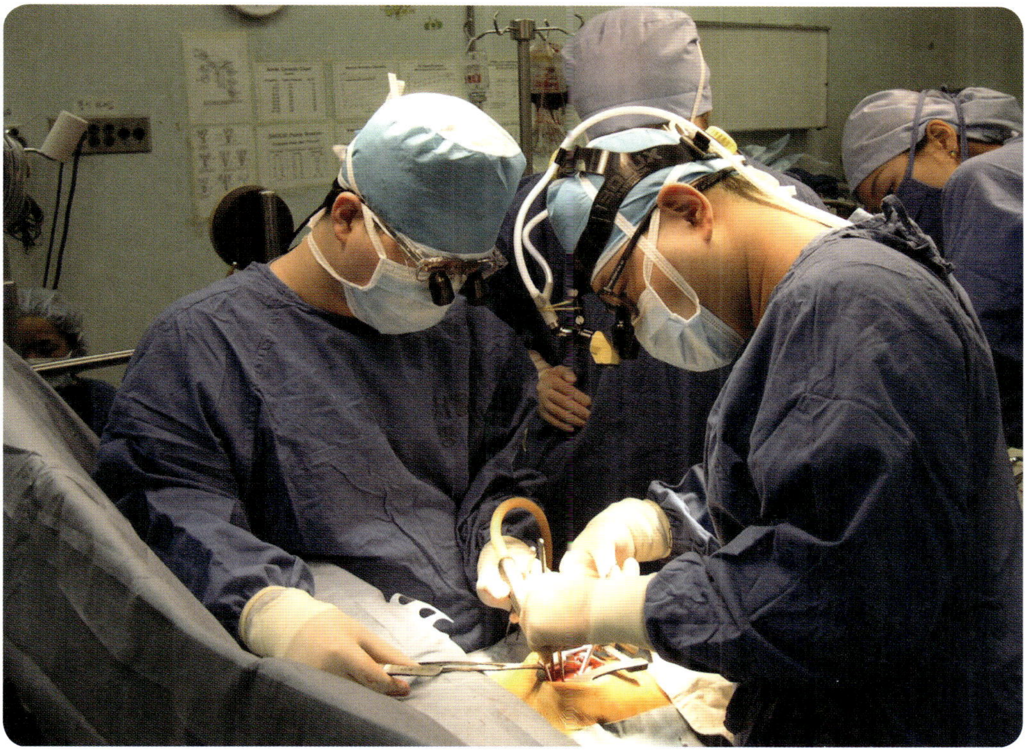

3. 심장수술이 진행 되는 동안 마취를 하고 있는 장면입니다.

사진의 왼쪽 아래쪽에 보이고 있는 굵은 두개의 관이 환자의 기도에 연결되는 마취 튜브입니다. 수술 중에는 이 관을 통해 인공호흡과 함께 마취가 이루어지게 됩니다. 그 외에 환자의 안전과 원활한 수술 진행을 위해 각종 감시 측정 장치들이 있는 것을 알 수 있습니다.

4. 정중흉골절개술 후 심막을 열고 노출시킨 심장을 가깝게 본 장면입니다.

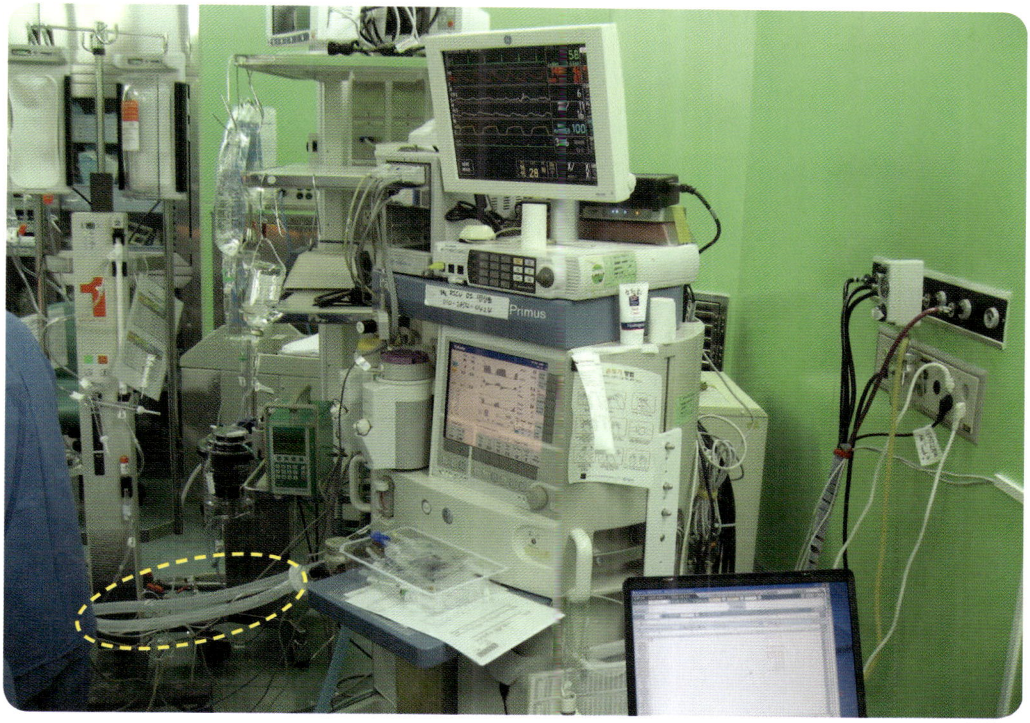

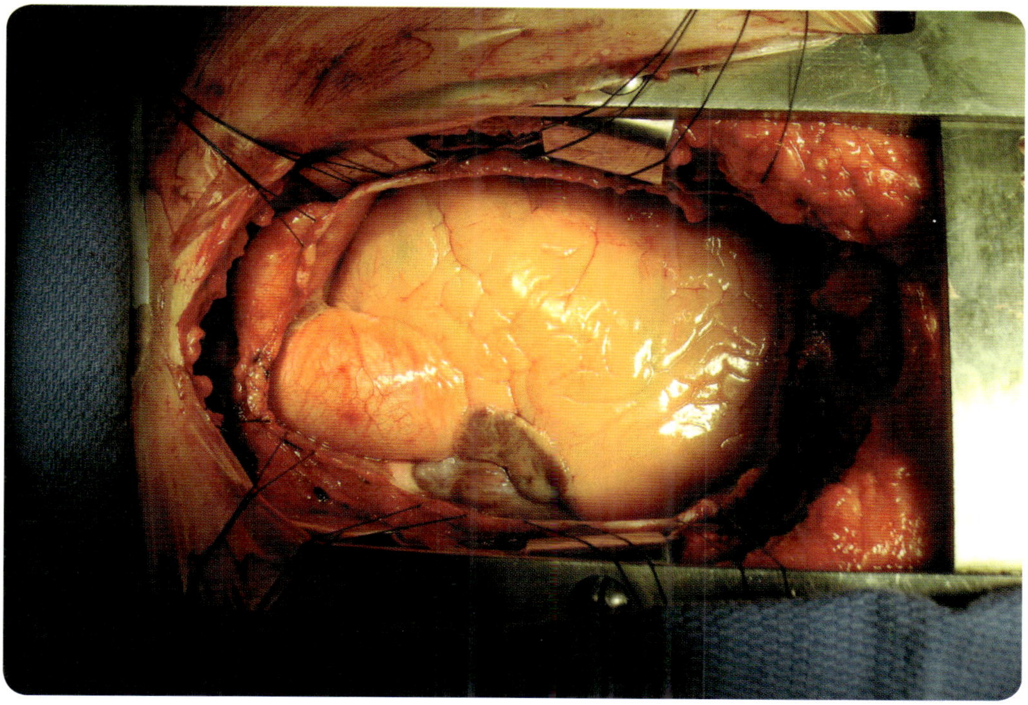

5. 심장을 노출시킨 다음에는 인공심폐기 연결을 위해 필요한 관(카테터)들을 삽입합니다.

사진에서 심장에 삽관된 여러 개의 카테터들이 잘 보이고 있습니다.

6. 심장에 카테터 삽입이 끝나고 나면 이들을 인공심폐기에 연결시킵니다.

사진의 장면은 인공심폐기 연결이 끝나고 본격적인 수술이 진행되는 동안 인공심폐기 전담 의료진들이 인공심폐기를 작동 관리하는 모습을 보여 주고 있습니다.

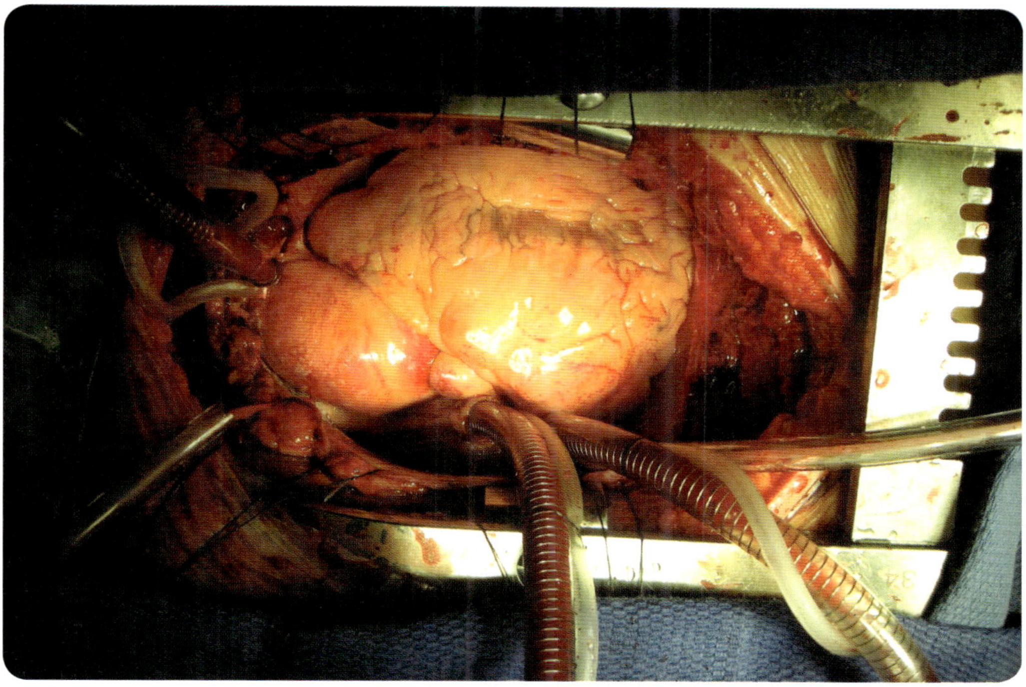

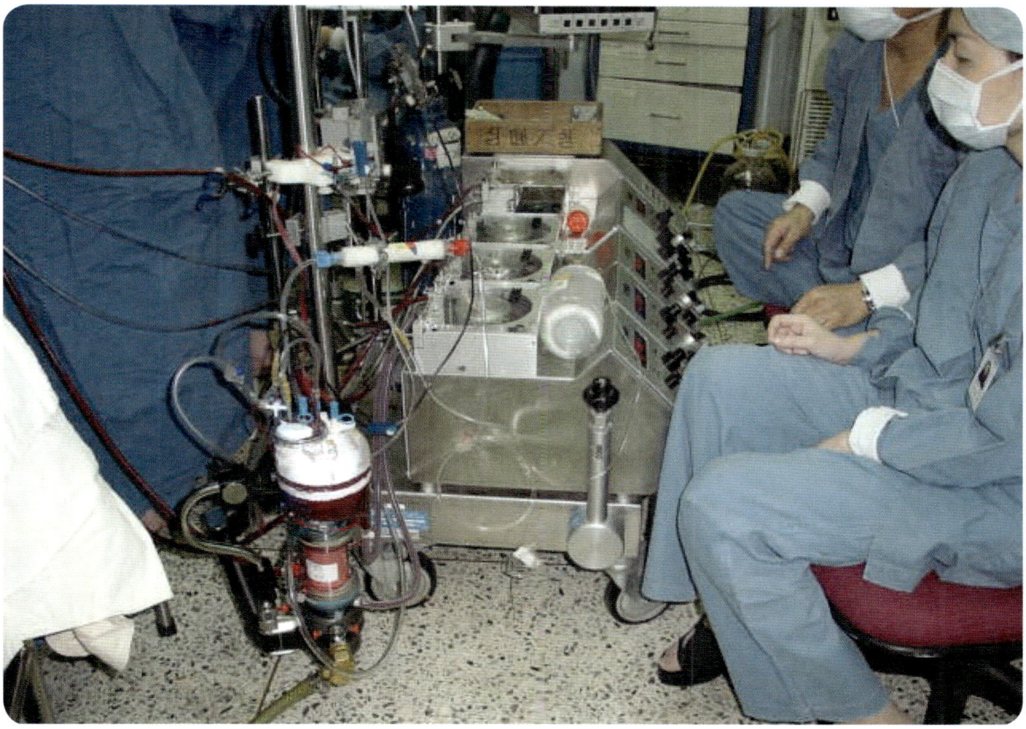

7. 대표적 수술 장면(1) 심실중격결손 수술

사진의 장면은 비청색증 선천성 심장기형의 대표인 심실중격결손을 특수 봉합편으로 막아주고 있는 모습입니다(그림 2-14 참조). 사진 중앙에 아직까지는 봉합사에 연결된 상태에서 막 심실중격결손의 입구를 막아 주는 봉합편을 잘 볼 수 있습니다.

8. 대표적 수술 장면(2) 활로4징증 수술

사진의 장면은 청색증 선천성 심장기형의 대표인 활로4징증에서 좁아진 폐동맥협착증을 특수봉합편으로 넓혀 준 모습을 보여 주고 있습니다(그림 2-22 참조). 심장 안에 있었던 심실중격결손은 이미 막아 준 상태입니다.

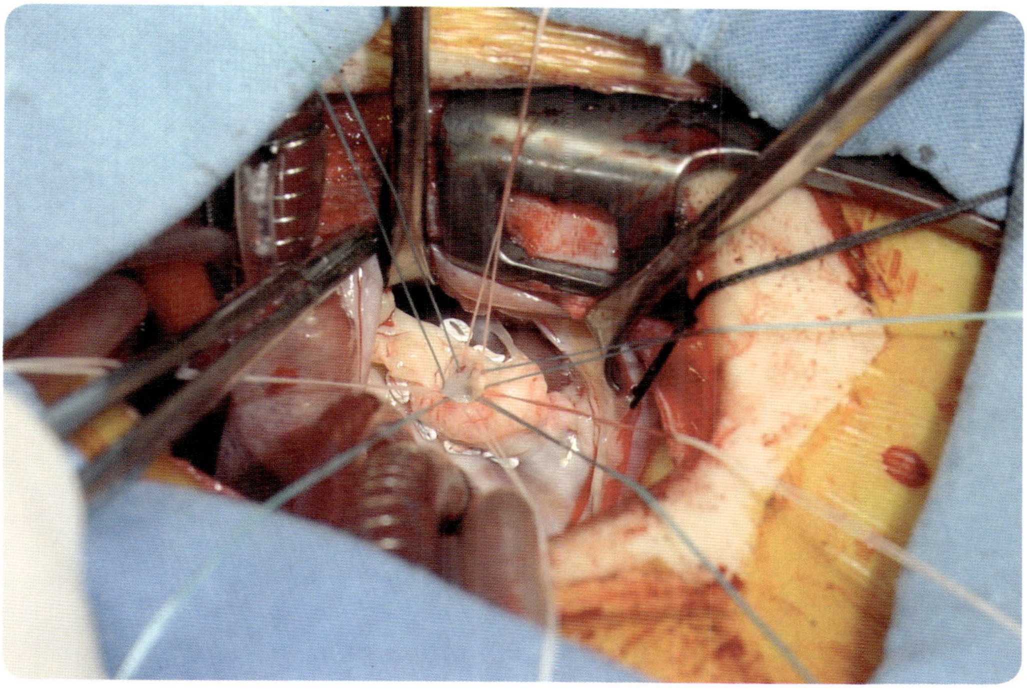

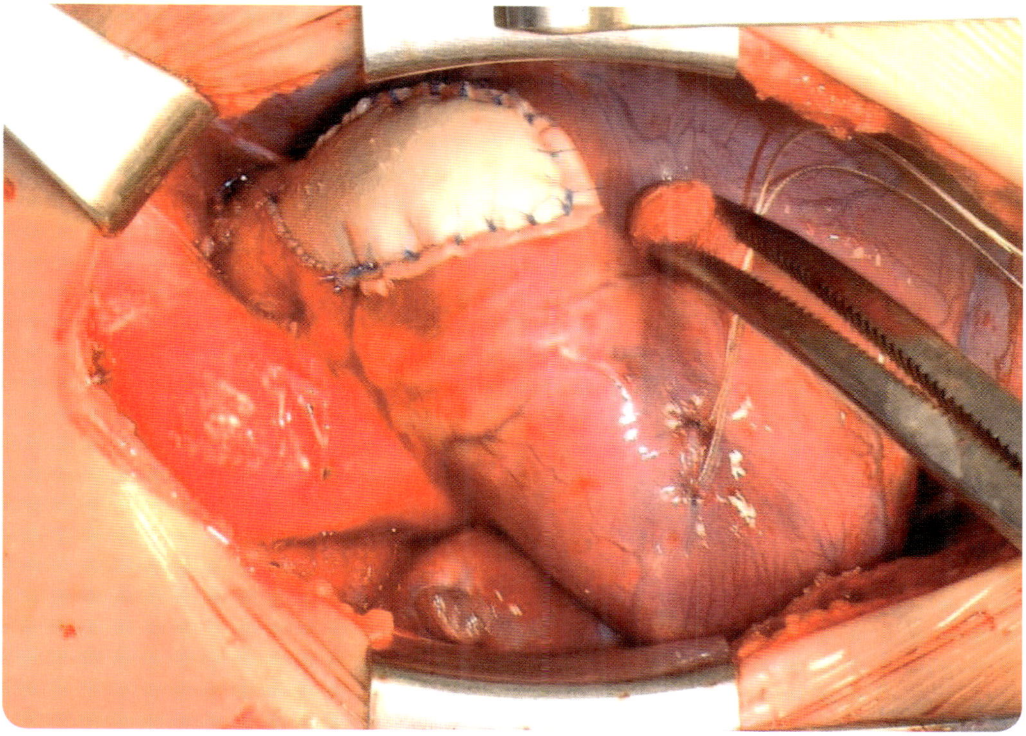

9. 대표적 수술 장면(3) 관상동맥질환 수술

사진의 장면은 환자 자신의 내유동맥(하얀 화살표)과 복부의 작은 동맥(검은 화살표)을 사용하여 좁아진 관상동맥을 우회시킨 모습입니다(그림 2-29 참조). 이 우회 혈관을 통해 좁아진 관상동맥의 아래쪽의 심장 근육에 피를 공급할 수 있게 됩니다.

10. 대표적 수술 장면(4) 심장판막질환 수술

사진의 장면은 대동맥판막에 심한 병변이 있는 환자에서 인공판막(금속판막)을 치환시키는 모습입니다(그림 2-26 참조). 금속판막 주위의 봉합링에 연결된 봉합사들을 잘 볼 수 있습니다.

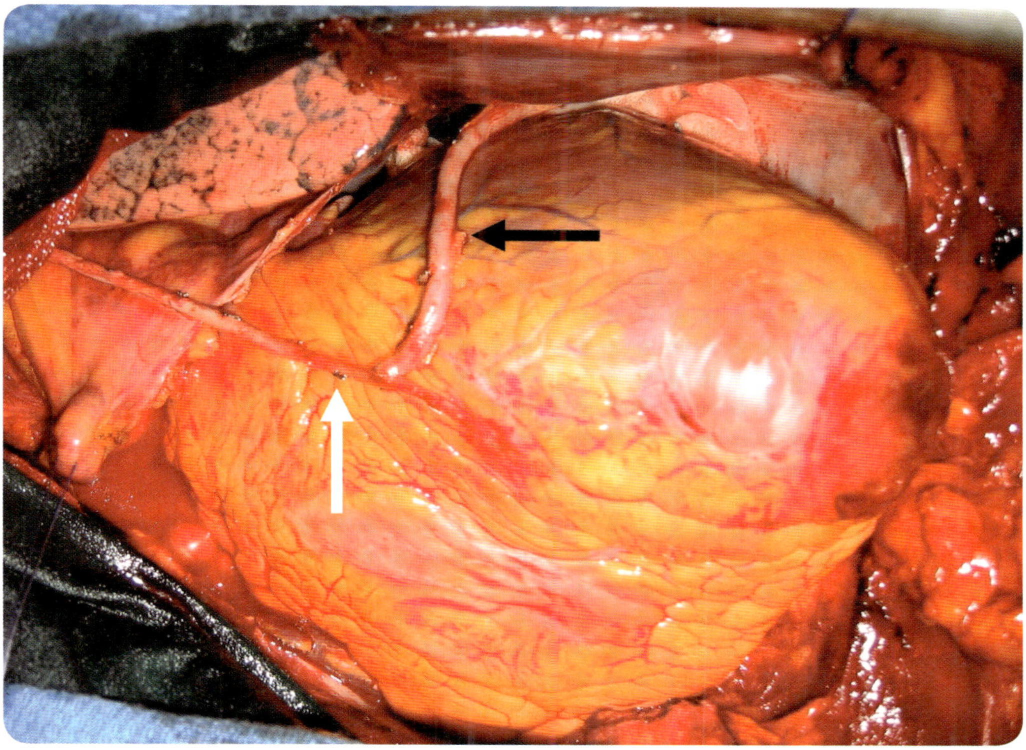

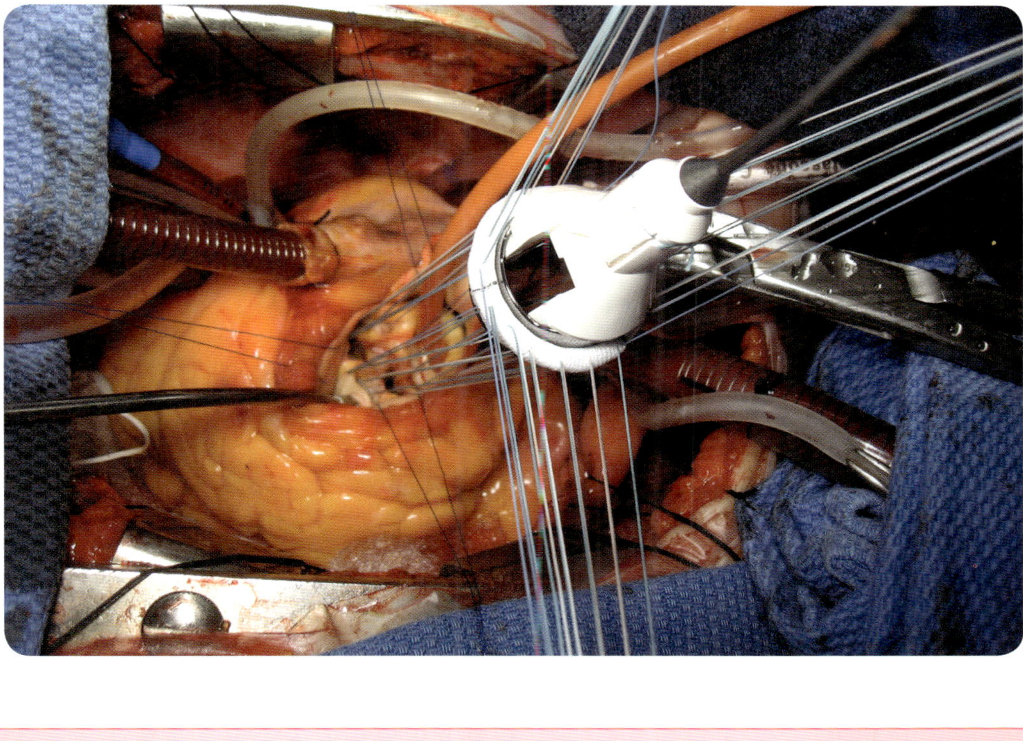

11. 대표적 수술 장면(5) 대동맥류 수술

사진의 장면은 대동맥류를 제거한 뒤 인조혈관으로 정상 대동맥 사이를 연결시킨 모습입니다 (138, 139페이지 참조).

12. 대표적 수술 장면(6) 심장이식수술

왼쪽 사진은 말기 심장병을 가진 환자에게서 심장을 완전히 제거하고 난 직후의 모습입니다. 그런 뒤에 오른쪽 사진에서와 같이 다른 병원의 뇌사자로부터 적출되어 이송해 온 심장을 이용하여 심장이식수술이 진행됩니다.

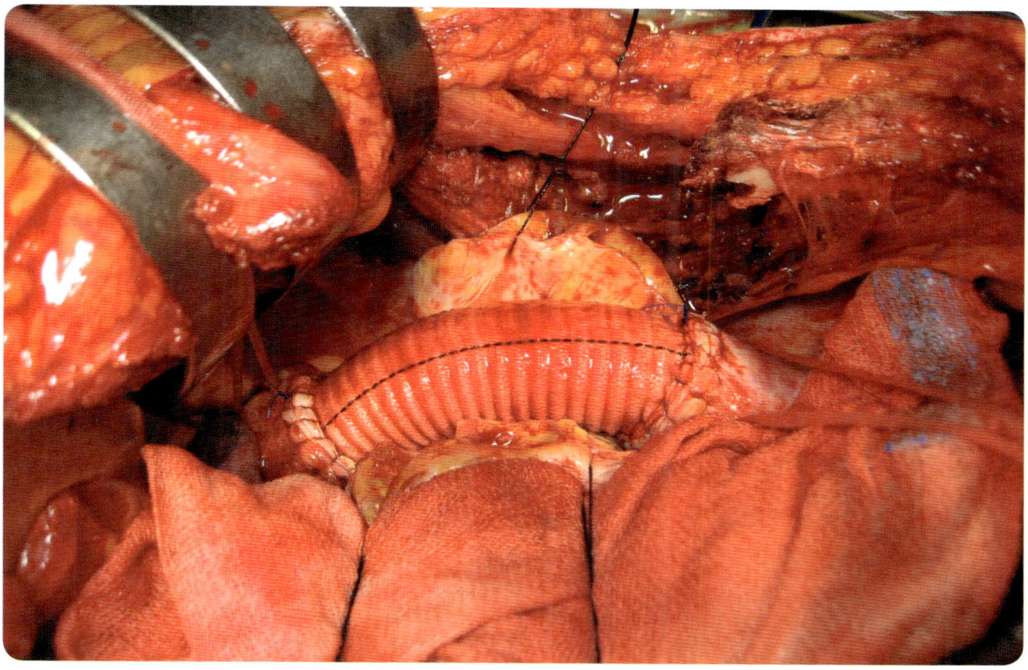

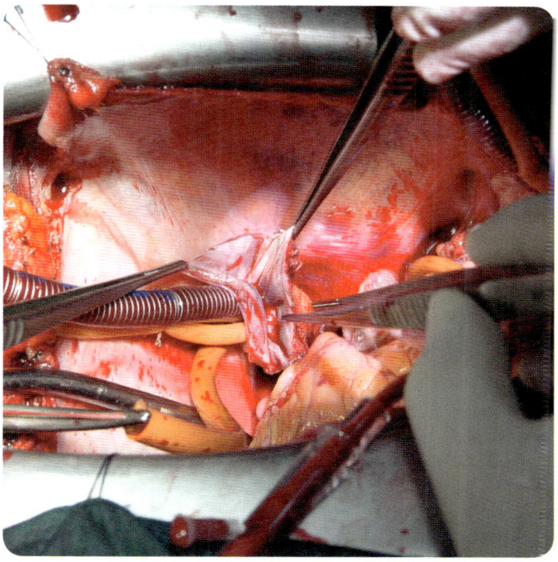

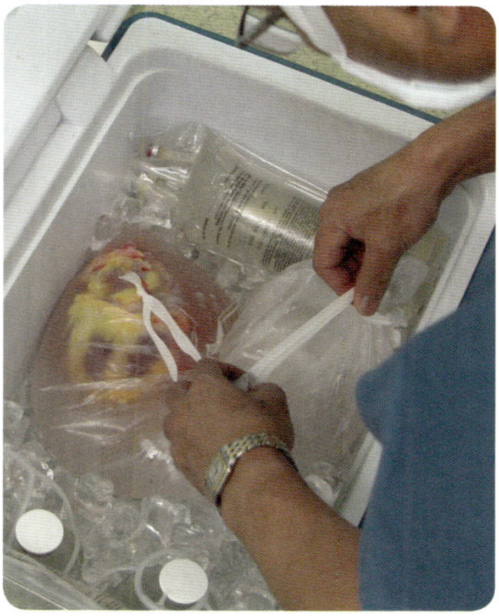

13. 심장수술의 마지막 단계입니다.

심장수술의 주요 과정이 순조롭게 진행되고 나면 인공심폐기 연결을 제거한 뒤 마지막 피부 봉합까지 마치게 됩니다. 사진의 장면은 마지막 마무리 과정을 진행하고 있는 모습입니다. 마취과의사는 커텐 너머로 환자의 기도를 관리하기 위해 고개를 숙이고 있어 이 장면에서는 보이지 않고 있습니다.

14. 중환자실에서의 관리

심장수술을 마치고 난 환자는 사진에서와 같은 특수 관리 시스템을 가진 중환자실에서 상태가 안정될 때까지 일정 기간 집중 관리를 받게 됩니다. 모든 상태가 안정되었다고 판단되면 환자는 일반 병실로 옮겨지게 됩니다.

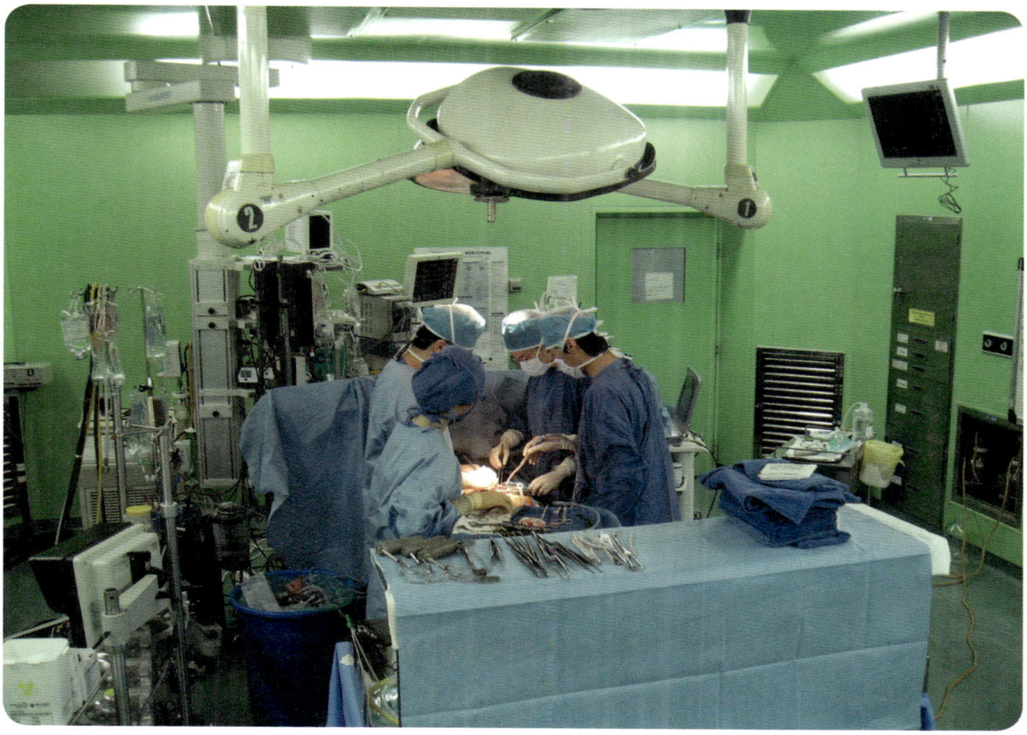

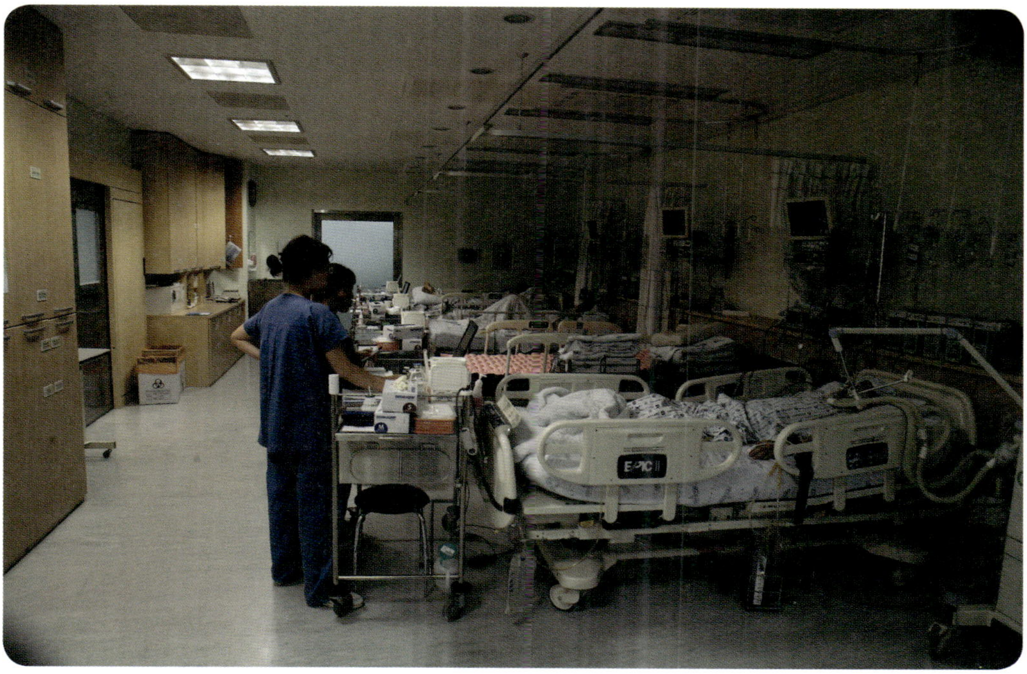
EPIC II

CHAPTER 3

심장수술을 받고 나서

수술 직후 관리에 관해 알아봅시다.

1. 중환자실

중환자실이란 ?

심장수술이 끝나고 나면 환자들은 거의 예외 없이 수술장에 가깝게 위치한 중환자실이란 곳으로 옮겨지게 됩니다(그림 3-1, 그림 3-2). 중환자실은 글자 그대로 상태가 중한 환자들을 돌보는 곳입니다. 사실 중환자실에는 병원에 따라 여러 종류가 있을 수 있습니다. 신경외과 환자만을 돌보는 중환자실이 있을 수 있고 내과 환자 중에서 보다 엄격한 관리가 필요한 환자들을 대상으로 하는 중환자실도 있습니다. 심장수술 직후의 환자들이 가게 되는 중환자실도 이 중의 하나입니다. 다만 심장수술의 경우에는 수술 직후가 위험한 상황이 생길 가능성이 매우 높은 시기이기 때문에, 환자의 이동을 포함하여 단 한순간이라도 환자에 대한 감시 및 이에 상응하는 적절한 조처를 소홀히 할 수가 없습니다. 이 때문에 심장수술 환자를 위한 중환자실은 가급적 수술장에 가깝게 위치시켜 수술 후 환자의 이동에 따른 위험 요소를 최소화하려고 하고 있습니다. 심장수술을 받고난 환자를 반드시 일정 기간 중환자실에서 돌보는 이유에는 여러 가지가 있습니다. 그중 가장 큰 이유는 그렇지 않아도 중한 상태의 심장병 환자들에게 심장에 대한 직접적인 수술 조작을 한 뒤에 여러 가지 합병증이 나타날 수 있는 위험성 때문입니다. 따라서 수술 자체가 얼마나 잘되었는가는 중환자실에 가고 안가고와 아무런 관계가 없습니다. 예를 들어 심장 내부의 병을 수술하기 위해서는 인공심폐기 부착을 위해 심장에 각종 관들을 삽입하게 됩니다(158페이지 참조). 또 심장 내부의 병변을 보기 위해서는 심장을 일시적으로 정지시키기도 하고 심장을 직접 절개, 봉합하기도 합니다. 이 모든 과정이 수술 후의 심장에 상당한 부담을 줄 수가 있습니다. 마치 심한 타박상을 입고 난 뒤의 팔다리와도 같습니다. 당연히 회복될 때까지 안정 및 적절한 치료가 필요하게 되는데, 심장은 우리 몸의 생명 유지에 관한 핵심적인 기능을 하고 있기 때문에 그만큼 각별히 조심하는 것입니다. 그 외에도 여러 가지 이유로 심장 자체에 여전히 문제가 남아 있을 경우나 또는 수술 전 상태가 워낙 중하여 수술만으로는 모든 상황이 다 해결되지 않는 경우에는 더욱 중환자실에서의 감시와 치료가 필요하게 됩니다.

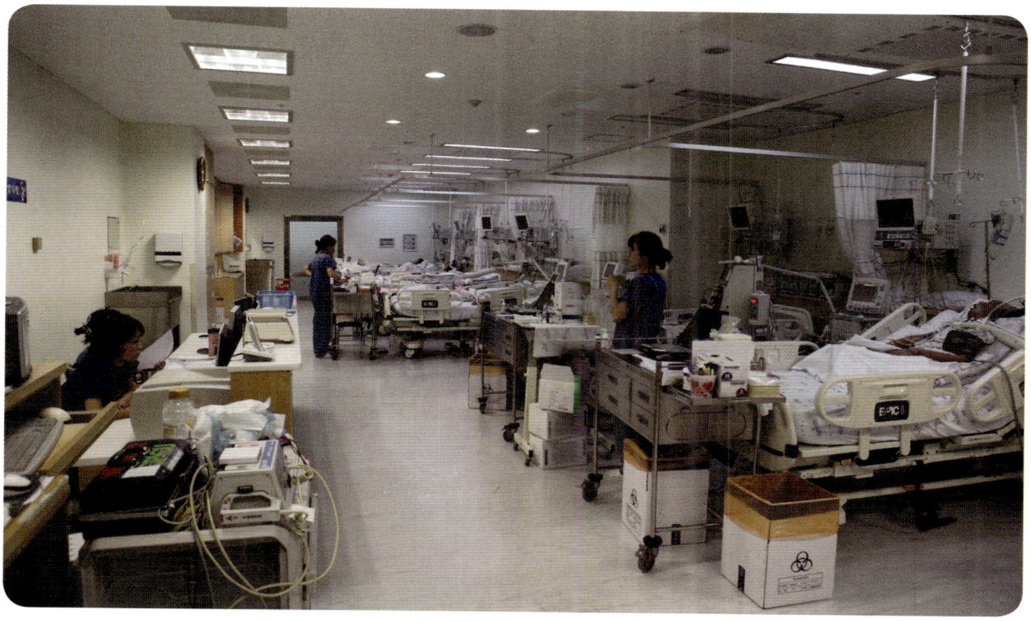

그림 3-1. 심장수술환자를 돌보는 실제 중환자실의 전경

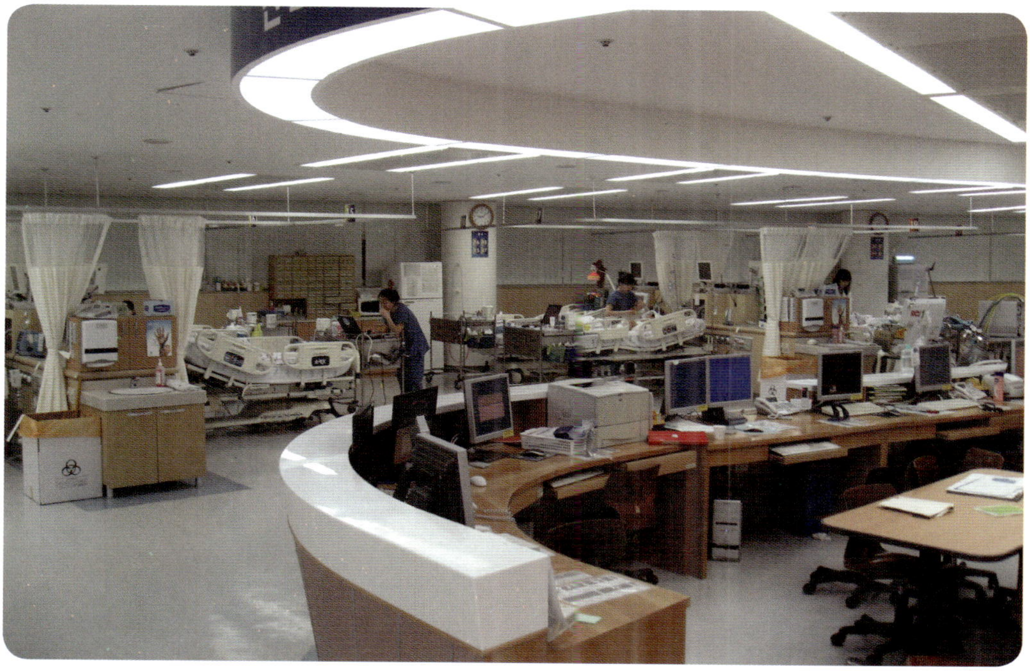

그림 3-2. 소아 심장수술 중환자실의 전형적인 모습

중환자실의 구조와 인력

중환자실이 앞서 말한 목적을 달성하기 위해서는 당연히 일반 병실과는 완전히 다른 구조와 시스템을 갖추고 있어야만 합니다. 즉 중환자실에는 환자에 대한 24시간 밀접 관찰을 위해서 보다 정교하고 첨단화된 각종 장치들을 갖추고 있습니다. 또 여기에 근무하는 인력도 중환자 관리에 대하여 보다 전문적인 교육을 받은 사람들로 구성되어 있습니다. 심장 수술 후 체류하게 되는 중환자실에서는 대부분 간호사 1명이 환자 1명 내지는 2명만을 전담하여 간호하게 됩니다. 그리고 24시간 내내 중환자실 담당 의사들이 교대로 눈을 부릅뜨고 환자의 상태를 살핍니다. 환자들은 의료진의 관찰 하에 대·소변을 비롯하여 식사, 세면 심지어는 목욕까지 중환자실 침대에서 해결하게 됩니다. 보호자들의 면회는 혹시 생길 수 있는 감염에 대한 예방 관리 문제로 하루에 2번 정도로 제한하는 곳이 대부분입니다. 물론 손을 닦고 깨끗한 가운을 입어야 들어갈 수 있습니다.

중환자실에서 심장수술 환자를 돌보는 구체적인 모습

그럼 지금부터는 중환자실에 관해 관련 사진을 보면서 보다 자세히 살펴보도록 하겠습니다. 사진에서 보이는 장면은 심장 수술을 받고 중환자실로 이동된 다음 집중 관리를 받고 있는 성인 환자의 모습입니다(그림 3-3). 소아 환자의 경우에는 전체적으로 주변 장치가 소형화되어 있다는 것 이외에는 기본적인 상황은 동일합니다.

먼저 환자의 머리맡에 보이는 것이 병원에서는 모니터(monitor)라고 부르는 장치입니다(그림 3-4). 이 모니터에는 해당 환자에 대한 가장 중요한 생체 정보들이 실시간으로 기록되어 나옵니다. 이들 정보들은 전문 의학용어로는 생체 징후라고 부릅니다만, 실제 병원에서는 바이탈 사인(vital sign)이라는 용어를 사용하고 있습니다. 먼저 모니터의 맨 위에 초록색으로 나타나고 있는 것이 심전도입니다. 여러분들이 정기 건강 검진에서 받는 심전도 검사와 원칙적으로는 동일한 것입니다만, 여기서는 어느 한 순간의 상태에 대한 검사가 아니고 24시간 지속적으로 실시간 측정이 되고 있는 것이 큰 차이점입니다. 이를 통해 부정맥이 있는지 또 있다면 그 부정맥이 어떤 종류인지 등 심장의 기본적인 상태를 파악할 수 있습니다.

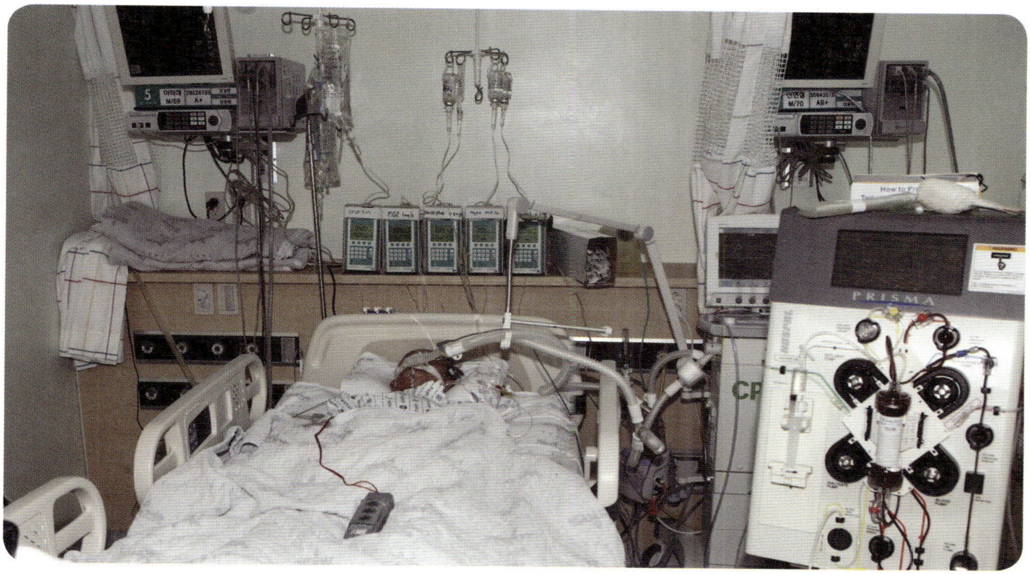

그림 3-3. 심장수술을 받고 중환자실에서 관리를 받는 성인 환자의 실제 모습

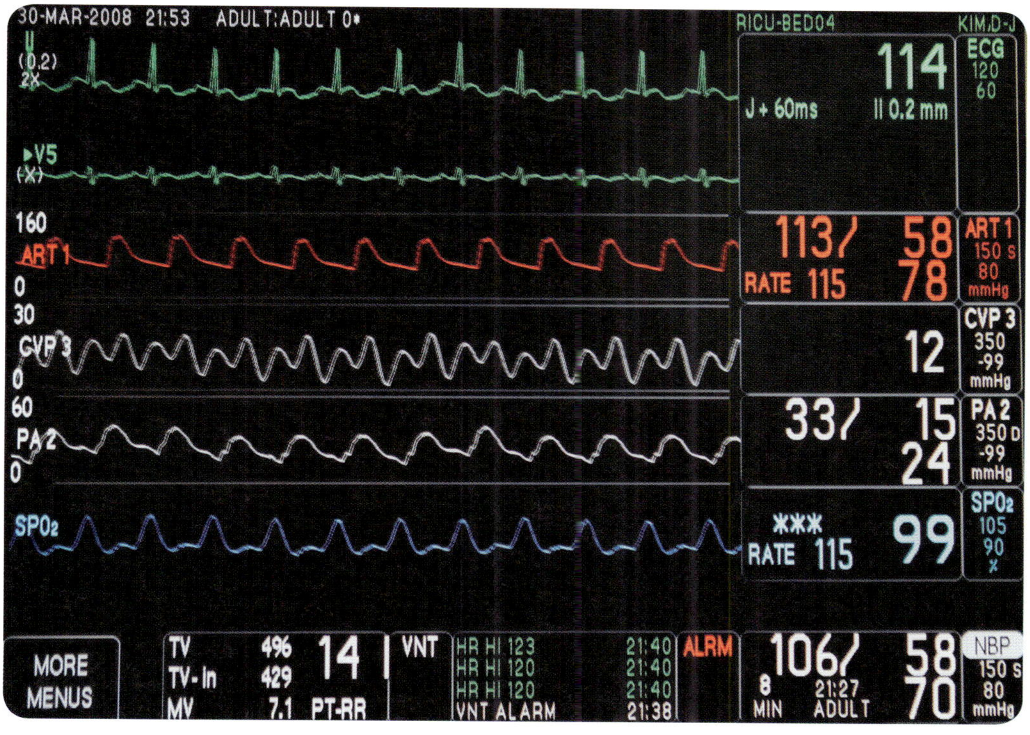

그림 3-4. 심장수술환자 관리를 위해 중환자실에서 실제 사용되는 모니터의 한 예

심전도를 측정하면 심장의 박동수가 오른쪽 숫자(이 환자의 경우 114)에서 보는 바와 같이 자동적으로 계산되어 나오게 됩니다.

심전도 아래에 보이는 것은 환자의 혈압입니다. 혈압 표시는 사진에서와 같이 전 세계적으로 빨간색을 이용하여 표시하고 있습니다(그림 3-4 참조). 일반 환자에서도 마찬가지입니다만 특히 심장수술 직후에는 혈압이 환자의 상태에 대한 가장 핵심적인 정보이기 때문에 이에 대한 신속하고도 정확한 파악이 무엇보다 중요합니다. 여러분들도 평소 혈압계로 혈압을 측정해 본 경험이 있으리라 믿습니다. 그런데 중환자실에서의 혈압 측정은 일반적인 측정 방법과는 완전히 다른 방법을 사용합니다. 왜냐하면 중환자실에서는 혈압을 한순간의 중단도 없이 실시간으로 계속 측정하여야 하기 때문입니다. 그런데 우리가 일반적으로 보는 보통의 혈압계로는 24시간 계속 한 환자 옆에 붙어서 혈압을 측정한다는 것은 현실적으로 불가능합니다. 또 만약 이것이 가능하다고 하더라고 순간순간의 혈압을 알 수도 없습니다. 혈압을 재는 동안의 시간 공백이 있기 때문이죠. 따라서 이런 문제점을 해결하기 위해 중환자실에서는 환자의 동맥에 직접 작은 관을 삽입하여 이를 특수 측정 장치와 연결시켜 혈압을 지속적으로 측정하는 방법을 사용합니다(그림 3-5). 이 때 사용되는 동맥은 우리가 보통 맥박을 만지는데 흔히 사용하는 손목의 동맥으로서 의학적으로는 요골동맥이라고 불립니다. 혈압 측정 결과는 모니터에 수축기와 이완기 그리고 평균 혈압(mmHg)으로 각각 표시됩니다. 사진의 환자에서는 수축기 113, 확장기 58 그리고 평균 혈압이 78로 각각 나타나고 있습니다.

그 다음으로 모니터에 나타나는 정보는 상당히 전문적인 내용입니다. 따라서 여기에 대한 자세한 설명은 필요가 없을지도 모릅니다. 다만 전체적인 이해를 돕기 위해 간단히 말하자면 중심정맥압 또는 폐동맥압이라는 혈관 압력에 대한 정보가 표시되는 곳입니다. 중심정맥압은 글자 그대로 심장 중심 가까이에 위치하고 있는 정맥의 압력인데 이를 통해 환자의 몸에서 수분량이 충분한지 여부를 파악하게 됩니다. 사진의 예에서는 12 mmHg라는 숫자로 표시되고 있습니다. 만일 조금 더 특수한 관을 사용하여 정맥에 삽관하면 이외에 폐동맥의 압력도 알 수 있습니다(그림 3-6). 폐동맥압을 알게 되면 계산을 통해 자동적으로 심박출량을 알 수 있게 됩니다. 심박출량은 1분에 심장이 얼마나 많은 피를 내보낼 수 있느냐를 나타내는 지표로 심장기능의 파악에

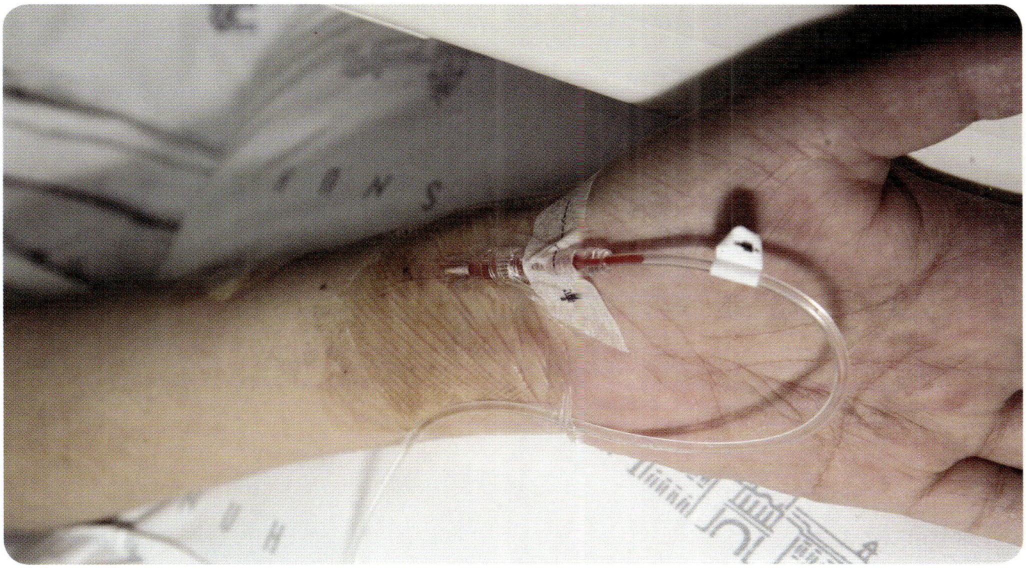

그림 3-5. 혈압을 지속적으로 측정하기 위한 목적으로 손목의 동맥에 삽관된 카테터

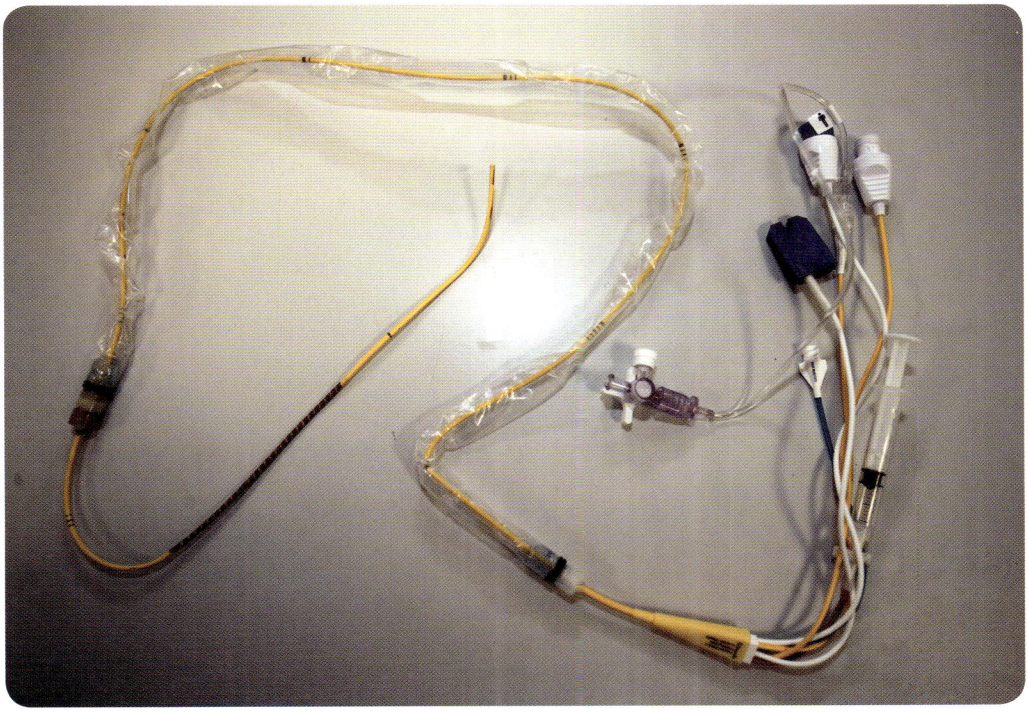

그림 3-6. 심장수술환자의 효율적인 관리를 위해 종종 정맥에 삽입되는 특수 카테터(스완 간쯔 카테터)의 실제 모습

대단히 유용합니다. 사진의 예에서는 수축기 33, 확장기 15, 그리고 평균 24의 압력(mmHg)으로 표시되고 있습니다(그림 3-4 참조).

마지막으로 모니터의 맨 아래에 있는 청색으로 된 곡선이 표시하는 것은 산소포화도라고 하는 것입니다. 산소포화도는 우리 몸에 산소 공급이 얼마나 원활히 되고 있는가를 나타내는 지표입니다. 산소가 부족하면 우리 몸은 단 한순간도 생명을 유지할 수 없기 때문에 환자의 상태를 파악하는데 그만큼 중요한 기준이 됩니다. 산소포화도 측정은 환자의 동맥피 중에 산소가 어느 정도 들어가 있는가(포화되어 있는가)로 따집니다. 검사 상 산소포화도가 90% 보다 낮게 나오면 선천성 청색증 심장기형 환자에서의 일부 특별한 경우를 제외하고는 일반적으로 산소공급에 문제가 있는 것으로 간주합니다. 앞 사진의 환자에서는 99%의 산소포화도를 보이기 있기 때문에 아무런 문제가 없습니다(그림 3-4 참조). 옆사진에서 환자의 손가락 (또는 귀에 부착하기도 합니다)에 빨갛게 깜빡이면서 물려있는 집게 같은 것이 바로 산소포화도를 측정하는 장치입니다(그림 3-7). 이 측정 장치는 동맥의 맥박을 감지할 수 있기 때문에 맥박수도 동시에 자동적으로 알 수 있습니다. 환자의 머리 맡 왼쪽에는 주로 환자의 호흡을 도와주는 인공호흡기가 위치하고 있습니다(그림 3-3 참조). 심장 수술 직후에는 보통 환자 스스로의 호흡이 없기 때문에 환자가 의식을 회복할 때까지는 인공호흡기를 통해 호흡을 대신하게 됩니다. 환자가 의식을 차리고 스스로 호흡하기 시작하면 천천히 단계적으로 인공호흡기에 의한 의존도를 줄여나가면서 마침내는 이를 제거하게 됩니다. 특별한 문제가 없으면 대개 수술 후 하루 이내에 인공호흡기를 제거할 수 있게 됩니다. 다만 수술 후 전반적인 상태가 중하거나 아주 고령의 환자 등에서는 인공호흡기의 도움이 더 오래 필요한 경우도 있습니다. 옆 사진에서 환자의 수술 상처 부위에서 나와 침대 아래의 물통으로 연결되어 있는 굵고 긴 관들이 있습니다(그림 3-8). 바로 흉관이라고 불리는 관들입니다. 흉관은 수술 부위에서 발생하는 출혈을 바깥쪽으로 배수시키는 역할을 하게 됩니다. 심장 수술은 그 특성상 수술 부위가 완전히 아물 때까지는 어느 정도 출혈이 불가피합니다. 그런데 출혈된 피가 그대로 가슴에 고이게 되면 심장을 누르게 됩니다. 이 정도가 심해지면 심장 박동 자체가 점점 힘들어지고 결국에는 심장이 멈추는 치명적인 결과까지 초래할 수 있습니다. 그래서 모든 심장수술 환자는 수술 직후 흉관을 가지고 중환자실로 나오

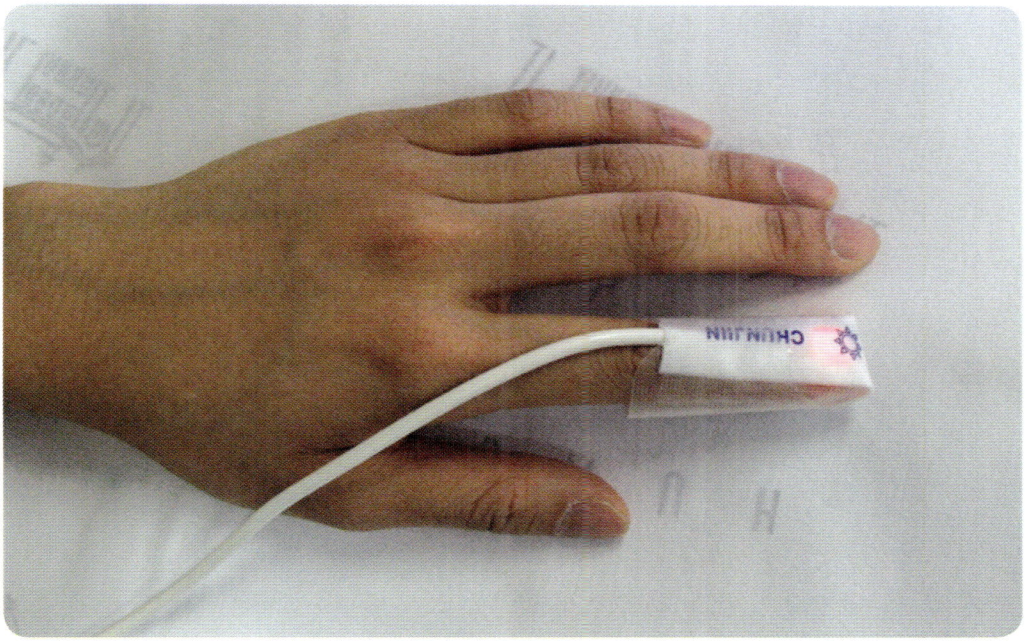

그림 3-7. 산소포화도를 측정하기 위해 환자의 손가락에 부착된 측정기

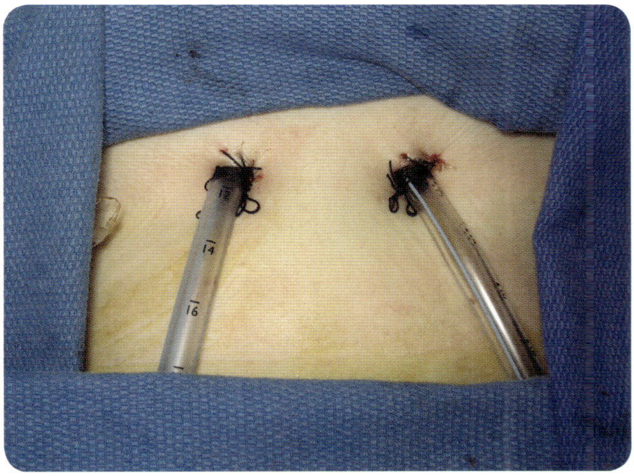

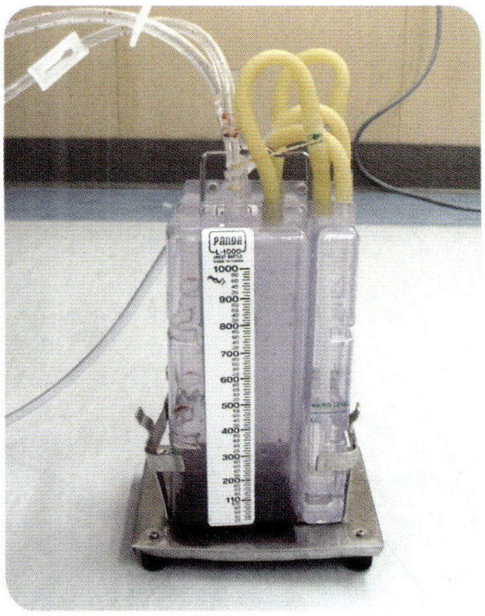

그림 3-8. 심장수술직후 수술 부위의 혈액을 배액할 목적으로 사용되는 흉관의 모습

사진에서와 같이 수술 부위에서 나온 굵은 관들이(보통 2개) 환자 침대 아래쪽의 배액통에 연결됩니다.

게 되는 것입니다. 흉관은 의료진이 피가 배수되는 상태를 지켜보다가 더 이상 출혈 위험성이 없다고 판단될 때 제거해 줍니다. 그리고 흉관 옆에는 파란 전기줄 같은 것을 볼 수 있습니다. 이 선의 안쪽 끝은 심장의 표면에 직접 박혀 있는데, 필요할 때 언제든지 인공심박동기(심박조율기)에 연결될 수 있는 선입니다. 인공심박동기는 심장에 인위적으로 전기적인 자극을 주어 이에 따라 심장이 뛸 수 있게 해 주는 장치입니다(144페이지 참조). 심장 수술 후에는 여러 가지 이유로 일시적으로 심장 박동이 정상보다 매우 느려지는 경우가 있습니다. 이때 이 선을 인공심박동기에 연결시키면 심장 박동기의 조정에 의해 필요한 속도만큼 심장을 뛰게 해 주는 역할을 하게 됩니다(그림 3-9). 일시적 용도로 사용되는 이 심박동기선은 심장이 안정되어 더 이상 심장이 늦게 뛸 위험성이 없다고 판단되면 제거하게 됩니다. 이 선은 그 끝이 직접 심장에 박혀 있다고는 하나, 아주 가늘며 심장의 표면에 가볍게 부착되어 있는 형식이어서 밖에서 그냥 제거하더라도 대부분 아무런 문제가 생기지 않습니다. 환자의 침대 바로 아래에는 소변을 받는 통이 있습니다(그림 3-10). 환자의 요도를 통하여 폴리(Foley)라고 부르는 요관을 방광까지 삽입하게 되면 방광내의 소변이 중력의 힘으로 흘러나오게 됩니다. 그래서 소변통은 항상 환자의 아래쪽에 위치하고 있어야 합니다. 환자의 소변량은 중환자실에서는 매시간 측정하여 감시합니다. 소변량은 심장 기능을 대변하는 지표 중의 하나로 비록 간접적이지만 가장 정직한 기준이 됩니다. 즉 앞서 말한 혈압도 정상이고 산호포화도도 정상이지만 소변량이 줄면 그 자체로 뭔가가 문제가 있다는 뜻입니다. 이런 상태를 그냥 방치하게 되면 금방 몸이 붓거나 저혈압, 호흡곤란 등의 증상이 따라오게 됩니다. 텔레비전에서 방영되는 심장수술을 다루는 의학 드라마에서 수술이 끝난 뒤 "소변 잘나와?" 하는 대사가 거의 빠지지 않고 나오고 있는데 이는 실제 상황에서의 현장감을 강조하기 위해서 반드시 들어가야 할 필수적인 내용이기 때문입니다. 이상과 같은 과정들을 통해 심장 수술 직후의 환자들은 중환자실에서 심장이 안정화될 때까지 단계적인 회복 과정을 밟게 됩니다. 환자가 안정적으로 회복되었다고 판단되면 담당의료진은 인공호흡기를 제거하고 심장 관련 약물을 중단하거나 줄입니다. 이후의 상태도 좋으면 중환자실에서의 체류는 끝나고 일반 병실로 옮기게 됩니다. 중환자실에서 머무는 기간은 대부분 수술 후 하루나 이틀 정도 걸리게 됩니다. 물론 수술 시간이 길거나 복잡한 수술 혹은 재수술인 경우에는 훨씬 더 오래 머무르기도 합니다.

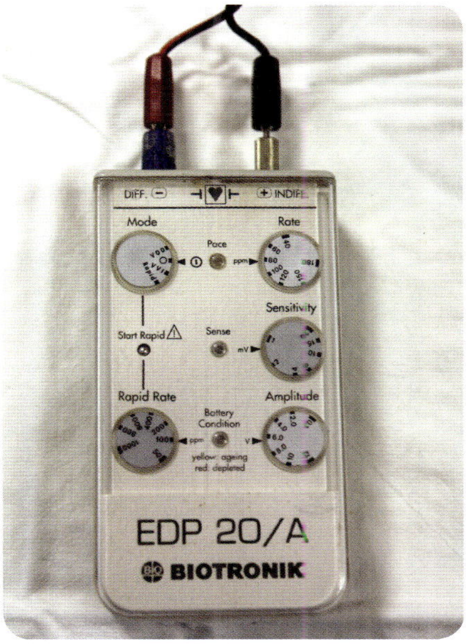

그림 3-9. 심장수술 후에 필요에 따라 일시적으로 사용되는 임시 인공심박동기 사진

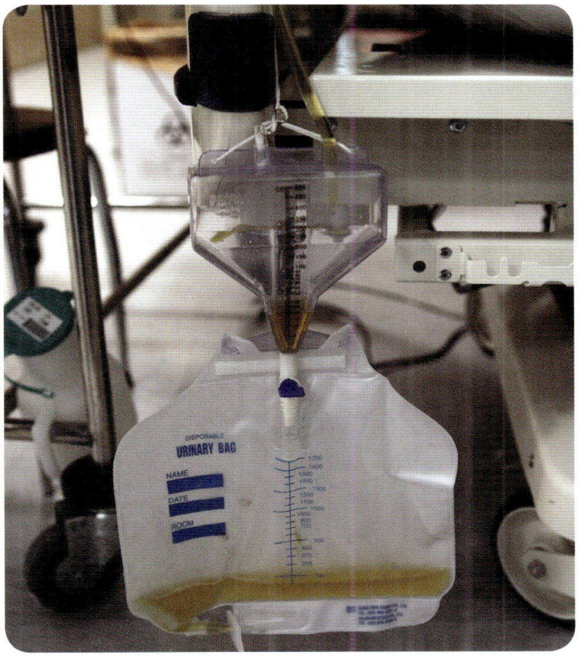

그림 3-10. 심장수술 후 환자 상태를 파악하기 위한 중요한 지표의 하나인 소변량을 정확하게 측정하기 위한 소변통(소변 채취백)의 실제 모습

2. 일반 병실에서의 생활

중환자실을 떠날 수 있을 정도로 상태가 안정된 환자들은 일반 병실로 옮겨지게 됩니다. 그런데 심장수술을 많이 하는 큰 병원들 중에는 중환자실과 일반 병실 중간에 준중환자실 제도를 운영하고 있는 곳들도 있습니다(그림 3-11). 이는 중환자실에서 치료하기에는 환자 상태가 양호하고 그렇다고 일반 병실에 바로 보내기에는 좀 불안한 경우에 유용합니다. 이곳에는 꼭 중환자실 수준은 아니더라도 지속적인 생체 징후(바이탈 사인) 감시가 가능하고, 일반 병실보다는 보다 전문적인 간호 인력이 배치되어 있습니다. 따라서 수술 범위가 큰 대수술이나 재수술인 경우 또한 수술 시간이 매우 길었던 경우에는 담당 의료진의 판단에 의해 중간 단계로 준중환자실에 일단 체류하여 경과를 본 뒤 일반 병실로 옮기기도 합니다.

반면 대부분의 특별한 문제가 없는 환자들은 바로 일반 병실로 가서 각자의 상태에 따른 간호 및 치료를 받게 됩니다. 보통 수술 후 사흘 정도 지나면 삽입되어 있던 흉관들을 제거할 수 있습니다. 환자 입장에서 보면 거동에 지장을 주는 거추장스러운 큰 장애물이 없어지는 셈입니다. 그리고 그동안 주사로 투여되던 각종 약물들이 먹는 약으로 변경되어 투여되거나 아니면 아예 투여하지 않게 됩니다. 수술 부위의 상처 소독은 일반 병실에서 시행하는 중요한 환자관리 항목 중의 하나입니다. 상처 소독은 수술이 시행된 주 상처 부위와 그리고 흉관이 삽입된 부분에 모두 시행됩니다. 수술 후 상처 소독을 하는 시기는 보통 수술 당일과 그 다음날은 시행되지 않고 수술 이틀째부터 시행하게 됩니다. 이는 수술 부위 조직이 일차적으로 아무는데 이틀 정도 걸리고 이때까지는 건드리지 않아야 상처가 벌어지지 않기 때문입니다. 상처 소독 과정을 통해 담당 의료진은 수술 상처 부위에 출혈은 없는지 혹시 염증이 생기지는 않았는지 여부를 면밀히 살피게 됩니다. 흉관에 대한 소독은 매일 하는 것이 원칙입니다.

앞서 심장수술 시 가장 흔히 사용되는 수술절개법은 정중흉골절개술이라고 설명한 바 있습니다(그림 2-6 참조). 정중흉골절개술 시에 세로로 자른 흉골(가슴뼈)은 수술 후 특수의료용 철사로 다시 봉합해 줍니다. 이 때문에 수술 후 환자들이 병실에서 간혹 X-선 사진을 볼 때 가슴에 철사줄이 여러 개 있는 것을 보고 깜짝 놀랄 때가 많습니다(그림 3-12). 이 철사줄은 가슴에

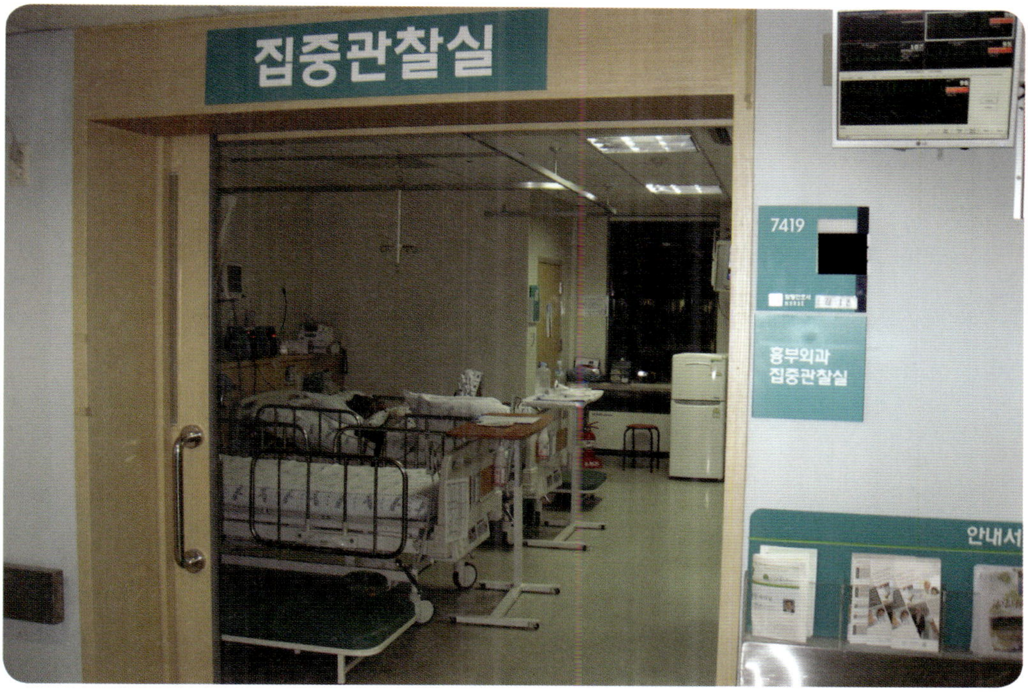

그림 3-11. 준중환자실의 한 예를 보여 주는 사진

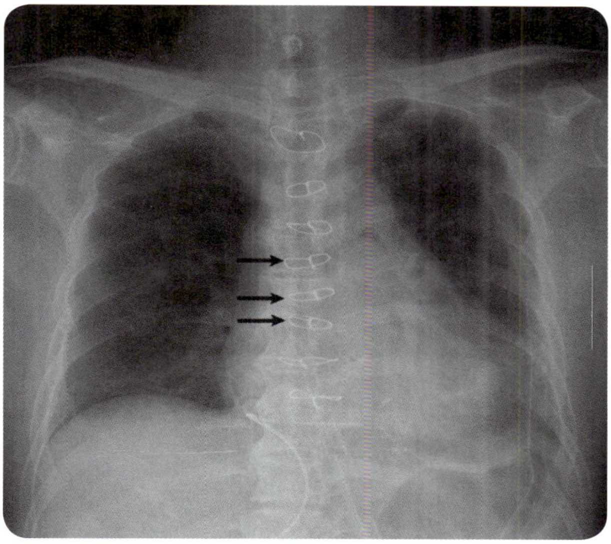

그림 3-12. 심장수술 시에 가슴뼈 봉합을 위해 사용된 의료용 철사가 수술 후 가슴 X-선 촬영에서 보이는 모습

있어도 평생 아무런 문제가 되지 않기 때문에 제거하지 않아도 괜찮습니다.

병실에서는 환자들의 노력이 회복에 큰 역할을 담당합니다. 심장수술 후에는 전신 마취의 영향으로 일시적으로 폐가 부분적으로 쪼그라 들어 있는 경우가 많습니다. 이를 그냥 방치하면 여기에 분비물이 고여 폐렴 같은 합병증이 생길 수가 있습니다. 따라서 쪼그라들어 있는 폐를 수술 후 완전히 펴주어야 조그마한 합병증도 없이 깨끗이 회복될 수 있습니다. 이를 위해서 환자 스스로 열심히 심호흡 및 기침을 해야 하며 물론 가래도 열심히 뱉어내야 합니다. 이 과정을 보호자가 그림에서와 같이 등두드르기를 하여 도와줄 수도 있습니다(그림 3-13). 또한 힘들더라도 걷는 운동을 열심히 해야 합니다(그림 3-14). 이러한 노력이 없으면 폐렴이 생기거나 다리의 정맥 내에 피떡이 생기는 혈전증과 같은 수술 후 합병증이 나타날 확률이 매우 높아지게 됩니다.

일반 병실에서의 관찰 기간 동안 담당 의료진은 수술 후 회복 정도 및 합병증 여부를 객관적으로 판단하기 위해 여러 가지 검사들을 시행하게 됩니다. 이러한 검사들에 대표적인 것으로는 흉부 X-선 촬영, 혈액 검사, 심전도, 심초음파 검사 등이 있습니다. 흉부 X-선 촬영에서는 폐에 염증이 생겼는지 혹은 가슴에 물이 고여 있지는 않은지 등을 파악합니다. 혈액 검사에서는 염증 수치 및 심근(심장 근육)의 이상 그리고 신장(콩팥) 기능 등을 파악합니다. 신장 기능 수치는 심장 기능을 대변하는 간접적이지만 매우 중요한 지표로 퇴원 전까지 반드시 정상치를 보여야만 합니다. 물론 수술 전 이미 신부전이 있었던 경우는 예외입니다. 퇴원 전 시행하는 심초음파 검사는 수술의 결과를 대부분 알 수 있어 마치 시험을 친 후 받는 성적표와 같습니다. 수술한 심장판막이 새지는 않는지 심근이 제대로 회복했는지 또는 심실이나 심방의 구멍이 잘 막혀져 있는지 등을 자세히 알 수 있기 때문입니다. 그리고 대동맥 수술을 받은 경우는 병의 성격상 보통 수술 부위에 대해 혈관조영술을 겸한 컴퓨터 단층 촬영(CT)을 시행하여 수술 결과를 확인하게 됩니다. 앞서 말한 각종 검사 결과에 관계없이 만일 환자 본인이 느끼는 어떤 불편감이 있으면 이를 가볍게 생각해서는 안 됩니다. 특히 심장수술 후 심장과 관련된 합병증은 가슴 두근거림, 호흡곤란, 심한 발한, 또는 소변량 감소 등의 증상으로 나타납니다. 이때는 지체하지 말고 즉시 담당 의료진과 상의하여야 합니다. 그리고 너무나 당연한 이야기이지만 병실에서 복용하게 되는 각종 약물들도 담당 의료진의 지시에 따라 충실히 복용하여야 합니다.

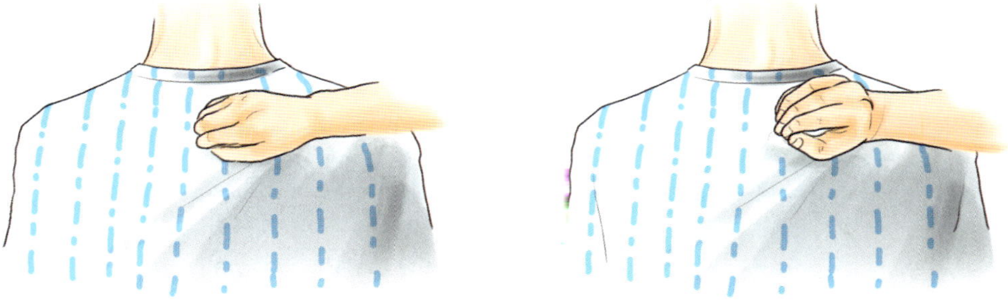

그림 3-13. 심장수술 후 환자의 폐합병증을 예방하기 위해 보호자들이 도와줄 수 있는 등두드리기에서의 올바른 손 모양

그림에서와 같이 손을 컵 모양으로 하여 등과 가슴 부위를 짧고 리듬있게 두드려 진동을 줍니다. 이때 수건을 환자의 몸에 대거나 또는 수술 부위를 다른 손으로 눌러주어 환자의 불편감을 줄여 줄 수 있습니다. 그러나 가래가 많다고 해서 등을 세게 두드리거나 손바닥으로 때리는 것은 환자를 힘들게 할뿐 전혀 효과가 없습니다. 등두드리기는 보통 식사 1시간 전이나 식사 2시간 후에 실시합니다.

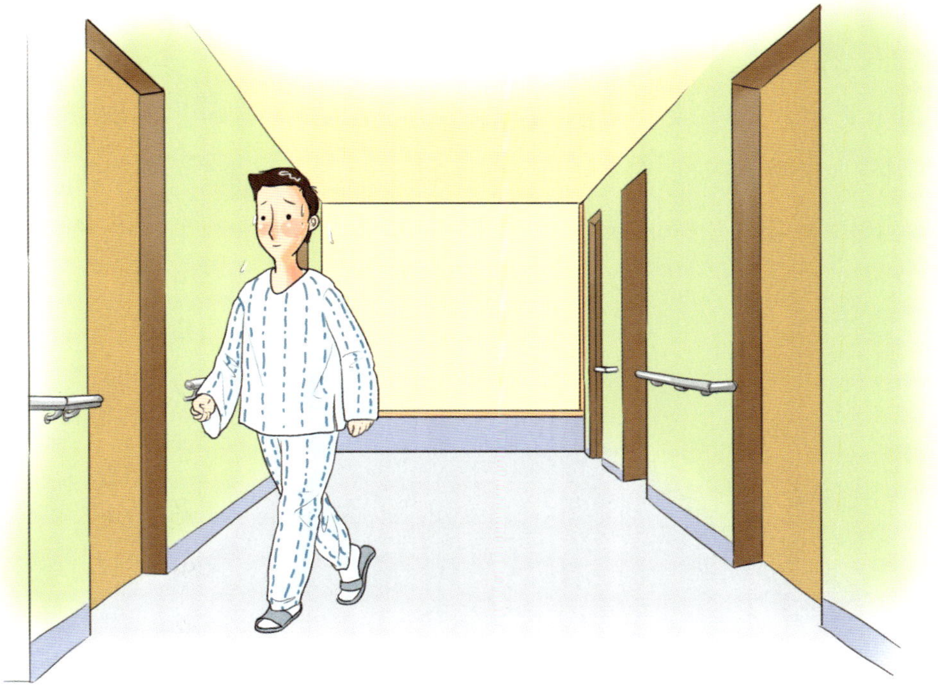

그림 3-14. 심장수술 후 병실에 돌아온 뒤 병동을 산책하는 환자의 모습

3. 퇴원

이제 환자 본인이 느끼기에도 아무 이상이 없고 앞서 일반 병실에서의 생활에서 설명한 모든 검사에서도 합격점을 받으면 환자들은 마침내 퇴원하게 됩니다.

퇴원 전까지는 몸에 삽입되어 있던 인공심박동기 전선을 비롯하여 모든 부착물을 제거하게 됩니다. 일단 퇴원이 결정되면 환자는 첫 외래 방문 일자 등 소정의 퇴원 교육을 받은 뒤 귀가하게 됩니다(그림 3-15).

수술 후 퇴원에 이르기까지의 시간은 질병의 종류나 환자의 상태에 따라 많은 차이가 있습니다. 그러나 일반적으로는 관상동맥우회술과 단순 선천성 심장수술은 일주일, 판막 수술은 일주일에서 열흘, 대동맥 수술과 복잡 선천성 심장 수술은 열흘에서 보름 정도 걸리게 됩니다.

여러 가지 이유로 정상적인 퇴원이 늦어지는 경우도 있습니다. 검사 상에 이상이 발견되면 당연히 이 소견들이 정상화될 때까지 퇴원이 보류됩니다. 또 검사에서는 특별한 이상이 없지만 퇴원이 보류되는 경우들도 있습니다. 즉 이유 없이 열이 나는 경우, 항응고제 복용 중 혈액 응고 검사 수치가 불안정하거나, 소변량이 충분하지 않은 경우, 또는 맥박이 불안정할 때 등이 이런 경우들입니다. 이러한 경우가 생기면 아무리 사소하게 느껴지는 증상이라도 그 원인을 정확히 파악하고 퇴원하는 것이 안전하므로 조바심을 가지지 말고 차분하게 기다리는 것이 좋습니다.

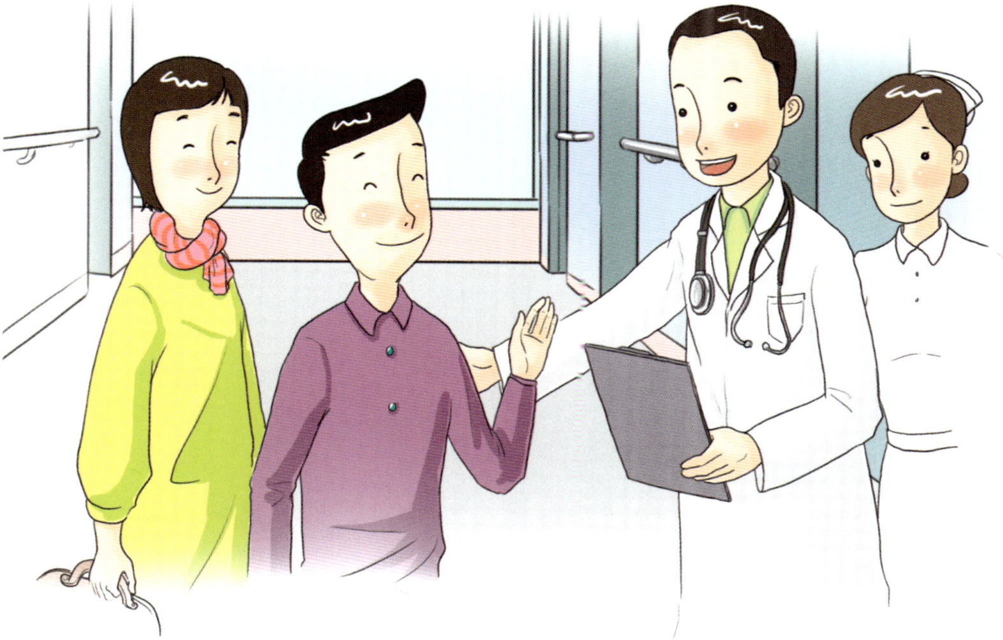

그림 3-15. 즐거운 표정으로 퇴원하는 환자의 모습

퇴원 후에는 어떤 치료와 주의가 필요할까요?

1. 외래 방문 및 정기 검사

퇴원이 결정되어 퇴원 수속을 밟게 되면 첫 외래 방문 일자를 받아 가게 됩니다. 첫 외래 방문은 환자의 상태에 따라 개인 차이가 다소 있을 수는 있으나 보통 퇴원 후 2~4주 후가 됩니다(그림 3-16). 첫 외래 진료를 받은 뒤 그 후 얼마나 자주 외래에 와서 담당 의사의 진찰을 받아야 하는지는 환자의 당시 상태에 따라 달라집니다. 예를 들어 인공판막 특히 기계판막을 몸 안에 가지고 있는 환자에서는 항응고제 치료를 위해서라도 평생 규칙적으로 외래를 방문하여야 합니다. 반면 수술에 문제가 없고 특별한 후속 조처도 필요 없는 환자의 경우에는 퇴원 후 몇 차례의 외래 방문 이후에는 더 이상의 정기적인 방문이 필요 없는 경우도 있습니다.

외래에서는 환자의 수술 후 상태를 점검하기 위해 여러 가지 검사를 시행하고 있습니다. 여기에는 보통 흉부 X-선 사진, 심전도 및 간단한 몇 가지 혈액 검사가 공통적으로 포함됩니다. 그 외에도 수술의 특성에 따라 필요한 전문적인 검사를 시행하게 됩니다. 심장 자체에 문제점이 있는지 여부는 보통 심장초음파 검사를 통해 파악하게 됩니다. 환자의 입장에서 특별한 신체적 무리 없이 검사받을 수 있으면서 웬만한 심장수술 후 상태에 대한 정보를 정확히 알아 볼 수 있기 때문입니다(그림 3-17). 또 대동맥 수술을 받은 경우는 일정 기간 후 컴퓨터 단층 촬영(CT)으로 대동맥 상태를 파악합니다. 수술 부위 확인과 남아 있는 대동맥에서 질환이 진행될 가능성과 함께, 대동맥류가 너무 광범위하게 있는 경우에는 수술을 단계적으로 나누어 시행하는 경우가 종종 있기 때문입니다.

인공판막을 치환 받은 환자에서는 항응고제 치료를 위해 이에 해당되는 혈액 검사를 시행하여야 합니다(200페이지 참조). 만일 외래 방문 중에 예기치 않은 문제가 발생하면 당연히 담당 의료진의 판단에 의해 문제 파악을 위한 해당 검사를 시행 받게 됩니다.

수술 상처에 남아 있는 실밥을 제거할 경우에는 주로 외래에서 하게 되는데 퇴원 후 첫 외래 방문 시에 하게 됩니다. 그러나 최근에는 수술 상처에 대한 미용학적 고려 때문에 특별한 경우를 제외하고는 대부분 주된 수술 상처에는 흡수성 봉합사를 사용하고 있습니다. 이 봉합사는 시간이 지나면 자연적으로 흡수되는 특징이 있습니다.

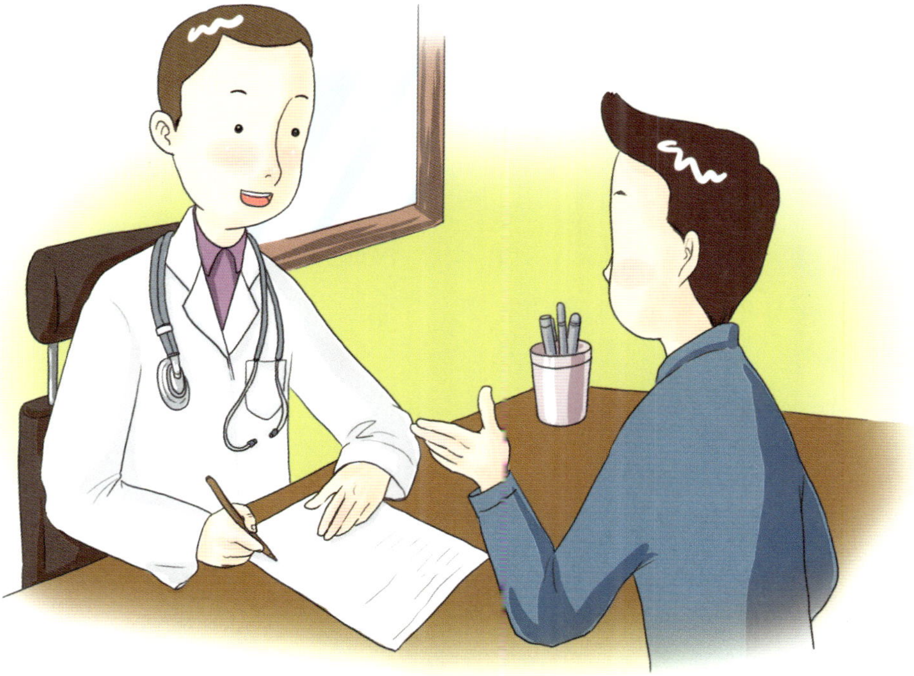

그림 3-16. 퇴원 후 외래에서 담당 의사의 진료를 받는 환자의 모습

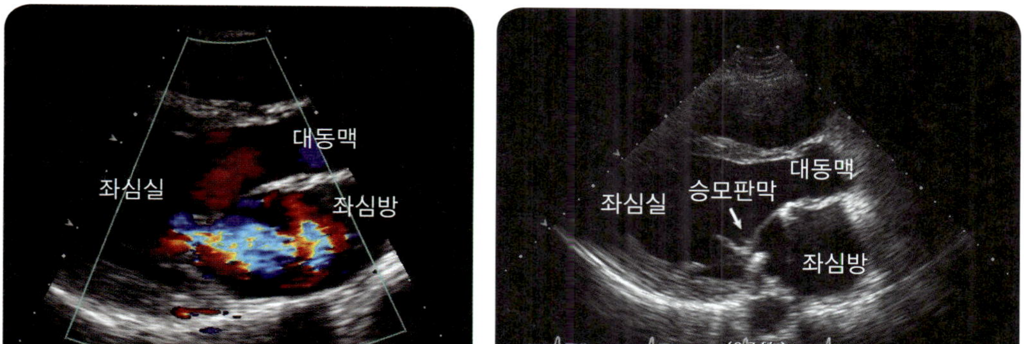

그림 3-17. 한 승모판막 수술 환자에서 수술 전·후 심초음파 검사 사진의 전형적인 예

왼쪽 사진은 전형적인 승모판막 폐쇄부전증 환자에서의 초음파 소견입니다. 좌심실에서 승모판막을 통해 좌심방으로 피가 역류되고 있는 장면을 잘 볼 수 있습니다. 오른쪽 사진은 수술(판막성형술) 후 피의 역류가 완전히 없어진 것을 볼 수 있습니다.

또한 흡수성 봉합사는 기술적으로 피하에만 위치시키기 때문에 피부 바깥 쪽으로는 보이지도 않아 제거해 줄 필요가 없습니다. 또 최근에 와서 미용 효과와 함께 상처가 벌어질 위험성을 최소화할 목적으로 특수한 의학용 접착 테이프를 수술 상처 부위에 붙이는 경우도 많습니다(그림 3-18). 이 역시 저절로 떨어질 때까지 그대로 두면 됩니다. 다만 흉관이 삽입되어 있는 부위의 봉합사는 아직까지는 필요에 의해 비흡수성 봉합사를 사용하는 경우가 많습니다. 따라서 봉합사를 제거할 경우에는 외래에서도 간단한 소독 후에 쉽게 제거할 수 있습니다. 실밥을 제거한 뒤에는 간단한 목욕이 가능하게 됩니다.

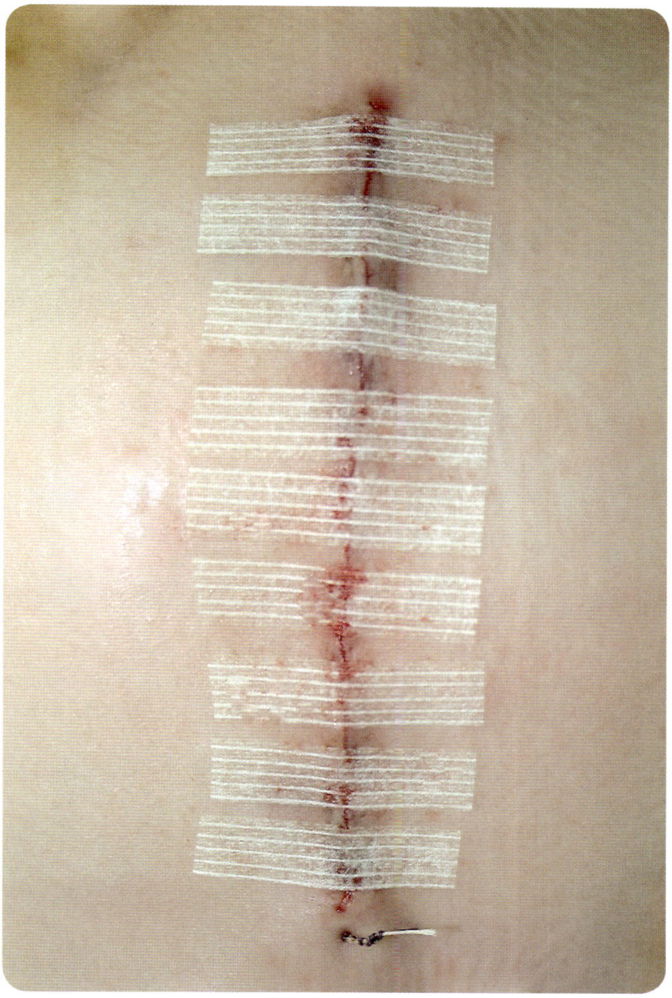

그림 3-18. 봉합사 대신으로 사용되는 의료용 접착 테이프의 모습

2. 일상생활 및 일반적인 주의사항

식사

심장수술 후에는 건강한 회복을 위해 균형 있는 식사를 하므로써 충분한 영양분을 섭취하는 것이 무엇보다 중요합니다. 심장수술은 소화기 계통의 수술과는 달리 음식물 섭취량 자체에는 큰 제한이 없습니다. 그러나 급작스럽고도 과도한 체중 증가는 심장에 부담을 줄 수 있기 때문에 회복에 좋을 리가 없습니다. 따라서 매일 규칙적인 체중 측정을 통해 환자 자신의 키와 나이에 맞는 적정 체중을 유지하도록 노력하여야 합니다(그림 3-19).

또 심장수술 후에는 질병의 종류에 따라 음식 섭취에 특별히 주의 하여야 할 사항들이 있습니다.

먼저 성인에서 관상동맥우회술을 받은 환자들의 경우입니다. 이 환자들에서는 비록 좁아져 있던 해당 관상동맥의 문제는 수술로 해결되었지만 이의 원인이 되었던 동맥경화증이라는 병 자체가 해결이 된 것은 아닙니다. 이 때문에 동맥경화증에 관계될 수 있는 음식물 섭취에 신경을 쓰지 않으면 병 자체가 재발될 확률이 그만큼 높아지게 됩니다. 따라서 콜레스테롤이나 포화지방이 많이 포함된 음식물은 원칙적으로 피하는 것이 좋습니다. 각 개별 음식물에 대한 구체적인 정보와 섭취 주의에 대한 보다 자세한 사항에 관해서는 방문하고 있는 병원이나 관련 의료진을 통해 쉽게 구할 수 있습니다.

판막 수술의 경우에는 특히 과도한 염분 섭취를 피하는 것이 좋습니다. 과도한 염분은 체내에 수분 축적을 일으켜 심장에 부담을 줄 수 있기 때문입니다. 선천성 심장기형에 대해 수술을 받은 소아 환자에서도 염분의 과도한 섭취는 좋을 리가 없습니다. 젖을 먹는 영아일 경우 심장수술 후에는 보통 심장의 부담을 줄이기 위해 하루 섭취량을 몸무게 1 kg 당 150 cc 정도로 제한합니다(그림 3-20). 이 양을 보통 3~4시간 간격으로 수유하면서 2개월 정도 유지하다가 그 이후에는 아기가 원하는 양만큼 늘려가게 됩니다. 우유를 먹일 때 아이가 혹시 숨쉬기 어려워하지는 않는지 잘 살펴보아야 합니다. 수유 도중이나 후에 숨이 빨라지거나 코를 벌렁거리며 숨을 쉬는 경우는 힘들어 한다는 뜻이므로 섭취량을 더 이상 늘려서는 안 됩니다.

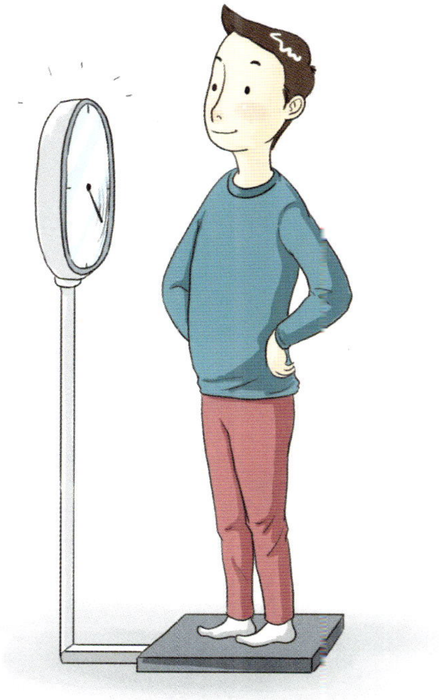

그림 3-19. 심장수술 후 적정 체중을 유지하기 위하여 노력하는 모습

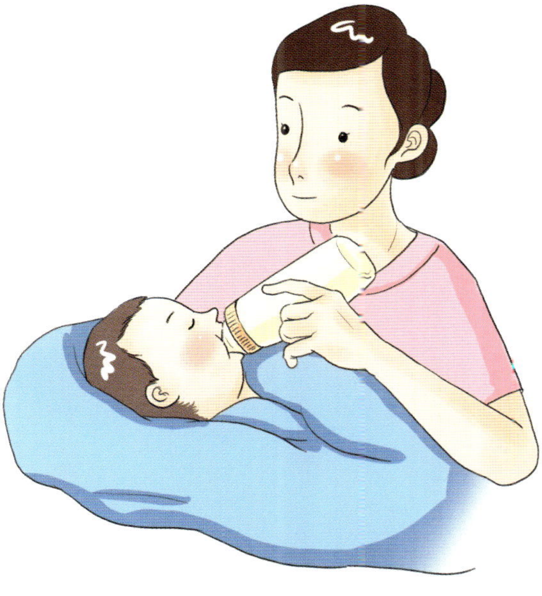

그림 3-20. 심장수술을 받고난 어린 환자의 수유

흡연과 음주

수술 전에 흡연자였던 경우에는 반드시 담배를 끊어야 합니다(그림 3-21). 담배는 비단 심장뿐만 아니라 폐 등 다른 장기에도 많은 나쁜 영향을 일으킵니다. 특히 심장에 관련해서는 심박동수 증가, 관상동맥 경련, 혈관 수축, 혈압 상승 등의 나쁜 영향을 초래할 수 있기 때문에 절대 삼가야 합니다.

음주는 과음을 하지 않고 적정량을 마실 수 있다는 전제 조건만 있다면 이론적으로는 심장수술 후에 그렇게 나쁠 것은 없습니다. 그러나 개인마다 적정량의 기준을 정하기가 현실적으로 쉽지는 않습니다. 특히 과거에 술을 마실 때 음주량에 대한 스스로의 통제가 어려웠던 경험이 있었던 분이라면 수술 후 음주를 절대 삼가는 것도 좋은 방법입니다.

운동

심장수술 후의 적절한 운동은 건강한 회복을 위해 권장되고 있는 사항입니다. 다만 단계적으로 서서히 운동량을 늘려 나가는 것이 중요합니다. 보통 처음에는 단순한 걷기 운동부터 시작하여 본인의 신체 능력과 적응 여부에 따라 점차 다양하면서 보다 활동적인 운동으로 진행시켜 나가야 합니다(그림 3-22). 구체적으로 어느 정도 운동하는 것이 좋은가에 대해서는 개별 환자에 따라 워낙 상태의 차이가 심하기 때문에 획일적으로 추천 드리기가 사실상 불가능합니다.

운동이라는 것은 수술 후 환자들이 긴 안목에서 보다 나은 삶의 질을 유지하기 위해 하는 것이지 당장 특별한 치료 효과를 보고자 하는 것은 아닙니다. 사실 운동의 구체적인 질병 치료 효과에 대해서는 전문가들 사이에서도 아직 논란이 많은 사항입니다. 따라서 단기적으로 무리해서 운동을 하기보다는 보다 장기적인 관점에서 가급적 운동 전문가들과 상의해 가며 개인의 능력에 맞추어 시행해 나가는 것이 필요합니다.

예방접종

소아 환자의 경우 예방접종은 원칙적으로 수술 후 2개월이 지나면 할 수 있습니다. 만일 원인 모를 열이 있거나, 감기, 폐렴 등 의심되는 증상이 있으면 접종을 미루고 의료진과 상의하여야 합니다.

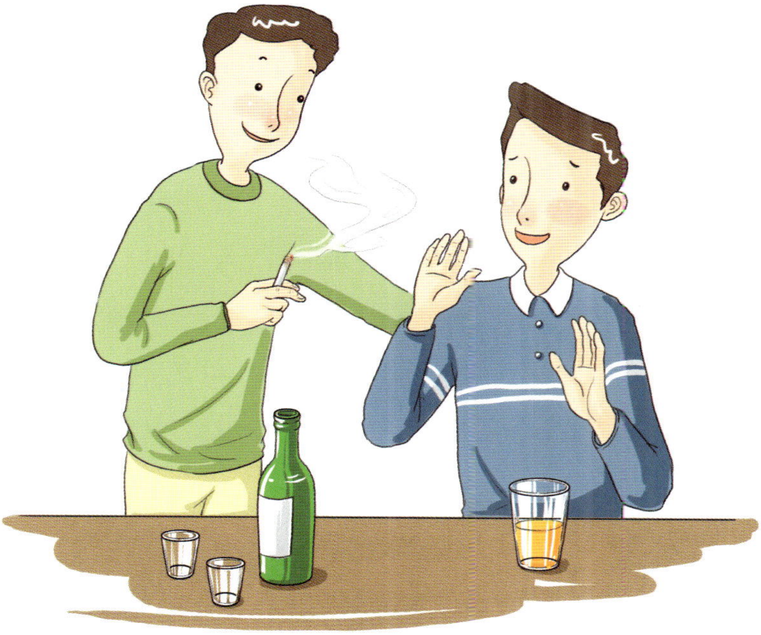

그림 3-21. 심장수술 후의 흡연과 음주

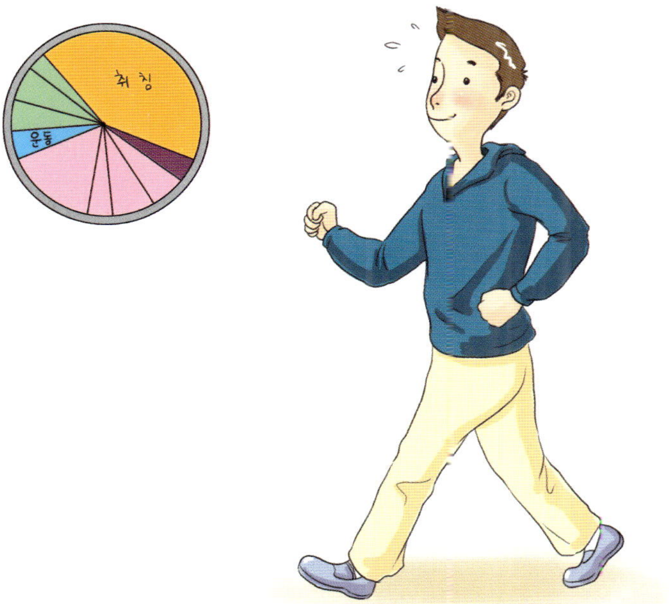

그림 3-22. 심장수술 후의 적당한 운동

샤워 및 목욕

샤워는 퇴원 후 바로 하셔도 됩니다. 기력이 아직 완전히 회복되지 않았다고 느끼는 경우에는 앉아서 하는 것도 좋습니다(그림 3-23). 샤워를 할 때 너무 뜨거운 물은 피하도록 합니다. 뜨거운 물은 현기증을 일으키거나 무력해지기 쉽기 때문입니다. 수술 부위는 처음에는 강하게 문지르는 것은 삼가고 비누를 묻힌 부드러운 수건으로 가볍게 닦도록 합니다.

퇴원 후 조금 지나 목욕을 원하는 환자 중에서는 상태에 따라 목욕탕에 드나드는데 어려움을 느낄 수 있습니다. 이때는 가능하면 주위의 도움을 받는 것이 바람직합니다. 공중 목욕탕에는 환자의 안전을 위하여 적어도 수술 6주 후에 가는 것이 일반적으로 추천됩니다.

직장 복귀 및 성생활

수술 후 4~6주가 지나면 특별한 문제가 없는 한 심장수술을 할 때 길이로 절개하였던 가슴뼈(흉골)가 완전히 붙게 됩니다. 따라서 주로 앉아서 일하는 사무직과 같은 경우에는 보통 수술 후 4주가 지나면 직장으로 복귀할 수 있습니다. 육체적으로 조금 힘든 계통의 일을 하는 사람이라면 수술 후 6주가 지난 뒤에 일을 시작하는 것이 좋습니다. 퇴원 후에 성관계를 원하는 경우에는 특별한 제한은 없습니다. 다만 퇴원 초기에는 수술 부위에 지장을 주지 않은 한도 내에서 가슴뼈가 다 아문 뒤에 하는 것이 좋습니다. 성생활을 할 수 있느냐에 대한 정확한 지표는 신체적으로나 정신적으로 본인이 느끼는 상태에 대한 스스로의 판단입니다. 임신을 원하는 경우에는 수술 후 1년 내에는 피하는 것이 바람직합니다. 수술 후 복용하는 약제 중에는 임신 시 태아에 영향을 줄 수 있는 것도 있을 수 있기 때문에 이 경우 반드시 담당 의료진과 미리 상의하여야만 합니다.

약물 복용

퇴원 후 약물은 반드시 담당 의료진이 처방한 약만 복용하여야 합니다(그림 3-24). 처방 없이 살 수 있다고 해서 약국에서 마음대로 약을 사서 임의로 복용해서는 안 됩니다. 한약을 복용할 때도 담당 의료진과 미리 상의하여야 합니다. 특히 수술 전에 복용하던 약과 수술 후에 처방 받은 약은 다른 경우가 많으므로 주의가 필요합니다.

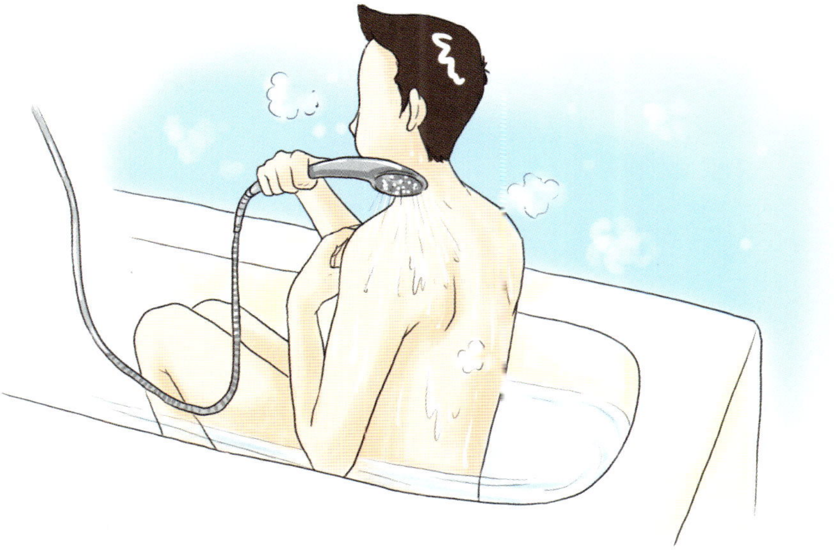

그림 3-23. 앉아서 샤우 하는 모습

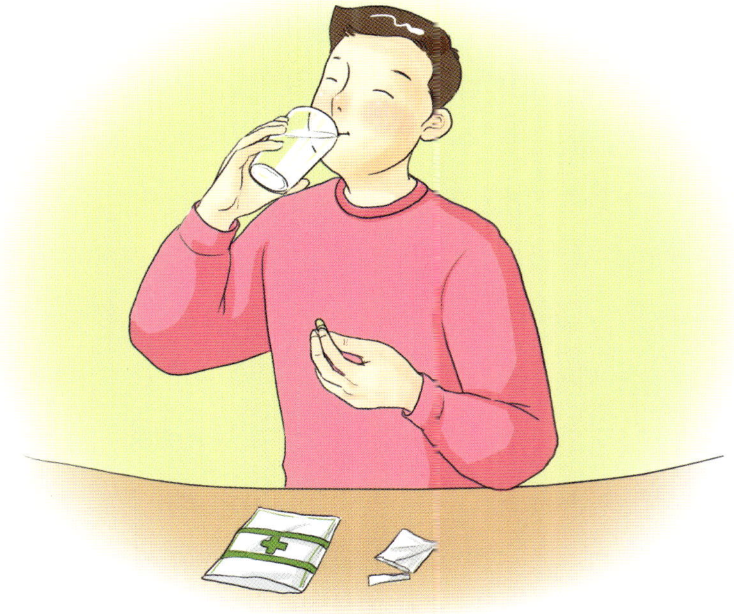

그림 3-24. 심장수술 후의 약물 복용은 담당 의료진이 처방한 약만 복용

3. 특별한 주의 (1) - 항응고제의 복용이 필요한 경우

필요한 사전 지식

우리들의 일상생활에서는 여러 가지 이유로 크고 작은 상처가 생길 수가 있습니다. 이 경우 우리들이 수없이 보고 경험하였던 바와 같이 특별한 경우가 아니면 상처 부위에 피떡이 생기면서 결국 피가 멈추게 됩니다. 또 병원에서 피검사를 하기 위해 주사기로 피를 뽑는 것을 보거나 또는 직접 경험한 분들이 많을 것입니다. 이 경우에도 역시 주사기 안의 피를 관찰해 보면 채혈 후 금방 피가 굳어버리는 것을 알 수 있습니다(그림 3-25). 이와 같이 우리 몸의 피는 어떤 형태라도 자기의 정상적인 집인 혈관을 떠나게 되면 바로 피떡으로 뭉치면서 굳어버리는 성질이 있습니다. 이는 우리 몸의 일종의 방어기전으로 우리가 수많은 크고 작은 상처에서 회복될 수 있는 결정적인 무기가 되고 있습니다. 그런데 이러한 우리 신체의 방어기전이 때로는 오히려 단점이 될 때도 있습니다. 즉 의학적인 필요 때문에 우리 몸의 혈관 속에 어떤 이물질을 삽입한 경우가 바로 그런 예입니다. 예를 들어 심장판막질환으로 인공심장판막을 치환 받은 경우를 한번 생각해 봅시다. 인공판막이 위치하고 있는 심장 역시 혈액이 들어 있다는 점에서 혈관의 일종인 셈이며, 이 심장 내에 인공판막이 삽입되면 주위의 혈액들은 즉각 평소와는 전혀 다른 이물질의 존재를 느끼게 됩니다. 그러면 혈액은 마치 자기가 원래의 집인 혈관을 떠나 있는 것 같은 착각을 하게 됩니다. 결과적으로 혈액이 어떤 반응을 보일 것인가는 조금 전의 설명만으로도 충분히 이해가 되시겠지요? 예, 맞습니다. 바로 피떡을 만들면서 굳어지려고 노력하게 됩니다. 결과적으로 인공판막 주위에 피떡이 쌓이게 됩니다. 때로는 작은 피떡 찌꺼기가 혈관 안으로 바로 흘러 들어가기도 합니다. 이런 현상은 비단 인공판막뿐만 아니라 인조혈관 등에서와 같이 우리 몸의 혈액과 접촉하는 인공 구조물에는 공통적으로 일어날 수 있습니다. 다만 정도의 차이가 있을 뿐입니다. 보통은 인공판막에서 가장 강하게 이런 현상이 일어납니다. 바로 앞의 설명에서 인공판막 주위에 생겨 그 자리에 머물러 있는 피떡을 전문 의학용어로는 혈전(血栓)이라고 부릅니다. 그리고 만일 이 혈전의 일부가 떨어져 나가 혈관 속으로 흘러 들어가게 되는 경우에는 이를 색전(塞栓)이라고 부릅니다(그림 3-26).

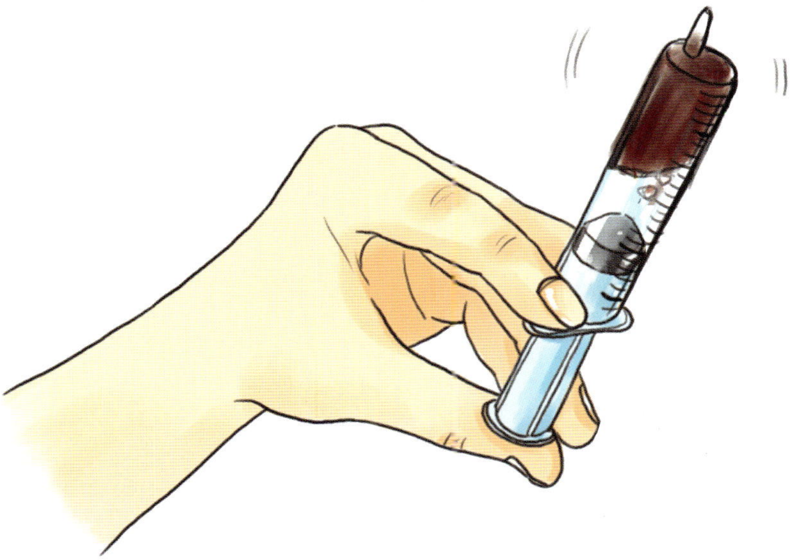

그림 3-25. 주사기에 채혈된 혈액을 그냥 두면 곧 혈액이 굳게 됩니다

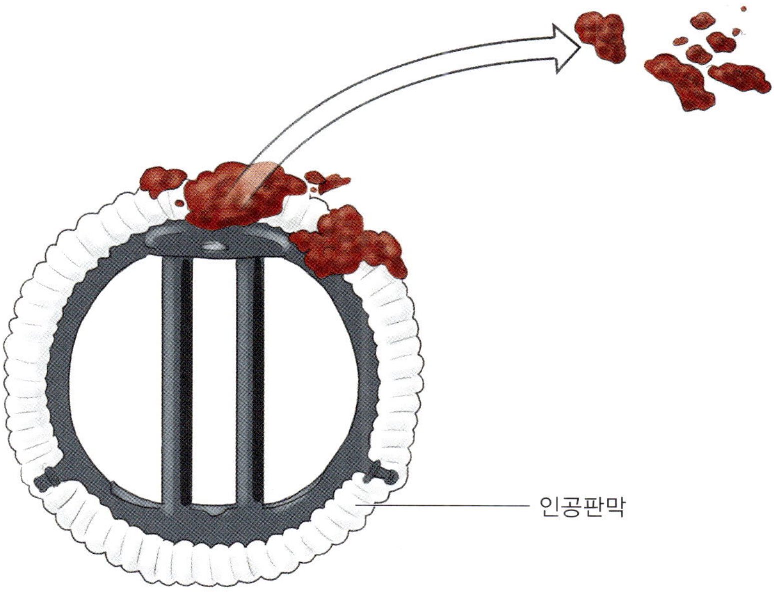

그림 3-26. 삽입된 인공판막에서 생긴 혈전과 이것이 떨어져 나가 색전이 되는 모습

색전은 크기에 차이가 있지만 대개 미세할 정도로 크기가 작습니다. 얼핏 생각하면 우리 몸의 방대한 혈관 구조 내에서 작은 찌꺼기 정도가 무슨 큰 문제가 되겠느냐고 생각할 수도 있습니다. 그러나 우리 몸의 혈관들의 기본 구조를 들여다보면 그렇지 않다는 것을 이해할 수 있습니다. 즉 심장에서 나온 혈액은 우리 몸의 구석구석에 산소와 영양분을 공급하기 위해 혈관이라는 도로를 타고 움직이게 됩니다. 혈관 역시 도로와 마찬가지로 최종 목적지에 이르기까지는 그 크기가 점점 작아지게 됩니다. 마치 고속도로에서 집 앞 골목길로 이르는 과정과 같다고 생각하면 됩니다. 따라서 설사 고속도로에서는 별 문제가 되지 않은 크기의 장애물도 집 앞의 좁은 골목길에서는 길을 완전히 막아버리는 결과를 만들 수 있습니다. 이렇게 되면 각각의 집들은 외부로부터의 모든 공급이 끊기면서 살아갈 수가 없습니다. 여기에서 집 앞의 골목길들을 모세혈관이라고 부릅니다. 만일 뇌로 가는 모세혈관이 일부라도 막히게 되면 실신을 일으키거나 그밖에 뇌 증상이 생기게 됩니다(그림 3-27). 또 다리로 가는 모세혈관이 막히게 되면 통증과 함께 다리를 제대로 못 쓰는 결과가 초래될 수 있습니다.

이상의 설명에서 알 수 있듯이 혈액이 혈관이라는 자기 집이 아닌 외부의 환경에 대한 반응으로 굳어지려는 현상은, 판막질환의 치료 목적으로 인공판막을 삽입한 경우에 큰 문제가 될 수 있습니다. 아마도 조물주가 인체를 만들 때만 해도 인류가 인공판막 같은 물건을 만들어 사람의 심장 속으로 넣으리라는 것은 미처 생각하지 못하였을지도 모릅니다. 어쨌든 인공판막 치환수술은 현대에 와서 엄연한 현실이 되었고 따라서 이제는 이에 관련된 합병증의 예방법을 강구하지 않을 수 없게 되었습니다.

항응고제의 필요성과 종류

항응고제는 간단히 말하면 혈액 응고를 막아 주는 약입니다. 즉 피떡이 생기는 것을 막아 주는 것을 말합니다(그림 3-28). 우리 몸의 혈액이 응고되는 과정을 자세히 살펴보면 꽤 복잡합니다. 그러나 관련 전문가들이 아니면 그 모든 과정을 세세히 알 필요는 전혀 없습니다. 다만 여러 단계를 거친다는 것만 알고 있으면 됩니다. 항응고제는 바로 이 과정의 어느 단계가 진행되는 것을 방해하므로써 결과적으로 혈액이 응고되는 것을 막아 주는 것입니다.

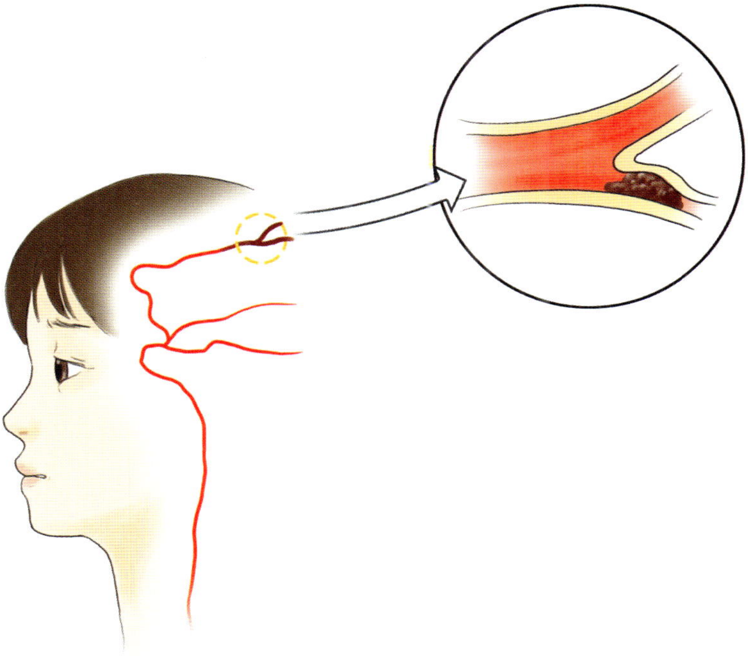

그림 3-27. 색전증으로 뇌혈관 중 일부가 완전히 막혀 있는 모습

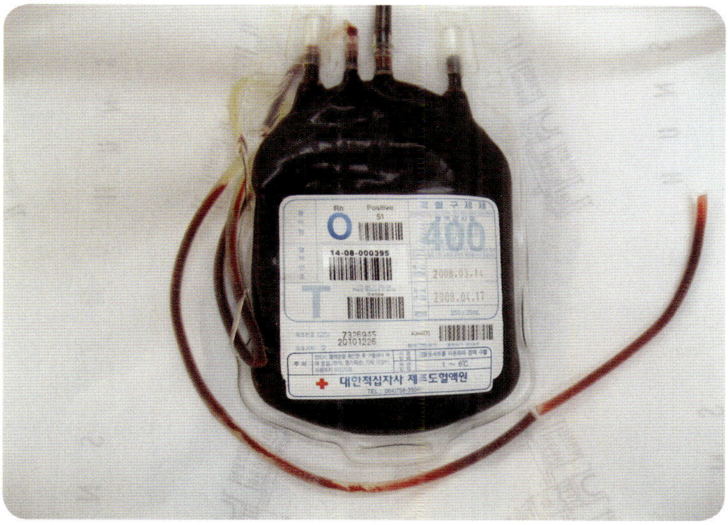

그림 3-28. 항응고제의 사용으로 채혈 후에도 오랫동안 굳지 않고 보관이 가능한 수혈용 혈액의 모습

수혈용 혈액에는 'CPD-A1' 이라고 부르는 또 다른 특별한 항응고제가 사용됩니다.

따라서 항응고제는 일정 정도의 혈액 응고 방지가 필요한 인공판막 치환 환자에서 수술 후 복용해야 할 가장 필수적인 약제 중 하나입니다. 만일 항응고제가 없다면 판막질환 환자에서 기껏 애써서 성공한 수술이더라도 혈액 응고에 따른 합병증 즉 혈전 형성과 색전 발생 때문에 환자가 제대로 살아갈 수가 없게 됩니다.

심장수술에 연관되어 사용되는 항응고제에는 대표적으로 두 가지 중요한 약제가 있습니다. 하나는 헤파린(heparin)이라는 약제이고 또 다른 하나는 와파린(warfarin)이라고 부릅니다(그림 3-29). 이 중에 헤파린은 주사용으로 사용되는 항응고제로 그 효과가 매우 신속하고 강력합니다. 그러나 주사용이기 때문에 인공판막 치환 수술을 받은 환자들이 외래에 다니면서 사용하기에는 무리가 있습니다. 다만 헤파린은 그 강력한 항응고 효과와 함께 용량 조절이 상대적으로 용이한 장점 때문에 심장수술 시 인공심폐기에 의한 혈액 응고를 예방할 목적으로 사용되고 있습니다. 따라서 수술을 받고 퇴원 후에 사용되는 항응고제로는 경구 섭취가 가능한 와파린이 전적으로 사용되고 있습니다. 와파린은 흔히 쿠마딘이라는 상품명으로도 널리 알려져 있습니다.

이러한 항응고제와 비슷한 성격의 약에 항혈전제라는 것이 있습니다. 글자 그대로 해석하면 혈전이 생기는 것을 방지해 준다는 의미입니다. 사실 항응고제의 주요 목적 중의 하나가 혈전이 생기는 것을 방지해 주는 것이기 때문에 항응고제와 항혈전제는 같은 범주의 약으로도 볼 수 있습니다. 그러나 이들 둘 사이에는 혈액 응고를 막아 주는 강도에서 큰 차이가 있습니다. 당연히 항응고제가 훨씬 강력합니다. 효과가 강력한 만큼 여기에 따른 부작용도 그만큼 큽니다. 따라서 항혈전제는 주로 강력한 항응고 치료에는 필요하지 않으나 어느 정도의 항응고 효과만을 기대하는 상황에서 비교적 안전하게 사용될 수 있습니다. 여기에는 관상동맥 수술 후, 인조혈관 삽입 후, 경피적 관상동맥 성형술 후 등이 대표적인 예가 됩니다.

항혈전제는 혈액 응고의 여러 단계 중에서 혈소판이라는 혈액 속의 성분이 제대로 기능을 못하게 하므로써 혈액이 응고되지 못하도록 합니다. 이 때문에 항혈전제를 정확하게는 '항혈소판제재' 라고 부릅니다. 항혈전제의 대표적인 약제로는 일반인들에게도 잘 알려져 있는 아스피린이 있습니다.

아스피린은 항혈전제로서의 치료 목적 이외에도 관상동맥 질환의 소질이 있는 사람에서 예방

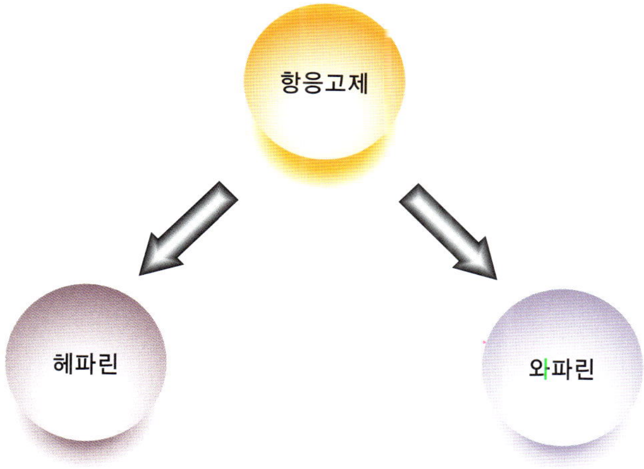

그림 3-29. 항응고제의 종류

목적으로도 널리 사용되고 있기도 합니다. 그밖에 디피리다몰(페르산친), 티클로피딘 등 여러 종류의 다양한 항혈전제가 소개되고 있습니다.

결론적으로 인공판막 치환수술을 받은 환자에서는 와파린이라는 경구용 항응고제를 반드시 사용하여야 합니다. 다만 삽입된 인공판막의 종류에 따라 약의 사용 기간에는 차이가 있습니다. 보다 자세한 것은 뒤에 설명 드리도록 하겠습니다(208페이지 참조).

항응고제 복용의 문제점

와파린은 전술한대로 항응고 작용에 의해 인공판막 삽입 수술을 받은 환자에서 혈전이나 색전이 생기는 것을 막아 주는 역할을 하게 됩니다. 그러나 세상의 모든 일이 그러하듯이 와파린의 작용효과도 동전의 양면처럼 양면성을 가지고 있습니다. 즉 치료 목적으로 사용되는 바로 이 항응고 작용으로 인한 부작용 때문에 바라지 않는 심각한 합병증이 생길 수가 있습니다. 다시 말해서 지나친 항응고 작용으로 인해 우리 몸의 정상적인 방어 기전에 오히려 심각한 손상을 입힐 수가 있는 것입니다.

조금 더 구체적으로 살펴보겠습니다. 항응고 작용이 지나치면 과연 어떤 일이 생기게 될까요? 무엇보다도 평소라면 아무런 문제가 되지 않는 사소한 자극에도 출혈이 쉽게 되고 또 이런 출혈이 잘 멈추지도 않게 됩니다. 가령 양치질을 할 때 잇몸에서 평소에는 생기지 않던 출혈이 갑자기 나타난다던지 또는 조그만 충격에도 쉽게 멍이 든다던지 하는 것들이 대표적인 예들입니다(그림 3-30). 이런 문제들이 좀 더 진행되면 몸에서 저절로 출혈이 되기도 합니다. 즉 코피가 저절로 자주 나거나 혈뇨(소변 색깔이 붉어짐) 또는 혈변(대변 색깔이 까맣게 됨)이 생길 수 있습니다. 젊은 여성의 경우에는 생리 시 그 양이 많아지거나 기간이 길어지기도 합니다. 가장 위험한 상황은 평소 고혈압이나 뇌동맥류가 있던 환자에서 항응고제로 인해 출혈 성향이 강해지면서 갑자기 뇌출혈이 생기는 것입니다(그림 3-31). 말하자면 합병증의 예방 목적으로 사용한 약제가 오히려 환자에게 더 나쁜 결과를 초래하고 마는 그야말로 본말이 전도된 상황이 만들어질 수 있는 것입니다. 이러한 이유 때문에 와파린을 항응고제로 사용할 때는 매우 엄격한 용량 조절이 필요하게 됩니다.

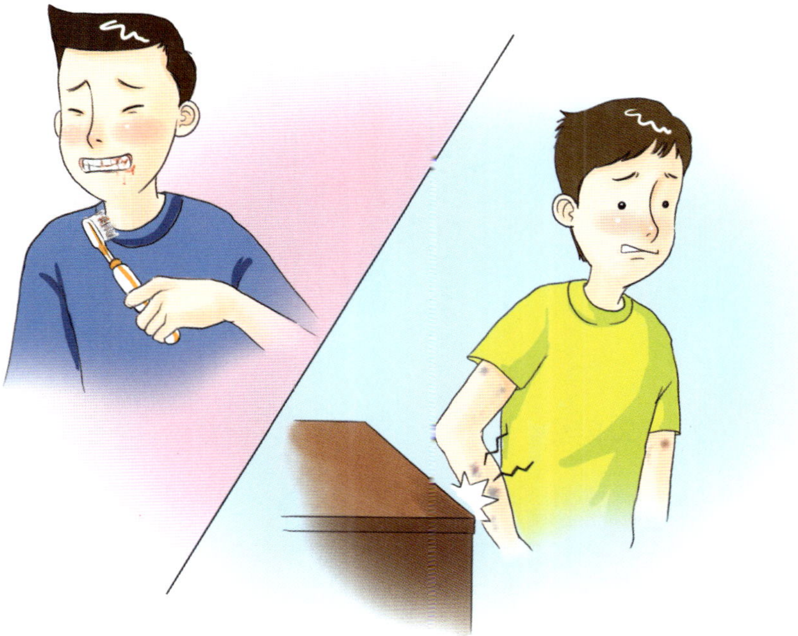

그림 3-30. 항응고제 용량이 지나치면 평소 안 보이던 출혈 성향이 보이게 됩니다

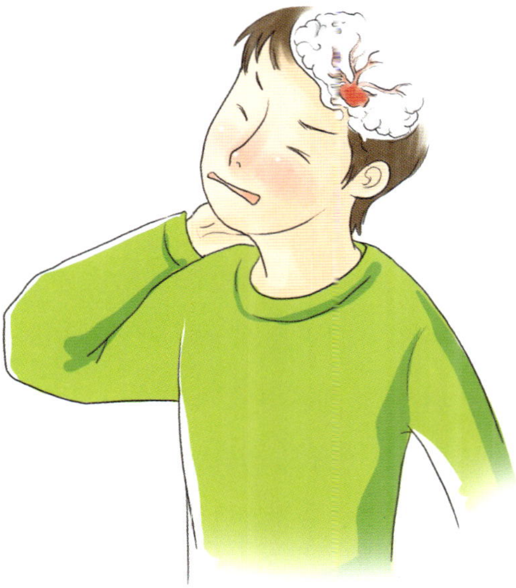

그림 3-31. 항응고제의 과다 사용으로 생길 수 있는 뇌출혈

와파린의 용량 조절에 한 가지 유의해야 할 사항은 개별 환자의 상태에 따라 그 약효에 차이가 있을 수 있다는 것입니다. 이런 이유로 모든 환자에서 공통적인 용량을 정해 줄 수가 없고, 특정 혈액 검사를 통해 환자마다 개별적으로 용량을 정하여야만 합니다. 말하자면 환자에 따른 맞춤 용량인 셈입니다. 이런 목적으로 와파린 용량을 조절하기 위해 하는 혈액 검사를 병원에서는 프로트롬빈 타임이라고 부릅니다. 그러면 프로트롬빈 타임에 관해서 자세히 설명하도록 하겠습니다.

프로트롬빈 타임(와파린 복용 혈액 응고검사)

〈프로트롬빈 타임(Prothrombin Time)〉은 영어 이름의 약자로 피티(PT)라고도 흔히 부릅니다. '프로트롬빈 타임' 이란 용어는 전문 의료인이 아닌 일반인에게는 어렵게 들릴 수밖에 없는 용어입니다. 당연히 그 뜻을 선뜻 알기도 불가능합니다. 그러나 사실 알고 보면 그렇게 어려운 것은 아닙니다. 프로트롬빈은 혈액 응고 과정에 중요한 역할을 하고 있는 물질 중의 하나입니다. 프로트롬빈 타임이라는 검사는 바로 이 물질(프로트롬빈)을 이용하여 특정 환자의 혈액이 응고하는데 걸리는 시간(타임)을 측정하는 방법입니다. 이를 통해 어떤 환자에서 출혈 성향이 어느 정도의 상태에 있는가를 파악하는 것입니다. 따라서 이 검사는 심장 수술 이외의 다른 수술에서도 필수적으로 시행하는 검사 중의 하나입니다.

바로 이 프로트롬빈 타임 검사가 와파린의 복용량을 개별 환자별로 결정하는 데에도 핵심적인 기준이 되고 있습니다. 즉 인공판막치환 수술을 받고 조금 지나면 프로트롬빈타임 검사를 시행하여 적정 와파린 용량을 결정하게 됩니다. 와파린은 복용 후 약효가 나타날 때까지 수일이 소요되기 때문에, 먼저 일정 용량의 와파린을 복용해 가면서 반복된 혈액 검사를 통해 최적 용량을 정하게 됩니다. 환자에 따라서 몇 차례의 혈액 검사만으로 쉽게 최적 용량이 정해지는 경우도 있고 이 과정이 상당히 길어지는 경우도 있습니다. 검사 결과지에는 프로트롬빈 타임의 실제로 측정된 시간(초)과 함께 국제적으로 표준화된 단위인 INR 이라는 값이 표시되어 있습니다. 와파린의 양은 바로 이 INR이라는 값에 따라 정하게 됩니다(그림 3-32).

INR은 'International Normalized Ratio' 란 영어의 앞 글자를 딴 약자입니다. 이 값은 기본

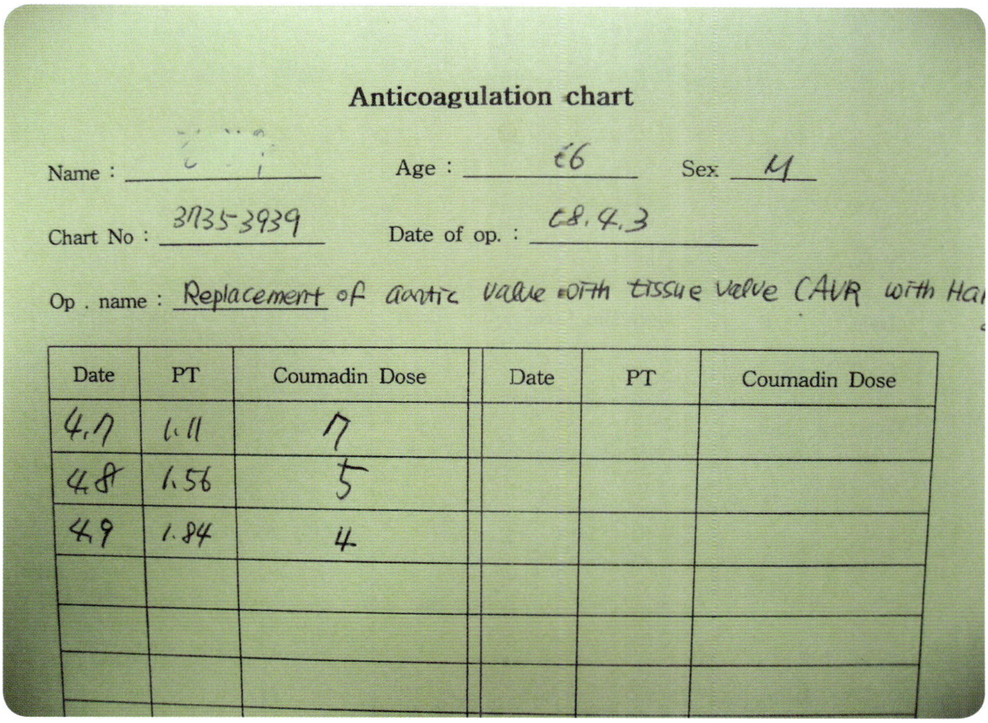

Anticoagulation chart

Name : [illegible] Age : 66 Sex : M

Chart No : 3735-3939 Date of op. : 08.4.3

Op . name : Replacement of aortic valve with tissue valve (AVR with Ha

Date	PT	Coumadin Dose	Date	PT	Coumadin Dose
4.7	1.11	7			
4.8	1.56	5			
4.9	1.84	4			

그림 3-32. 프로트롬빈 타임(PT) 검사를 이용하여 항응고제(와파린) 용량을 조절하고 있는 실제 예를 보여 주는 기록지

본 예는 조직판막으로 대동맥판막을 치환받은 경우입니다. 표에서와 같이 혈액 검사 수치 (PT로 표시된 부분)에 맞추어 와파린(Coumadin Dose로 표시된 부분) 용량을 조절해 주고 있는 것을 알 수 있습니다.

적으로 출혈 성향이 높으면 높을수록 숫자가 증가하게 됩니다. 와파린 복용시 INR 값의 기준 목표치는 대체적으로 2.0~3.5 사이에서 유지해 줍니다. 물론 개별 환자의 상태와 구체적인 수술 내용에 따라 약간의 차이는 있지만 국내·외적으로 전문 학자들의 많은 연구를 통해 결정된 것입니다. 와파린 복용과 INR 값 기준 목표치에 가장 큰 영향을 미치는 것은 바로 어떤 종류의 판막을 사용하였는지 하는 것입니다(126페이지 참조). 즉 조직 판막에서는 그 재질의 특성상 기계판막에 비해 혈전 형성 성향이 비교적 낮기 때문에 수술 직후 첫 3개월 동안만 와파린을 사용하고 그 다음 부터는 관찰만 하는 것이 보통입니다. 반면 기계판막은 재질이 매우 튼튼한 대신에 항응고제를 평생 복용해야 하는 단점이 있습니다. 수술의 종류에 따른 보다 구체적인 INR 값의 추천 목표치는 다음과 같습니다(표 3-1).

한편 소아에서도 많지는 않지만 인공판막을 치환 받는 경우가 있습니다. 그런데 소아는 성인에 비해 몸무게가 작기 때문에 와파린 과용량에 대한 출혈 위험성도 그만큼 빠르고 심각하게 나타날 수가 있습니다. 또 사실 소아에서는 혈전이 생길 확률이 성인에 비해서 상대적으로 낮기도 합니다. 이런 이유들 때문에 소아에서는 일반적으로 INR 값의 기준 목표치를 조금 낮게 잡고 대신 다른 약제 즉 앞서 소개한 항혈전제를 복용하게 하기도 합니다.

항응고제 복용 시 주의사항

인공심장판막은 수많은 판막질환 환자들에서 큰 희망이 되고 있지만 그렇다고 해서 인공판막 삽입이 모든 문제를 감쪽같이 다 해결해 주지는 않습니다. 인공판막 치환 후에 인공판막 자체에 문제가 생길 수도 있고 또 항응고제의 사용을 피할 수도 없습니다.

어떻게 생각하면 인공판막을 치환 받고난 후의 환자는 고혈압 환자와도 비슷하게 생각할 수 있습니다. 고혈압 환자들은 제대로만 약을 잘 복용하면 평생 건강한 삶을 누릴 수 있습니다. 만일 이를 번거롭게 생각하여 약 복용을 게을리 하면 어떤 결과를 초래할 수 있는가에 대해서는 새삼 설명할 필요가 없으리라 봅니다. 인공판막 치환 환자에서도 이와 같습니다. 즉 수술 후 항응고제의 적절한 복용을 통해서 판막치환수술이라는 어려운 과정이 비로소 완전한 성공으로 마무리된다고 할 수 있습니다.

표 3-1. 수술의 종류에 따른 구체적인 INR 값의 추천 목표치

	판막 위치	위험인자	국제기준	한국인을 위한 기준
기계 판막 삽입시	대동맥판막	-	INR 2.0~3.0	INR 1.75~2.5
		+	INR 2.5~3.5	INR 1.75~2.5
	승모판막	-	INR 2.0~3.5	INR 2.0~3.0
		+	INR 2.0~3.5	INR 2.0~3.0
	삼첨판막	-	(-)	INR 2.5~3.5
		+	(-)	INR 2.5~3.5
조직 판막 삽입시	대동맥판막	-	아스피린	INR 1.75~2.5*
		+	INR 2.0~3.0	INR 1.75~2.5
	승모판막	-	아스피린	INR 2.0~3.0*
		+	INR 2.5~3.5	INR 2.0~3.0
	삼첨판막	-	(-)	INR 2.0~3.0
		+	(-)	INR 2.0~3.0

설명 1 : 표에서 이야기하는 위험 인자는 심방 세동, 색전증의 병력이 있는 경우, 심부전증이 있는 경우, 기타 혈액 응고 장애를 동반한 질환이 있는 경우를 말합니다.

설명 2 : 아스피린을 사용하는 경우 용량은 하루에 75 ~ 100 mg를 복용하게 됩니다.

설명 3 : 병원과 수술자에 따라 약간은 다르지만 표에서 * 표시가 되어 있는 것은 일반적으로 항응고제를 3개월만 사용하고 끊게 되는 것을 의미합니다.

설명 4 : 한국인을 위한 기준은 2008년 대한흉부외과학회 심장판막질환 회의에서 한국인의 유전적, 신체적 특성을 감안하여 결정한 기준입니다.

와파린은 앞서 강조한 바와 같이 개별 환자의 상황에 따라 적정 복용량이 다릅니다. 또 약의 특성 때문에 적정 용량을 엄격히 지키지 않으면 심각한 부작용을 초래할 수 있습니다. 따라서 인공판막 치환수술을 받고 퇴원 후에는 담당 의료진이 알려준 복용량을 잘 지켜서 매일 정해진 시간에 정확히 복용하는 것이 중요합니다. 특히 와파린은 그 용량에 따라 색깔과 모양이 다릅니다. 즉 흰색 한 알은 2 mg이고 분홍색 한 알은 5 mg 이기 때문에 이를 잘 숙지하여 착오가 없도록 하여야 합니다(그림 3-33).

집에서 약을 보관할 때는 특히 아이들의 손이 닿지 않는 곳에 두는 것이 매우 중요합니다. 어른들도 자칫 실수로 한꺼번에 많은 양을 복용했을 때는 매우 위험한 출혈이 생길 수 있기 때문에 즉시 병원을 찾아와야 합니다. 와파린은 복용 후 수일이 지나야 약효가 나타난다고 설명 한 바 있습니다만, 같은 이유로 일단 복용한 약제는 수일 후까지 약효가 지속될 수 있기 때문에 그만큼 주의를 요합니다.

와파린을 복용 중인 환자가 치과 치료를 받거나 또는 출혈이 예상되는 다른 수술을 받게 되는 경우에는 반드시 담당 전문 의료진과 상의하여 와파린의 사용을 조절하여야 합니다.

또 임신을 계획하고 있는 여성도 임신 전 담당 전문 의료진과의 상의가 필요합니다. 와파린의 사용은 태아에서 기형을 유발 할 수 있는 것으로 알려져 있기 때문입니다.

와파린을 복용하고 있는 상태에서 그 적정 용량 조절에 영향을 미칠 수 있는 요소가 매우 많습니다. 일반적으로 잘 알려진 것으로는 질병, 식사, 다른 약물의 병용, 운동, 생활습관, 음주 등이 있습니다. 이 중 가장 흔하게 볼 수 있으면서 대표적인 예가 비타민이나 영양제를 임의로 사용하거나 또는 수술 후 전신 건강 회복을 목적으로 한약류의 약제를 복용하는 경우들입니다.

먼저 비타민 제제 중에서는 비타민 K가 문제가 됩니다. 비타민 K는 혈액 응고에 관여하기 때문에 부족하면 혈액 응고가 제대로 되지 않습니다. 반대로 비타민 K가 너무 많아지면 오히려 혈액 응고가 쉽게 일어날 수가 있습니다. 따라서 와파린 복용 중에 비타민 K를 너무 많이 섭취하게 되면 와파린의 효과를 상쇄시키는 역할을 할 수가 있습니다. 따라서 와파린 복용 환자에서는 꼭 필요한 경우가 아니면 복용하지 않는 것이 좋고, 만일 필요하다고 판단되는 경우에도 반드시 담당 의료진과 미리 상의를 하는 것이 좋습니다.

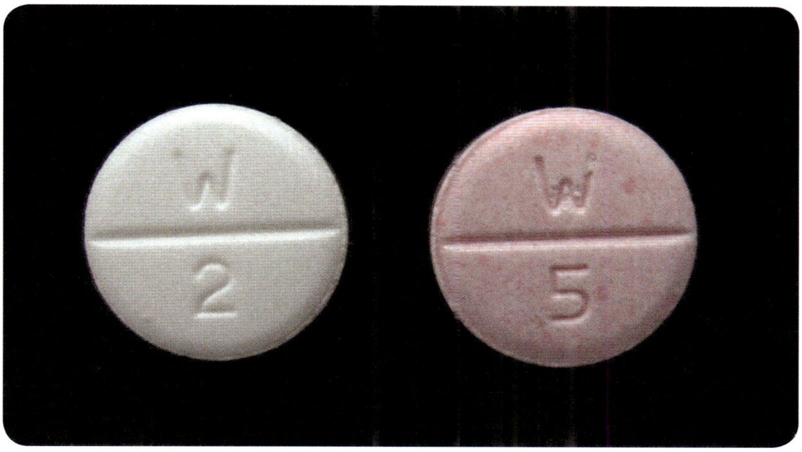

그림 3-33. 항응고제(와파린)의 실제 사진

사진의 왼쪽은 2 mg의 알약이고 오른쪽은 5 mg의 알약입니다.

앞서 말한 비타민 K는 비단 비타민제제로써 뿐만 아니라 우리가 일상적으로 섭취하는 음식물에서도 많이 함유되어 있는 것들이 있습니다. 그러나 이들 음식물에 비타민 K가 비교적 많이 들어 있다고 해서 이들을 먹지 말라는 뜻은 아닙니다. 각각의 함유량 자체가 많지 않기 때문에 실제 문제가 되는 경우는 드뭅니다. 다만 이러한 음식들을 갑자기 많은 양을 한꺼번에 섭취하는 것은 바람직하지 않습니다.

심장수술 후 복용하는 한약의 경우 많은 환자들이 약으로 보기보다는 일종의 건강보조제로 생각하고 먹는 것 같습니다. 그러나 이들 한약 역시 대부분의 약물과 마찬가지로 간을 통해 대사가 됩니다. 와파린 역시 간을 통해 대사되므로 다른 약을 같이 복용하는 것은 원칙적으로 와파린의 약효에 영향을 미칠 수 있습니다. 따라서 와파린 복용 시에는 어떤 약제를 사용할 때 반드시 담당 의료진과 미리 상의를 하여야 합니다.

일반적으로 와파린을 복용할 때 반드시 지켜야 할 사항들과(표 3-2) 담당 의료진과 즉시 상의하여야 할 사항들을(표 3-3) 요약하면 다음과 같습니다.

표 3-2. 와파린 복용시 반드시 지켜야 할 사항

1. 담당 의료진이 정해준 정확한 용량을 꼭 지켜서 매일 비슷한 시간대(저녁 식사 후 또는 잠자기 전)에 복용해야 합니다.
2. 규칙적이고 균형 잡힌 식생활을 하고 신체 활동은 매일 일정하게 유지하는 것이 좋습니다.
3. 과격한 운동이나 활동은 자제하는 것이 좋습니다.
4. 와파린의 복용을 잊어버린 경우, 그날 생각이 난 경우에는 생각난 즉시 복용하시고, 다음날 생각이 난 경우에는 무시하고 당일 복용량만 복용합니다. 한 번에 두 배의 용량을 복용해서는 안 됩니다.
5. 정해진 날에 혈액 응고 검사를 꼭 받아야 합니다.
6. 출혈이 생길 수 있는 상처가 나지 않도록 항시 조심해야 하며, 출혈의 징후가 있는지 주의 깊게 살펴야 합니다.
7. 한약이나 기타 건강 보조 식품은 와파린의 효과를 크게 변화시킬 수 있으므로 삼가야 합니다.
8. 다른 과의 진료를 받을 때는 와파린 복용 사실을 알려야 합니다.
9. 임신이 되었거나 원할 때는 반드시 의사와 상의해야 합니다.

표 3-3. 와파린 복용시 담당 의료진과 즉시 상의하여야 할 사항

1. 갑작스럽게 쓰러지거나 머리에 손상을 받았을 경우
2. 코피 또는 외상으로 출혈이 멈추지 않을 때
3. 양치질 시 보통 때보다 피가 많이 날 때
4. 월경 시 다른 때보다 양이 많거나 예상치 못한 하혈이 있을 때
5. 이유 없이 피부에 멍이나 반점이 생길 때
6. 배뇨, 배변 시 암갈색의 소변이나, 붉거나 검은 변이 나올 때
7. 심한 열이나 질병이 점점 악화될 때
8. 구토나 기침을 할 때 피가 섞여 나올 경우, 설사나 감염의 증상이 있을 때
9. 신체의 어떤 부위라도 통증이 있고 부어오를 때
10. 두통, 어지러움, 호흡곤란, 흉통, 평상시와 비교하여 더 피곤하거나 무기력할 때
11. 임신 사실을 알게 되었을 때

4. 특별한 주의 (2) - 감염성 심내막염의 예방

필요한 사전 지식

우리가 살고 있는 주위 환경에는 눈에 보이지 않은 수많은 세균들이 존재하고 있습니다. 따라서 우리 몸 중에서 외부와 접촉하는 부분, 즉 피부, 장, 요관 등에는 당연히 이러한 세균들이 붙어 사는 것을 피할 수 없습니다. 사실 세균이라고 하면 그 느낌이 썩 좋은 것은 아니지만 대부분 가벼운 먼지와도 같이 인체에 아무런 문제도 일으키지 않습니다. 물론 이들 세균 중에서는 우리 몸 안으로 들어오게 되면 병을 일으킬 수 있는 병균들도 꽤 있습니다. 다만 피부 및 장이나 요관의 점막 같은 우리 몸의 방어벽들이 평상시에는 이러한 균의 내부 침투를 철저히 방어하고 있기 때문에 실제 문제가 되는 경우는 없다고 보면 됩니다(그림 3-34).

그런데 어떤 이유에서든 병을 일으킬 수 있는 세균이 우리 몸 안으로 들어오게 되면 문제가 달라집니다. 일상생활 중에 실수에 의하거나 또는 사고로 다쳐서 상처가 난 경우가 우리 주위에서 가장 흔히 볼 수 있는 예입니다. 이 때 아주 가벼운 상처면 몰라도 웬만큼 상처가 중하면 항생제라고 하는 세균 치료제를 처방하는 것이 일반적입니다. 그 이유는 손상된 피부를 통해 우리 몸 안에 들어갈 기회를 찾은 병균들이 각종 염증을 일으킬 수 있기 때문입니다. 물론 상처가 생긴 경우에는 가벼운 상처나 중한 상처를 가리지 않고 우리 몸의 자연적인 방어 수단이 동원되게 됩니다. 피 속의 백혈구라는 것이 그 대표적인 예인데, 대부분의 상처에서 이러한 자체 방어 기전 때문에 상처가 문제없이 저절로 낫게 됩니다. 자연 상태에서 살고 있는 동물들이 어떤 약물의 치료 없이도 저절로 상처가 아무는 것도 바로 이 때문입니다. 다만 사람은 만에 일이라도 세균 감염에 의한 문제가 생기면 안 되기 때문에 항생제를 사용하여 사전에 미리 철저한 예방을 하는 것입니다.

감염성 심내막염이란?

감염성 심내막염이란 병도 앞서의 설명을 토대로 이해하면 됩니다. 즉 이 병은 글자 그대로 세균에 의해 심내막 즉 심장의 내막에 감염이 생기는 상태를 말합니다(그림 3-35).

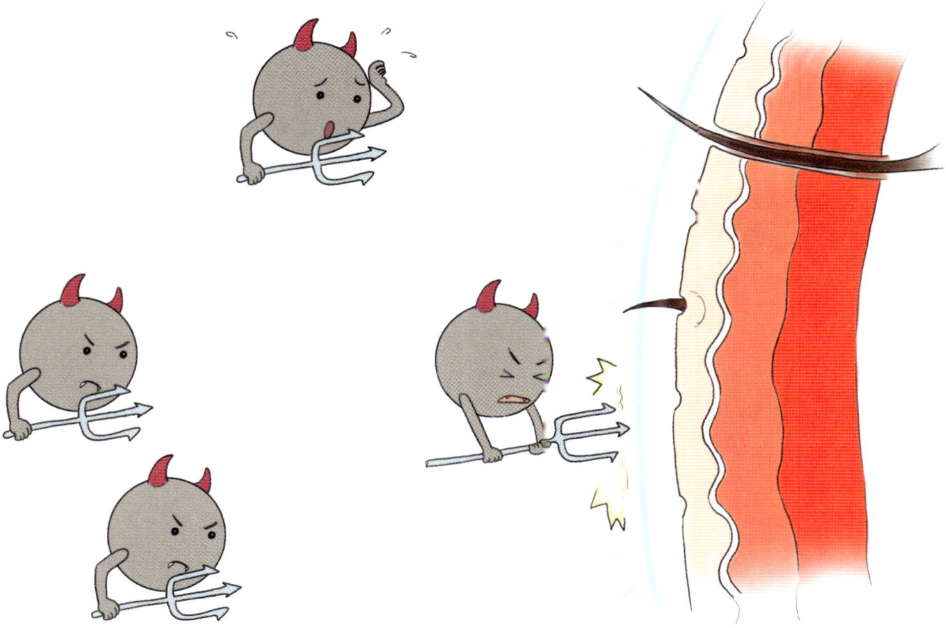

그림 3-34. 외부의 세균 침입에 대한 우리 몸의 방어벽

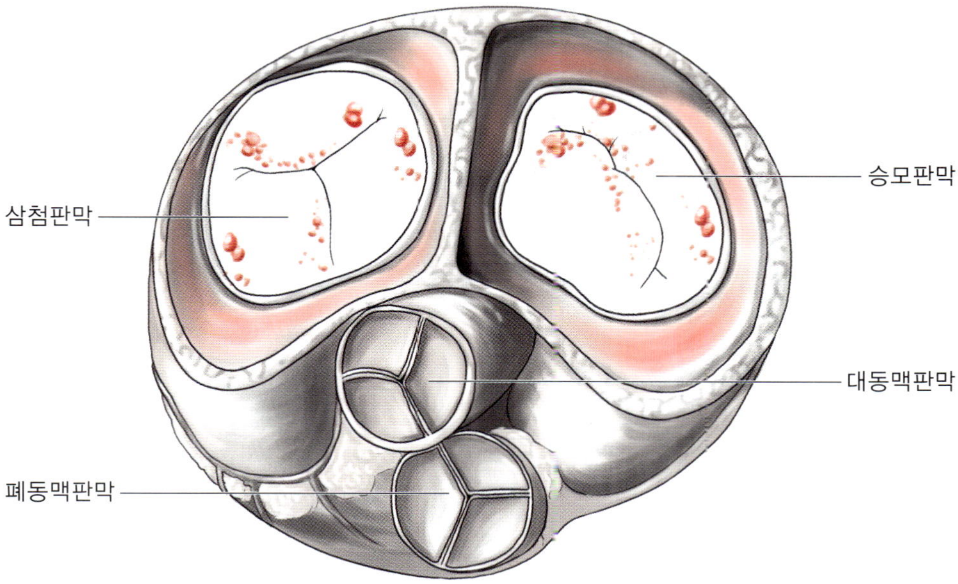

그림 3-35. 감염성 심내막염으로 심장판막에 병이 생겨 있는 모습

심장의 내막은 심장의 안을 둘러싸고 있는 얇은 막으로 서 심장 안에 들어 있는 혈액과 직접 접촉하는 부분입니다. 심장내막에는 심장판막의 표면도 해당이 됩니다. 혈액과 직접 접촉하고 있기 때문에 당연히 혈액에 세균이 들어왔을 때 일차적인 침투 대상이 됩니다. 인공판막과 같은 인공구조물이 심장 안에 있는 경우에도 이 표면에 감염성 심내막염이 생길 수 있습니다.

감염성 심내막염이 생기면 열이 나는 것이 가장 대표적인 증상입니다. 보통 원인을 알 수 없는 열이 수일에서 2주 동안 지속됩니다. 그밖에 환자에 따라 오한, 기침, 호흡곤란, 관절통, 설사, 복통 등도 나타날 수 있습니다만 그다지 특징적인 증상은 아닙니다. 많은 경우 청진기로 심장잡음을 들을 수도 있습니다.

인공판막이 들어 있는 환자에서 심내막염이 생기는 경우는 상태에 따라서는 매우 위험한 결과를 초래할 수 있습니다. 만일 병변의 진행이 심하여 삽입되었던 인공판막이 주변 염증으로 인해 떨어지거나 또는 인공판막 주위에 균이 뭉쳐 덩어리를 이루는 이른바 '세균증식물(vegetation)' 이라는 것이 발생하게 되면 생명이 위험해 집니다(그림 3-36, 그림 3-37). 세균증식물은 판막에 붙어는 있지만 쉽게 떨어져 나가기 때문에 결국에는 체내 여러 장기들의 혈관을 막아 문제를 일으킵니다. 특히 뇌혈관을 막게 되면 뇌경색 및 뇌출혈을 유발시킵니다. 이렇게 되면 심장 수술마저 제때 받을 수 없는 상황이 될 수 있습니다(이 경우 수술 성공률은 50% 미만으로 알려져 있습니다). 이렇듯 심내막염은 비록 치료가 가능하지만 수술까지 필요한 경우 매우 위험할 수 있으므로 예방이 더욱 중요하다 할 수 있겠습니다.

감염성 심내막염의 최종 진단은 임상적으로 의심이 가는 환자를 대상으로 혈액 검사를 시행하여 피 속에 세균이 있는 것을 증명하면 됩니다. 치료와 예방은 세균에 맞는 항생제를 선택하여 4~6 주간 투여하면 됩니다.

감염성 심내막염이 생길 수 있는 바탕

그러나 어떤 이유에서든 세균이 혈액을 타고 심장 안으로 들어 왔다고 하여 반드시 심내막에서 감염이 일어나는 것은 아닙니다. 앞서 설명한대로 우리 몸의 피 속에 존재하는 자연적인 방어기전이 훌륭하게 이를 해결해 주기 때문입니다.

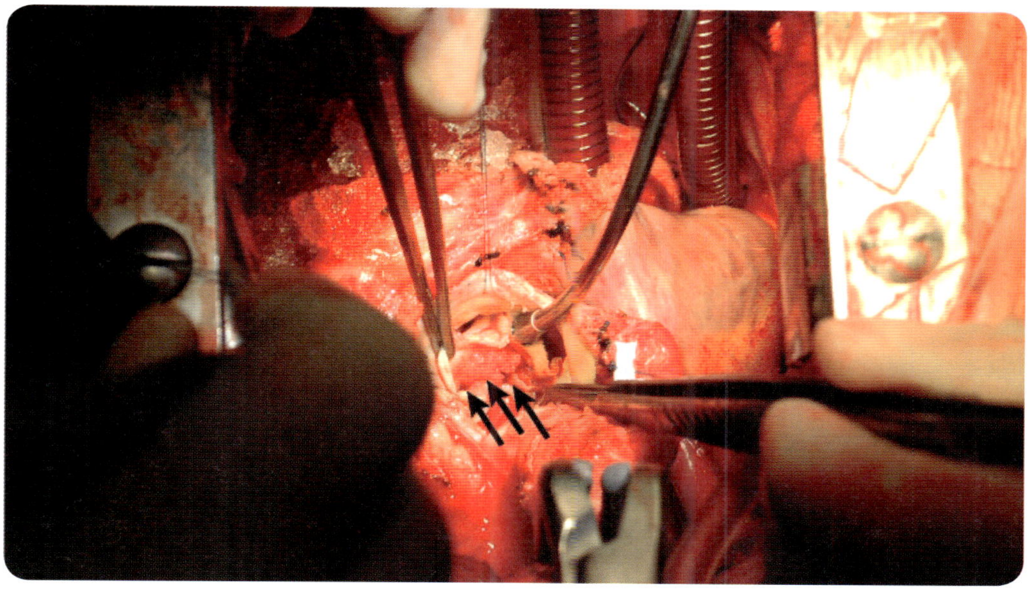

그림 3-36. 자연판막에 생긴 실제 세균증식물 사진

사진에서 화살표가 가리키는 것들이 대동맥판막에 생긴 세균증식물들입니다.

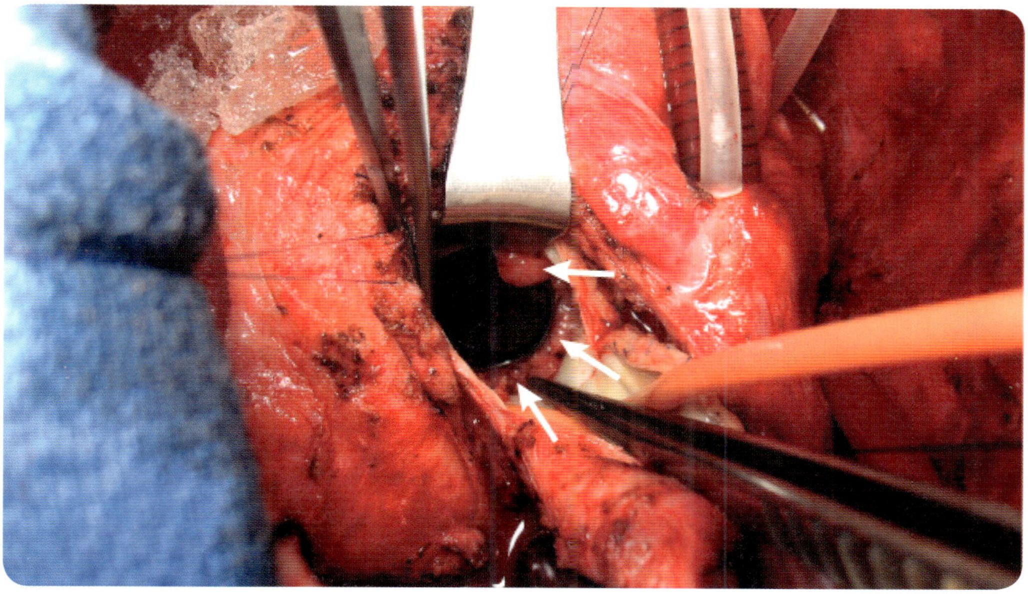

그림 3-37. 인공판막에 생긴 실제 세균증식물 사진

사진은 대동맥판막 병변을 치료하기 위해 인공 금속판각을 치환받은 환자에서 생긴 세균증식물(하얀 화살표)입니다.

사실 특별한 병이 없는 정상적인 심장을 가진 사람에서는 웬만한 양의 혈액 속 세균은 전혀 문제가 되지 않습니다. 따라서 특별히 항생제 치료도 필요가 없습니다. 그러나 심장 안에 정상적이지 않은 어떤 특별한 문제가 있는 경우에는 상황이 달라집니다. 예를 들어 심장판막질환이 있어 판막이 망가져 있는 환자가 있다고 합시다. 이 환자의 심장에서는 원래의 구조에 변화가 생겼기 때문에 혈액이 정상과는 달리 흐를 수밖에 없습니다. 즉 심장이 뛸 때마다 판막을 통해 부드럽게 흘러가야 할 피가 손상된 판막 때문에 부분적으로 와류 즉 소용돌이를 만들게 됩니다. 이는 마치 잘 흐르고 있는 시냇물 가운데에 작은 돌이 하나 있으면 그 주위를 따라 물의 흐름에 변화가 생기는 것과 같은 이치입니다. 이렇게 되면 혈액의 정상적인 흐름에 바탕을 둔 우리 몸의 방어 기전에도 이상이 생기게 되어 이 부위를 중심으로 세균이 증식할 기회를 주게 됩니다. 따라서 이런 환자에게 만일 어떤 이유에서든 세균이 혈액을 통해 심장 안으로 들어오게 되면 손상된 판막 및 그 주위에서 염증을 일으킬 가능성이 커지게 되는 것입니다. 이런 경우는 심장판막질환 뿐 아니라 혈액 흐름에 변화를 일으키는 선천성 심장기형에서도 마찬가지입니다.

심장병의 종류에 따라서는 수술로 치료를 하였다고 하더라도 이런 위험성이 여전한 경우도 있습니다. 인공심장판막 치환수술을 받은 경우가 그 대표적인 예입니다. 인공심장판막을 치환 받고 나면 그 기능은 정상적으로 회복되지만 그 속을 지나는 혈액의 흐름은 정상적인 자연 판막에서처럼 흐르지는 않습니다. 아무래도 인공 구조물의 한계이며, 또 인공물질이라는 사실 그 자체도 세균이 쉽게 붙게 할 수 있고, 일단 세균이 증식하면 쉽게 치료되지 않는 문제가 있습니다.

지금까지의 설명을 바탕으로 심장 안으로 침투한 세균에 비교적 취약하여 감염성 심내막염이 잘 생길 수 있는 심장 상태들을 요약하여 정리하면 표와 같습니다(표 3-4).

감염성 심내막염을 일으키는 상황과 예방

바로 앞서 감염성 심내막염이 잘 생길 수 있는 바탕이 되는 병에 관해 알아보았습니다. 그런데 감염성 심내막염이 생기려면 일단은 세균이 혈액 속으로 침투하여야만 합니다.

물론 피부에 상처가 생기면 세균이 우리 몸 안으로 들어올 수가 있습니다. 그러나 일반적으로 대부분의 단순한 상처는 감염성 심내막염을 일으킬 정도는 되지 않습니다. 상처가 심한 경

표 3-4. 감염성 심내막염이 잘 생길 수 있는 심장 상태

1. 이엽성 대동맥판막 (전 인구의 2%정도를 차지하는 선천성 대동맥판막이상)
2. 심방중격결손을 제외한 선천선 심장기형
3. 류마티스성 판막 병변
4. 퇴행성 판막 병변
5. 인공심장판막 혹은 인조 혈관으로 수술을 받은 병력이 있는 경우
6. 이미 심내막염을 한 번 앓은 경우

우에는 굳이 감염성 심내막염이 아니더라도 상처에 염증이 생길 것을 예방하는 차원에서도 항생제를 미리 투여 받게 됩니다.

그러면 상처가 생기는 것 이외에 우리 몸의 혈액 안으로 세균이 들어 올 수 있는 경우에는 어떤 것이 있을까요? 그렇습니다. 바로 수술을 포함한 의학적 시술 과정들입니다. 대부분의 수술은 우리 몸의 내부를 깊숙이 열고 외부 공기에 노출된 상태에서 진행을 하기 때문에 당연히 공기 중 또는 각종 외부 환경에서의 세균이 몸 안으로 들어갈 수 있습니다. 그러나 이런 경우에는 수술 당시에도 세균 감염에 대한 철저한 대비를 하는데다, 미리 항생제로 적정 기간 예방을 하기 때문에 심내막염에 대한 위험성이 있는 환자라고 하더라도 특별한 문제가 되는 경우는 드뭅니다.

그런데 평소에는 항생제 치료에 그다지 신경을 쓰지 않아도 되는 일부 경우에는 다릅니다, 예를 들어 발치 등 일반적인 치과 치료를 받는 경우 보통은 그렇게 주의 깊은 항생제 예방이 필요로 하지는 않습니다. 그러나 앞서 말한 감염성 심내막염이 생길 바탕이 있는 환자들에게는 각별한 주의가 필요하게 되는 것 입니다. 물론 이들 환자에게 세균이 들어왔다고 해서 반드시 병이 생기는 것은 아니고 그 확률도 의학적으로 그렇게 높지는 않은 것도 사실입니다. 그래서 일부 학자들은 항생제 사용에 따른 부작용도 함께 고려할 때 감염성 심내막염에 대한 예방 항생제의 사용에 보다 신중한 판단을 하여야만 한다고 주장하기도 합니다. 그러나 결국 사람의 몸이란 단 0.001%의 위험성이 있더라도 굳이 모험을 할 필요는 없기 때문에 조그마한 위험성이 있다고 판단되는 경우에는 예방적으로 항생제 치료를 해 주는 것이 일반적입니다. 인공판막 치환수술을 받은 환자에서 감염성 심내막염에 대한 예방이 필요한 의학적 시술을 요약하면 다음과 같습니다 (표 3-5).

결론적으로 말하자면, 심장이 비정상적인 상태에 있는 일부 환자들에게는 세균이 혈액 내로 침투한 경우 감염성 심내막염이라는 병을 일으킬 수 있기 때문에 세균의 혈액 침투를 일으킬 수 있는 의학적 시술을 할 때에는 미리 담당 의사와 상의하여 예방적으로 적절히 항생제를 복용하여야 한다는 것입니다.

표 3-5. 감염성 심내막염에 대한 예방이 필요한 의학적 시술

1. 치과 치료 : 치아를 뽑거나 잇몸을 치료하는 경우, 기타 출혈이 예상되는 시술
2. 이비인후과 치료 : 편도선 제거술
3. 내시경 검사 : 대장경, 기관지 내시경, 방광경 등
4. 농양 제거술 또는 기타 상처가 오염될 가능성이 높은 수술
5. 요로 감염이 있는 환자에서 요관 삽입술 또는 정상 분만을 할 때

저자 : 김원곤
- 서울대학교 의과대학 흉부외과 교수
- 서울대학교 의과대학 심장연구소 소장
- 대한민국 의학한림원 회원

〈저서〉
- 생명의 불꽃(흥미있는 심장병 치료의 역사)
- 의대생을 위한 흉부외과학
- 심폐바이패스의 이론과 실제 등 다수

컨트리뷰터 : 정동섭
- 서울대학교병원 흉부외과 촉탁교수

감수단
- 자문감수 / 김웅한(서울대학교 의과대학 흉부외과 교수, 소아심장 전공)
  김경환(서울대학교 의과대학 흉부외과 교수, 성인심장 전공)
- 전문감수 / 윤선희(서울대학교병원 흉부외과 소아심장 전담간호사)
  김영은(서울대학교병원 흉부외과 성인심장 전담간호사)
  조성규(서울대학교병원 흉부외과 전공의)
- 일반인 감수 / 장백경, 김신조, 백정열

심장병 환자를 위한 길라잡이 **MY HEART**

2008년 6월 5일 1판 인쇄
2008년 6월 16일 1판 발행

MY HEART

저 자 | 김 원 곤
발행인 | 최 병 진
발행처 | 도서출판 고려의학
주 소 | 서울시 종로구 명륜동 4가 91
전 화 | 02-765-0333, 0337
팩 스 | 02-743-2288
등록번호 | 제1-519호 1978. 6. 29

정가 16,000원
ISBN 978-89-7043-644-9
※ 잘못된 책은 구입하신 서점에서 바꾸어 드립니다.